ちくま新書

日本の国民皆保険

島崎謙治
Shimazaki Kenji

1844

日本の国民皆保険【目次】

プロローグ

1933年の晩春、のどかな日曜日の昼下がり、清水玄《しみずげん》は庭いじりをしていた。家人が「丹羽《にわ》長官から電話です」と慌てた調子で取り次いだ。

この当時、電話がある家は稀《まれ》であったが、清水は内務省社会局保険部規画《きかく》課長の要職にあり電話が敷設されていた。

「お待たせしました。何か急用でも」

「明日役所で言おうかどうか迷ったが、少しでも早い方がよいと思って電話した。昨晩、思対協が開かれたが、農村の医療匡救《きょうきゅう》に関し内務省は無策ではないかと突き上げられた。農民が社会保険を利用できる方法を至急検討してくれないか」

思対協は、1933年4月、「中正堅実なる思想対策」の確立を目的として、貴族院・衆議院両院の決議を受け閣議決定に基づき内閣に設置された「思想対策協議委員」の略称である。委員は内閣書記官長および法制局長官のほか、内務・陸軍・海軍・司法・文部の各省の次官・局長らで構成されたが、内務省社会局長官の丹羽七郎《にわしちろう》も名を連ねていた。思想悪化の原因となる国民の生活不安の解消を図る観点から、社会改善方策も思対協の審議事項であったからである。

この当時、世界恐慌の煽りを受け日本経済は深刻な状態に陥っていた。とりわけ農村の窮乏は著しく、医療費を支払えないため娘を身売りするような事態も生じていた。その対策として、労働者を対象とする健康保険法（以下、健保法）の農村版を作るよう検討してほしいというのが丹羽の電話の趣旨である。

清水は返答に窮した。工場労働者を対象とする健保法は1922年に成立し、翌年起きた関東大震災の影響により施行は1927年にずれ込んだものの、曲がりなりにも5年以上の実績があった。だが、それを農民に適用することはできない。健保法では、事業主が労働者を雇用することに着目し強制加入の社会保険を成り立たせている。また、保険料は賃金から天引きすれば確実に徴収可能であるうえ、保険料の一部は事業主に負担させることもできる。けれども、農民の場合は社会保険を成立させる拠り所が見出せない。それに、そもそも社会保険の考え方が農民に受け容れられるとは思えない。

「労働者と違い農民に社会保険の適用をするのは難しいかと……」

「簡単ではないことくらい私にもわかっとる。だから、社会保険に通暁《つうぎょう》している君に知恵を出してほしいと頼んでいるのだ。これは私の思いつきで言っているのではない。政府の上層部からの命令なのだ」

そこまで言われると、清水も「検討します」と引き下がらざるを得なかった。

丹羽が清水を「社会保険に通暁している」と言ったのはお世辞ではない。清水は1917年に東京帝国大学法科を卒業し農商務省に入省したが、1921年1月に欧米の労働保険の調査のため長期出張を命じられた。その当時、労働保険は農商務省が所管しており、俊英《しゅんえい》の清水に欧米の実状を視察させ健保法の企画立案を担わせることを目論んだのである。

しかし、時勢は急展開する。労働争議が頻発・激化し、同年6月に勃発した神戸の川崎造船所・三菱造船所の大争議は鎮圧に軍隊の出動まで要した。この事態に接し、前年に疾病《しっぺい》保険法案や工場法・鉱業法改正案を公表し帝国議会にも提出した実績のある野党の憲政会は、原敬《はらたかし》内閣および与党の立憲政友会の労働政策の立ち遅れを難じた。政府・与党は、これに対抗するため労働保険法案を速やかに議会に提出することが迫られた。そして、1921年の初秋から農商務省は昼夜兼行で健保法案の作成に取りかかり、清水が1年余の欧米出張から帰国した翌年2月には法案は議会提出直前であった。

要するに、清水は健保法の条文作成には貢献していない。このため、帰朝後、上司の商工局労働課長の膳桂之《ぜんけいの》助《すけ》（戦後、経済安定本部総務長官等を歴任）から、「頼りの君がいなくて……」と健保法立案の苦労話をさんざん聞かされたという。けれども、清水のその後の働きは目を見張るものがあった。１９２２年11月、内務省に外局として社会局が新設され、健保法をはじめ社会保険の業務の所管が農商務省から内務省社会局に移されたが、その際、清水は内務省に籍を移した。そして、健保法の実質的内容を規律する施行令（勅令）や施行規則の制定――経済団体や労働組合のほか医師会との調整を要するため法律策定以上に難しいと言われた――を取り仕切り、社会保険の専門官僚として一目置かれる存在となっていた。

その清水が数日考えたけれども妙案が浮かばない。丹羽長官に経過報告に行くが、日曜日の電話でのやりとりの蒸し返しになった。そこで清水は川村秀文《かわむらひでふみ》を呼び、これまでの経緯や自分の考えを説明したうえで、農民に社会保険を適用する上手い方法が考えられないか検討するよう命じた。当時、川村は保険部監査課付き事務官であり清水の直属の部下ではない。しかし、１９３１年にジュネーブで開催された国際連盟の会議に随員として参加した後、そのまま約1年にわたり欧米の社会事情を見聞した経験がある。

内務官僚が長期にわたり海外出張するのは奇異に思われるかもしれない。しかし、１９１６年に内務大臣に就いた後藤新平《ごとうしんぺい》の発案により若手官僚の海外研修制度が設けられていた。健保法がドイツの疾病保険法をモデルとしたように、何事も先進国の実状や立法例の調査から始める時代である。速やかに検討成果を出すことが迫られているなかで、最新の欧米事情に関する川村の知見は貴重であった。

清水も川村も将来を嘱望《しょくぼう》された俊才であるが、性格はだいぶ異なっていた。清水は恬淡《てんたん》とした学究肌の人物であり、立身出世に関心を示さなかった。実際、内務官僚にとって憧れのポストである官選知事の就任を断ったという逸話がある。また、当時の官僚としては珍しく、1943年に社会保険に関する論文を早稲田大学に提出し商学博士号を授与されている。一方、川村は上司や同僚から「馬車馬のような頑張り」と評されたように、与えられた仕事に全身全霊を傾けるタイプの人物であった。後の1942年、川村は官選の千葉県知事に就くが、自ら手掛けた国民健康保険には思い入れが強く、その予算は自ら査定するとともに、しばしば所管課の係員まで呼び込み御前会議《ごぜんかいぎ》を開いたという。ちなみに、戦後、清水は社会保険診療報酬支払基金の初代理事長等を歴任したが、川村は公職追放に遭い、母親（文子《ふみこ》）が関東大震災の翌年に創立した川村女学院（現在の川村学園）の理事長・学園長等を務めた。

川村は清水から命を受けたことを意気に感じ研究に没頭した。まず、諸外国の農村の医療保険制度を調べたが、欧米諸国の制度はいずれも労働保険であり、地主との間で雇用関係にない小作の形態による小規模農業の日本の手本にならない。そこで、わが国独自の方策を創作するよりほかないが、日本の農村には郷土的団結が強く隣保《りんぽ》相扶《そうふ》の美風が残っている。この共同体としての団結を基礎にすれば社会保険が成り立つのではないか。そして、給付の範囲等については、各地域の経済力や実情を踏まえる必要があるから、自主的に決めさせればよいのではないか。川村はこうした構想を清水に報告した。明敏な清水は少し聞いただけでその内容を理解し、「それは面白い構想だ。社会保険として成り立つかもしれない。その考えをさらに具体化し制度要綱案の形でまとめてくれたまえ」と指示した。

わが国の医療保険が工場労働者を対象とした労働保険から農民等も対象とする社会保険へ拡《ひろ》がるとともに、職域を単位とする被用者保険と地域を単位とする国民健康保険の二本建てという日本独自の体系の第一歩が踏み出された歴史的瞬間である。

Ⅰ部　構造

今日、我々にとって国民皆保険は空気や水のように当たり前の存在となっている。このため、「世界に冠たる国民皆保険」とか「国民皆保険の堅持」と言われるわりには、日本の国民皆保険はいかなる特徴があるのか、日本の国民皆保険の何を守り何を改めるべきなのか、突き詰めて考えられていない。

国民皆保険は様々な要素からなる構造として捉えることができる。Ⅰ部では、日本の国民皆保険の構造について、①日本の医療制度の特徴と概要（第1章）、②日本の国民皆保険の要諦（第2章）、③制度設計をめぐる論点と分析方法（第3章）に分けて述べる。Ⅰ部は国民皆保険の要点を解説するだけでなく、Ⅱ部の軌跡やⅢ部の展望の視座を提供するという意味合いがある。

第1章 日本の医療制度の特徴と概要

1 医療制度の特質と国民皆保険の射程

医療制度は、医療サービスの提供（デリバリー）に関する仕組み（医療提供制度）と医療費用の調達・決済（ファイナンス）に関する仕組み（医療財政制度）の2つから成る。この医療制度の特質は年金制度と比べるとより明確になる。年金制度は非常に複雑な仕組みにみえるが、煎じ詰めれば、世代内・世代間のお金の移転というファイナンスだけの仕組みである(1)。これに対し医療制度では、ファイナンスの前にサービスのデリバリーが存在する。これは国民皆保険の射程（範囲）や本質を考えるうえで非常に重要な点である。

国民皆保険という言葉には「保険」という文字が入っている。保険とは、簡単に言えば、共同で危険（リスク）を分散するために、あらかじめ保険料を拠出し、運悪く災難に遭った者に保険金を支払う技術的手法である。したがって、形式論としては、国民皆保険は医療費をファイナンスする仕組みであって、医療サービスのデリバリーは射程外だという見方も成り立ち得る。実際、国民皆保険とは何かと問われれば、多くの人は「保険証一枚あれば、少額の負担で安心して医療を受けることができる仕組み」と答えるであろう。これは国民皆保険を医療費のファイナンスの仕組みと捉えていることになる。また、すべての国民を医療保障の適用対象とする専門用語として、ユニバーサル・ヘルス・カバレッジ(Universal Health Coverage：ＵＨＣ)という言葉がある。これは、２００５年のＷＨＯ総会で「すべての人が予防を含む適切な医療に負担可能なコストでアクセスすることができること」と定義されているが、この定義もＵＨＣを基本的にファイナンスの仕組みとして捉えている。

しかし、このような認識や捉え方は視野が狭いように思われる。なぜなら、国民皆保険の究極の目的は国民が必要とする医療を受けられるようにすることだからである。ファイナンスの仕組みを整えることは大切であるが、医療サービスのデリバリーが不十分であれば、国民皆保険の実質は具《そな》わっていないと評価すべきである。たとえば、近隣に医療機関がなく医療サービスを受けられない状態——いわゆる「保険あって医療なし」の状態——を想定してみよう。たとえ保険証が交付されても、その地域の住民にとって国民皆保険という言葉は空しく響くであろう。これは決して仮想の話ではない。国民皆保険の歩みを振り返ると、喉に刺さった骨のように、「保険あって医療なし」という問題は絶えず悩みの種であったのである。また、医療制度の持続可能性を考えると、財政制約が厳しさを増すこともさることながら、それ以上に危惧されるのは人的資源の制約（人手不足）である。医療費はどうにか捻出・調達できても、医療サービスを生み出す人がいなければ国民は医療を受けることができない。

議論が少し先走った。ここでまず確認しておきたいことは、医療制度はデリバリーとファイナンスから成ること、国民皆保険はファイナンスだけでなくデリバリーをも含む概念として捉えることが適切であることの2つである。

2　医療制度の国際比較

†医療財政制度の国際比較

わが国は医療サービスのファイナンスを社会保険の方式によって行っている。しかし、世界各国の医療制度を見渡すと社会保険方式の国ばかりではない。(2)

表1－1は日本を含む先進5カ国の医療制度を比較したものである。ファイナンスに着目すると、先進国の医療制度は3つに大別できる。1つ目は、社会保険方式により医療費のファイナンスを行うタイプであり、日本のほかドイツおよびフランスがこれに該当する(3)。2つ目は、公衆衛生サービスと同じように、租税を財源として政府（国や自治体）が直接医療提供を行っているタイプである。いわゆる税方式であり、英国やスウェーデンがこれに該当する。両国の違いは、英国のNHS（National Health Service）が1948年に労働党政権の下で創設された国営医療であるのに対し、スウェーデンはランスティングという広域自治体が運営していることにある。ちなみに、ランスティングの事業の9割以上は医療で占められているが、これは元々1862年に地方自治令が制定された際、医療を実施するために新設された広域自治体だからである。3つ目は、医療費のリスク分散を基本的に民間保険で行うタイプである。その典型は米国であり、米国では、高齢者等を対象とするメディケアおよび低所得者を対象とするメディケイド等を除き公的な医療費保障制度は存在しない。

さらに、社会保険方式を採用している国であっても保険者の組成の仕方は異なる。たとえば、日本では、75歳未満は職域を単位とする被用者保険と地域を単位とする国民健康保険の二本建てで構成されており、被用者保険に属さない者は国民健康保険の被保険者とな

表1-1　医療制度の国際比較

	供給	財政	（参考）財政の制度設計	
日本	・「民」中心（「公」の占める病床の割合は約3割） ・フリーアクセス（ゲートキーパー機能は非常に弱い）	「公」 （社会保険方式）	・国民皆保険 ・社会保険方式 ・「保険料」のほか「税」の割合も約4割と高い	75歳 後期高齢者医療制度 国民健康保険／被用者保険
ドイツ	・「公」中心（「公」の占める病床の割合は約8割） ・ゲートキーパー機能は弱い	「公」 （社会保険方式）	・国民の9割が公的医療保険に加入。（自営業者等は公的医療保険に任意加入するか民間保険に加入） ・社会保険方式 ・原則として「保険料」	9割の国民を公的医療保険でカバー 自営業者等は任意加入か民間保険に加入
フランス	・「公」中心（「公」の占める病床の割合は約7割） ・ゲートキーパー機能は弱い	「公」 （社会保険方式）	・全国民が対象 ・社会保険方式 ・保険料が約5割、その他一般社会拠出金等が約5割	自営業者保険 公務員等の被用者保険（特別制度） 民間セクターの被用者保険（一般制度）
英国	・ほぼすべてが「公」 ・ゲートキーパー機能は非常に強い	「公」 （税方式）	・全国民を対象 ・保健サービス方式 ・「税」方式	税方式で国民全員をカバー
米国	・「民」中心（「公」の占める病床の割合は約25%） ・ゲートキーパー機能はマネージド・ケアのタイプの保険では強い	「民」 （メディケア・メディケイドを除く）	・公的医療保障は、高齢者・障害者、低所得者のみ ・メディケアは社会保険方式 ・メディケイドは「税」により低所得者をカバー	65歳 公的医療保険（メディケア） 民間保険に任意加入 メディケイド

（出典）島崎（2020）29頁の図を一部改変。

る。これに対し、ドイツやフランスの医療保険者は職域をベースに組成されており、わが国の国民健康保険に相当する制度は存在しない。プロローグで、被用者保険と国民健康保険の二本建てという「日本独自の体系」と書いたゆえんである。また、日本では75歳に到達すると後期高齢者医療制度の被保険者となるが、ドイツやフランスでは高齢になってもそれまで属していた保険に引き続き加入するのが原則であり、後期高齢者医療制度のように年齢で区切る制度は存在しない。

†医療提供制度の国際比較

医療は——たとえ加持祈禱《かじきとう》に類する原始的なものであっても——人類の誕生とともに存在し、それぞれ国の歴史、文化、風土等の影響を受け育まれてきた。したがって、医療提供制度は医療財政制度以上に彼我《ひが》の相違は大きい。特に重要なのは次の3点である。
第1は、病院の性格や規模の違いである。欧米では病院と診療所は別箇《べっこ》のものとして生成発展した。病院（hospital）の語源はホスピタリティ（hospitality）と同じであり、貧者や病人らを収容し世話をする施設であった。こうした沿革的な理由もあって、今日でも欧米諸国の病院の規模（病床数）は大きく、診療所は無床であるのが通例である。これに対し日本の医療機関は、大病院、中小病院、有床診療所、無床診療所と連続的である。また、

表1－2　経営主体別・病床規模別病院数

	100床未満	100～200床未満	200～400床未満	400床以上	合計 ( )内は構成比：%
国 a	14	54	118	135	321(3.9)
公的医療機関 b	309	293	325	272	1,199(14.6)
うち自治体立病院	285	224	229	180	918(11.1)
社会保険関係団体立病院 c	3	11	21	14	49(0.6)
公的医療機関など d=a+b+c	326	358	464	421	1.569(19.0)
民間 e	2,644	2,434	1,249	342	6,669(81.0)
うち医療法人立病院	2,345	2,101	1,035	206	5,687(69.0)
合計 d+e	2,970	2,792	1,713	763	8,238(100.0)
（参考）病床規模別割合　単位：%					
公的医療機関	20.8	22.8	29.6	26.8	100
民間	39.6	36.5	18.7	5.1	100
合計	36.0	33.9	20.8	9.3	100

（注）自治体立病院には地方独立行政法人を含む。
（出典）厚生労働省「2020年医療施設調査（確定数）・病院報告の概況」を基に筆者作成。

日本の病院は、大学病院等を別にすれば、医師が開設する診療所が規模を拡大し病院になったもの（いわゆる「病院成り」）のものが多く、病院の規模は概して小さい。
第2は、病院の経営主体の相違である。中世ヨーロッパの病院は、教会・修道院や政府が設立したものが多い。このため、今日でも、税方式を採っている国はもとより社会保険方式を採用している国であっても、ヨーロッパ諸国の病院の多くは国公立や教会立である。これに対し日本では、表1－2のとおり、公的医療機関の範囲を幅広くとっても、病院数で約2割、病床数で約3割にとどまる。逆に言えば、病院数で約8割、病床数で約7割は民間病院（その大半は医療法人立）が占めている。ちなみに、病院数と病床数で割合が異なるのは、民間病院は小規模なものが多い（約4割は100床未満）からである。

第3は、病床当たりの医療スタッフ数の相違である。表1－3は、主要先進国の病床や医師・看護師数など医療提供体制の比較である。日本は平均在院日数が長く、人口当たりの病床数や病院数が多い。一方、人口当たりの臨床医師数や臨床看護師数は欧米諸国とほぼ同じ水準である。その結果、病床当たりの臨床医師数や臨床看護師数は際立って少ない。ただし、日本の人口当たりの病床数が多いと言っても、ICU（集中治療室）等の病床数は米国やドイツの半分以下である。また、わが国の人口当たりCTスキャナーやMRIの台数は突出している。

第4は、医療機関へのアクセスの相違である。デリバリーに関し国による相違が顕著に表れるのはファーストコンタクト（患者の医師や医療機関への最初の接触）の場面であるが、日本ではフリーアクセスが尊重されている。これと対極をなすのが英国であり、救急を別にすれば、患者はまず診療所の総合医（GP：general practitioner）の診断を受け、その紹介状がなければ病院では受診できない。つまり、総合医のゲートキーパー機能（振り分け機能）が強い。ちなみに、ドイツ、フランス、スウェーデンは英国ほどゲートキーパー機能

表1－3　主要先進国の医療提供体制の比較（2021年）

	日本	ドイツ	フランス	英国	スウェーデン	米国
平均在院日数（急性期）	16.0	7.4	5.6	7.1	5.4	5.9
人口千人当たり病床数	12.6	7.8	5.7	2.4	2.0	2.8
人口10万人当たりICU病床数	13.5	29.2	11.6	6.6	—	34.7
人口千人当たり臨床医師数	2.6 ※1	4.5	3.2	3.2	4.3 ※1	2.7
100床当たり臨床医師数	20.5 ※1	58.4	56.4	131.2	210.7 ※1	96.3
人口千人当たり臨床看護師数	12.1 ※1	12.0	8.6	8.7	10.7 ※1	11.8
100床当たり臨床看護師数	95.8 ※1	155.0	151.9	358.4	520.5 ※1	432.2
人口100万人当たりMRI台数	57.4	35.3	17.0	7.2	17.2	38.0
人口100万人当たりCTスキャナー台数	115.7	36.5	19.5	9.5	23.0	42.6
1人当たり年間外来受診回数	11.1 ※1	9.6	5.5	5.0 ※2	2.3	3.4 ※1

（注）※1は2020年のデータ。※2は2009年のデータ。それ以外は2021年のデータ。フランス及び米国の臨床看護職員数は研究機関等で勤務する職員を含む。ICU等病床数には、ハイケアユニット入院医療管理料等を算定している病床等も含まれる。詳しい定義及び原出典等については下記出典の注を参照。

（出典）OECD, Health Statistics 2023. ICU等病床数は、厚生労働省医政局「ICU等の病床に関する国際比較について（2020年5月6日）」

が厳格なわけではないが、これらの国でも日本のように患者が紹介状なしに大病院で直接受診することは一般的ではない。

3 日本の医療財政制度の概要

医療制度の彼我《ひが》の相違について述べたが、この後の議論の必要上、わが国の医療制度の概要を整理しておこう。まず医療財政制度であるが、わが国は社会保険方式を採っているので、医療財政制度は医療保険制度と言い換えることができる。これについて、①保険者および被保険者、②保険給付および自己負担、③医療費の財源、の3つに分けまとめると次のとおりである。

†保険者および被保険者

日本の医療保険制度は、75歳未満は被用者保険と国民健康保険の二本建てで構成され、75歳以上の者は後期高齢者医療制度者に加入する(図1－1参照)。この後期高齢者医療制度は2008年度に創設されたものである。それ以前にも老人保健制度という制度は存在したが、老人保健制度は被用者保険と国民健康保険の共同事業であり、75歳に到達しても

コラム① スウェーデンの医療の「長い待機期間」と「0－3－90－90日ルール」

スウェーデンは社会保障大国としてのイメージが強く医療制度も完璧だと思われがちであるが、医療へのアクセスは非常に悪い。たとえば、コロナ禍の影響を排除するため、2019年で比べると、スウェーデンの1人当たり年間外来受診回数は2.6回で、日本の12.4回の約5分の1である（OECD, Health Statistics 2023）。また、診療の「待ち時間」（waiting time）が非常に長い。ここでいう待ち時間とは、診療日に待合室で待たされる時間を指すのではない。スウェーデンでは、日常的な診療でも数日から1週間、専門的な診療では半年以上待たされることが稀ではない。

長い待機期間はスウェーデンの医療のアキレス腱と言われ、政治的論争の的となってきた問題であり、様々な対策が講じられてきた。たとえば、2010年には待ち時間の上限目標を定める「ケア保証制度」が法定化された。これは、①プライマリケアへの電話等でのコンタクトは当日中（0日）に、②プライマリケアの診療は7日以内に、③専門的な診断は90日以内に、④（診断の結果）手術等の治療が必要な場合はそれから90日以内に医療提供を義務づけるものである。しかし、逆に言えば、緊急性が乏しい手術では、約半年（90日＋90日）待たされることになる。また、①のコンタクトとは、プライマリケアの予約が保証されているわけではなく、たとえば風邪で発熱した場合、安静にしてしばらく様子をみるように電話で看護師から指示されることも多い。ただし、さすがに②のプライマリケアの診療が7日（1週間）以内というのは酷いということで、2020年度から「7日以内」が「3日以内」に改められ、「0－3－90－90日ルール」となった。

問題は、この日数さえも遵守されていないことである。たとえば、2017年では、①の「0日」、②の「7日」、③の「90日」、④の「90日」の遵守率は、それぞれ、88%、89%、79%、72%であった（先﨑・島﨑, 2019, 24頁）。また、厚生労働省「2022年海外情勢報告」によれば、コロナの影響もあってか、「0日」、「3日」、「90日」、「90日」の遵守率は、それぞれ、83%、84%、67%、60%と、さらに悪化している。

（参考文献）Winblad, U., and Hanning, M.（2013）。

図1－1　高齢者医療制度（模式図）

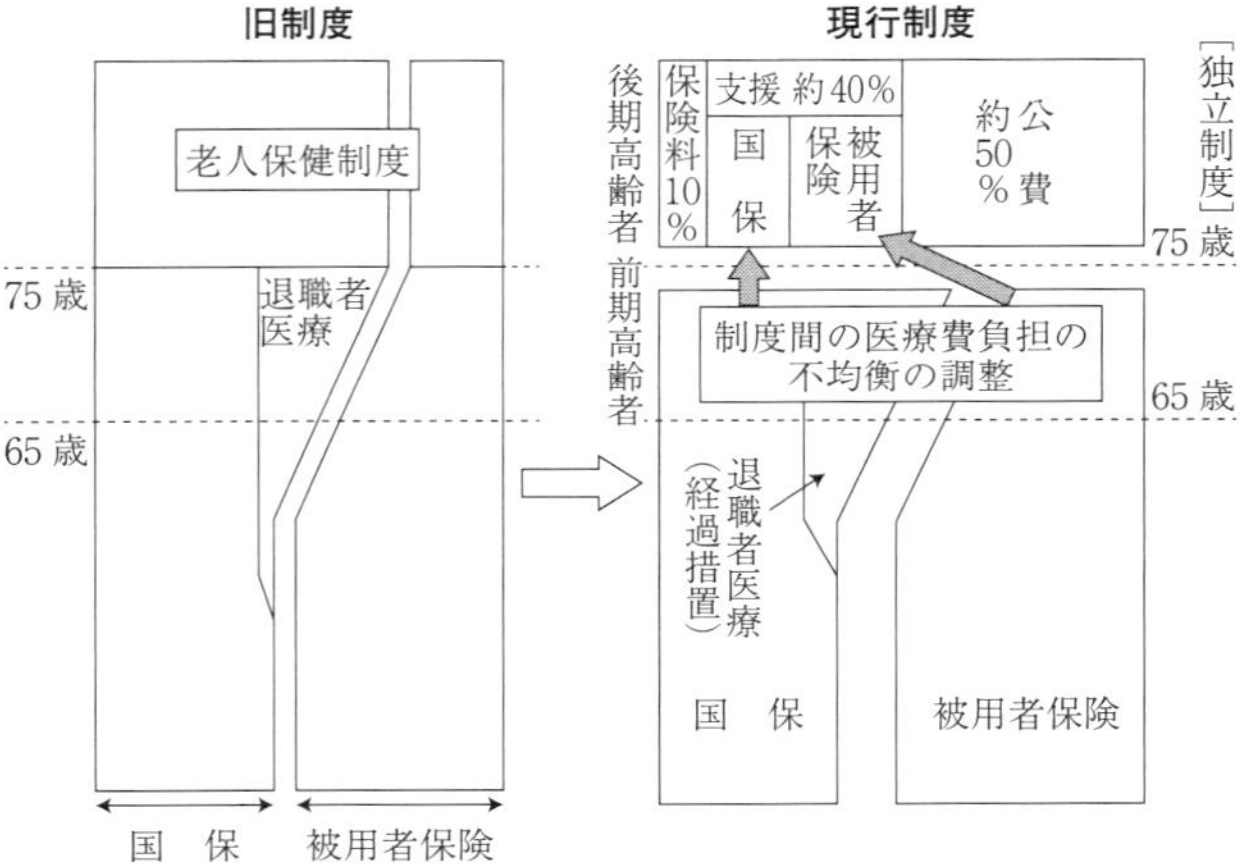

（出典）厚生労働省『平成19年版　厚生労働白書』135頁。一部筆者改変。

被保険者資格は変わらなかった。つまり、被用者保険と国民健康保険の二本建ての体系は75歳で途切れることはなかった。

これに対し後期高齢者医療制度は75歳以上の者を被保険者とする独立した保険制度である。したがって、被用者保険あるいは国民健康保険の加入者が75歳に到達すると、年齢以外の状況（就業状況や扶養関係等）に変化がなくとも、それまで属していた保険制度から離脱し、新たに後期高齢者医療制度に加入することになる。図1－1の「現行制度」において、75歳のところに大きな溝がある（75歳で切断されている）のはそのことを表している。

被用者保険の保険者としては、主に大企業の従業員が加入する健康保険組合、主に中小企業の被用者およびその被扶養者が加入する全国健康保険協会（通称、協会けんぽ）、公務員や私立学校教職員などが加入する各種の共済組合がある。75歳未満であって被用者保険の対象ではない者（農業者、自営業者、無業者など）は、住所地の市町村・都道府県が運営する国民健康保険に加入する。また、後期高齢者医療制度の運営は、都道府県ごとに管内のすべての市町村が加入する広域連合が行っている。保険者および被保険者の概要は以上のとおりであるが、やや細かい点を含め4点ばかり補足する。

第1に、国民健康保険や後期高齢者医療制度では一人ひとりが被保険者であるが、被用者保険には被扶養者という概念がある。被扶養者は自ら保険料を負担しない。また、被扶養者の有無や人数は被保険者の保険料には影響しない。被扶養者の範囲は健保法によって規定されているが、血縁の強さ等によって、①同一世帯要件が求められない類型：被保険者の親、祖父母、配偶者、子、孫、兄弟姉妹、②同一世帯要件が求められる類型：被保険者の3親等内の親族であって①に該当しない者、の2つに分けられる。したがって、①の類型の場合は、別世帯であっても、被保険者が仕送り等を行うことにより生計維持要件を満たせば被扶養者になり得る。ただし、2018年の健保法改正により被扶養者の国内居住要件が設けられたため、海外赴任に同行する場合や留学等の場合を除き、日本国内に住所を有していなければ被扶養者にはなれない。なお、生計維持要件とは、年間収入が13

0万円（60歳以上の者または障害者の場合は180万円）未満であって、かつ被保険者からの収入額より少ないことである。

第2に、国民健康保険には、都道府県・市町村が運営するもの以外に国民健康保険組合もある。これは医師や土木建設など特定の職業の者で組織する職域保険であり、本書では特段断らない限り、国民健康保険とは都道府県・市町村が運営するものを指す。なお、ここで「都道府県・市町村が運営する」と書いたのは、2018年度から都道府県も保険者として国民健康保険の財政責任を有することになったからである。ただし、被保険者の管理や保険料の賦課・徴収や給付など被保険者（住民）との関係の事務は引き続き市町村が行っていることから、その呼称は従来どおり市町村国民健康保険とするのが一般的である。

第3に、生活保護の受給者（被保護者）は国民健康保険および後期高齢者医療制度（以下、国民健康保険等）の適用除外である。(4) これは、①生活保護の受給者は保険料や一部負担金の負担能力が乏しいこと、②仮に被保護者も国民健康保険等の対象とすると、他の被保険者の保険料負担や保険財政に大きな影響を与えること、③生活保護の原理・原則上、医療の必要性等を保護の実施機関が個別に判断・確認する必要があること等の理由による。ただし、被保護者が国民健康保険等の適用除外であっても、その医療費は生活保護法に基づく医療扶助でカバーされており、しかも医療扶助の給付内容は公的医療保険と基本的に同一

コラム② 住所の意義と人口統計の信頼性

民間医療保険では契約によって保険関係が成立する。公的医療保険のうち被用者保険については、雇用（正確には使用）されることにより保険関係が成立する。では、国民健康保険の場合、契約や雇用に相当するものは何か。本文で述べたとおり、それは住所である。住所とは「生活の本拠」であるが、居住地や現在地とは異なる法的概念であることに注意を要する。すなわち、福祉法令や衛生法令で用いられる居住地や現在地という概念は、福祉サービスや保健衛生上の措置等を実施する管轄行政庁を決定する基準である。これに対し、住所は国民健康保険に限らず選挙権や納税義務などの権利および義務の発生要件である。

マイナンバーカードの住所を含め、「住民の住所」は住民基本台帳（以下、住基）によって一元的に管理されているが（住基法 4 条参照）、国勢調査（以下、国調）人口と住基人口は相当食い違っている。たとえば、2015 年では国調人口が住基人口に比べ約 100 万人、2020 年では約 50 万人下回っている。ただし、都市部の市や区では住基人口より国調人口の方が多いのが一般的である。これは、修学のため上京し実家を離れた大学生等が住民票を移していない場合があること、外国人が就業等のため転居しても住民票を移さない場合があること等による。その結果、たとえば、2020 年の東京都豊島区の国調人口は住基人口を約 5% 上回っている。

高齢者が要介護のため施設等に入所した場合も住民票を移すのが原則であるが、金融機関・生命保険会社等にも住所変更届出を行う煩わしさ等の事情があり、杓子定規《しやくしじようぎ》に是正すべきだとは言い切れない面がある。しかし、住所は選挙権・納税義務にも関わる権利・義務の発生要件であり、適正な住所の認定・運営管理の在り方について検討する必要がある。また、国勢調査は最も重要な基幹統計調査であり、その精度を高める検討が求められる。

（参考文献）総務省統計局「平成 27 年国勢調査有識者会議（第 3 回）」（2014 年 3 月 17 日）資料「国勢調査と住民基本台帳等について」、島崎（2020）251－255 頁、小池・貴志（2022）。

である。

第4に、適法に日本に在留している外国人も医療保険の適用を受ける。具体的には、適用事業所に使用されている者は被用者保険が適用され、留学生など被用者保険が適用されない者は国民健康保険が適用される。ただし、日本に「住所」（生活の本拠）を有することが必要であり、3カ月以下の短期滞在者は国民健康保険が適用されない。また、医療ツーリズムを振興するために設けられた医療滞在ビザの者なども適用対象外である。

†保険給付および患者負担

わが国では国民が通常必要とする医療サービスは公的医療保険で給付される。また、薬事承認された医薬品（薬剤）は原則として公的医療保険の対象となる。なお、正常分娩は保険事故ではないこと等の理由から現物給付ではなく出産育児一時金（被扶養者の場合は家族出産育児一時金）が支給されるが、2026年度を目途に（通常の傷病と同様に）保険適用とすることが検討されている。

患者の自己負担は、かかった医療費の3割が基本であるが、義務教育就学前の者は2割、70歳から74歳の者は2割、75歳以上の者は1割が原則である。ただし、70歳以上の者でも現役並みの所得がある者は3割負担である。また、2022年10月からは、75歳以上で一定以上の所得がある者については2割負担となった（図1－2参照）。
こうした定率負担（かかった医療費に連動して一部負担額を決めること）は定額負担に比べコスト意識を喚起できるというメリットがある反面、医療費が高額に上ると家計の負担が過大になるという難点がある。このため、患者の自己負担には一定の上限（頭打ち）が設けられており、それを超えた額は保険者から支払われる。この仕組みを高額療養費制度といい、上限額は患者の所得水準等に応じてきめ細かく設定されている。

図1－2　患者の自己負担割合

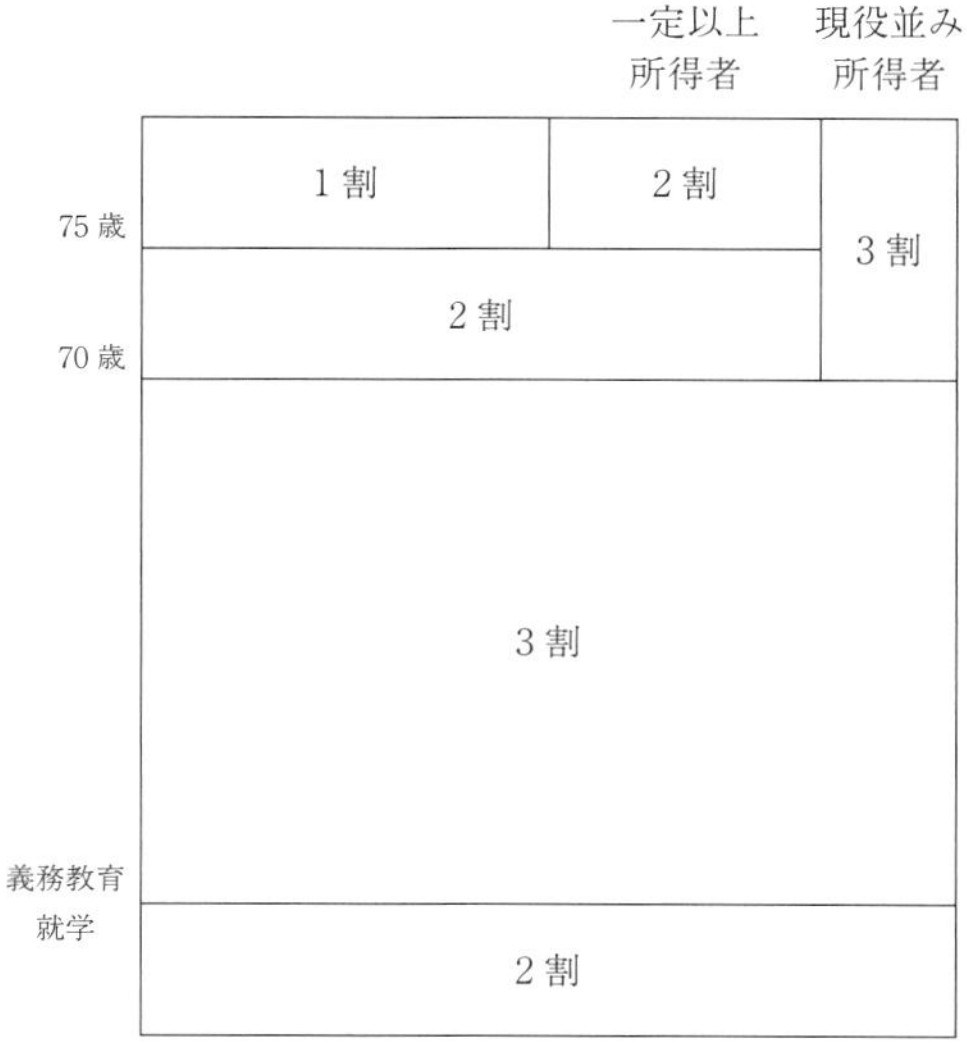

†医療費の財源

医療保険の財源は、①患者の自己負担、②保険料、③公費の3つからなるが、「国民医療費（202

2年度)」の財源別内訳をみると、①が12%、②が50%、③が38%となっている。患者の自己負担の割合が原則3割でありながら①が12%と低い主な理由は、70歳以上の高齢者や就学前児童の自己負担割合が低く抑えられていること、高額療養費制度があることの2つである。
②の保険料の賦課の仕組みは、被用者保険と国民健康保険および後期高齢者医療制度とでは異なっている。被用者保険の保険料は被保険者の給与および賞与に保険者ごとに設定される保険料率を乗じて算定され、それを労使で折半するのが原則である。被保険者に賃金以外の収入(例:家賃収入)があっても保険料には影響を及ぼさない。これに対し国民健康保険の場合は、自営業者や農業者など様々な稼得形態の者が対象であるうえ、所得捕捉率(どの程度正確に所得を把握できるか)の相違があること等から、世帯ごとに応益割(世帯や被保険者数に応じた定額負担)と応能割(所得等の多寡に応じた負担)の組合せにより賦課される。また、後期高齢者医療制度の保険料も、応益割(被保険者一人ひとりに課せられる均等割)の額と所得に応じて算定される応能割(所得割)の額の合計で賦課される。なお、国民健康保険や後期高齢者医療制度の応益割については、低所得者の場合は一定の軽減制度が設けられている。
以上のように、わが国の公的医療保険では応能負担が採り入れられているが、保険料と

給付の関係が著しくかけ離れないようにするため、①保険料率自体は一定であり、所得税のような累進性（所得が上がると税率も上がる）となっていないこと、②保険料の賦課限度額の上限（例：2024年度現在の国民健康保険料の上限は89万円。介護納付金分を含めると106万円）や賦課算定報酬額の上限・下限（例：2024年度現在の健康保険料の賦課対象となる標準報酬の上限は月額139万円、下限は5・8万円）が設けられていることに留意する必要がある。
③の公費は、わが国は保険者が数多く分立していることから、各制度間の財政力の相違等を調整するために投入されるものである。したがって、比較的健康で所得が高い者が加入している健康保険組合や共済組合に対しては、公費負担は原則として行われない。これらに比べ財政力が弱い協会けんぽに対しては、保険給付費等の16・4％を国が補助している。また、国民健康保険に対しては、加入者の平均年齢が高く1人当たり医療費が高いうえ、被保険者の所得水準は低く、被用者保険と異なり事業主負担もないことから、保険給付費等の5割が公費（国庫負担41％、都道府県負担9％）で負担されているほか、公費による各種の財政支援措置が講じられている。
後期高齢者医療制度の給付部分（患者の一部負担を除いた部分）のうち後期高齢者が支払う保険料で賄われているのは1割強であり、残りは公費（約5割）、被用者保険や国民健康保険からの支援金（約4割）で賄われている。また、65歳から74歳の前期高齢者については、

医療制度間で高齢者の加入率に応じた財政負担の調整が行われている。

4　日本の医療提供制度の概要

医療は人の生命・安全に関わるため、医療サービスを提供する専門職の資格等に関する規制や医療が提供される場所や経営主体に関する規制が必要になる。また、国民が必要とする良質な医療を効率的に提供できる仕組みの整備も求められる。医療提供制度については、政策課題との関係を踏まえⅢ部で述べた方が適切な事項が多いので、ここでは、①医療専門職の資格に関する規制、②医療を提供する場所および経営主体に関する規制、③良質な医療を効率的に提供する計画、の3つに絞り概説する。

†医療専門職の資格に関する規制

医療サービスを提供する専門職については、医師法、保健師助産師看護師法（以下、保助看法）をはじめ数多くの資格法が定められ、業務内容等が規定されている。医師を例にとれば、医師法によって、①医師の免許は医学部で所定の教育を受け医師国家試験に合格した者に対して与えられること、②医師以外の者が医業を行うことを禁止するとともに

（業務独占）、医師でない者が医師の名称を用いることも禁止すること（名称独占）、③医師は診療の求めがあった場合、正当な理由がなければ拒んではならないこと（応召義務）、④診察せずに治療等を行ってはならないこと（無診察治療の禁止）などが規定されている。同様の規定は歯科医師についても歯科医師法により設けられている（したがって、以下の医師に関する記述は歯科に関しては歯科医師と読み替えていただきたい）。また、看護師については、保助看法により、傷病者等に対する療養上の世話または診療の補助を行うことを業とする者であること等が規定されている。なお、診療の補助も医師の指示を受け行う医業の一部であるが、手術など診療の中核的な行為（講学上、絶対的医行為と称される）は診療の補助には該当しないと解されるため看護師は行うことはできない。

薬剤師や看護師などの例外を除き医療専門職のほとんどは戦後新設されたものである。これには次のような理由がある。医師1人で患者を診る古典的な診療形態であれば、基本的に医師に医業を独占させることで事足りた。しかし、医療の高度化や専門分化が進むにつれ、医業を医師の業務独占とすることは実状に合わなくなる。そこで、医業の一部を切り出し、その行為に関する専門教育を受け国家試験に合格した者には禁止を解除する法律が次々に定められてきた。

日本の医療専門職に関する資格法の大きな特徴は2つある。1つは、医師は各資格法によって規定された他の医療専門職（コメディカル）の業務独占行為を行えることである。これはコメディカルの業務独占行為は、元々は医師の業務（医業）であり、その一部が切り出されたという考え方が採られてきたことによる。ちなみに、調剤業務は薬剤師法により薬剤師の独占行為とされているが、医師が自己の処方せんにより自ら調剤することは同法上も認められている。もう1つの特徴は、（個々の条文の規定ぶりの差はあれ）コメディカルは医師の指示・管理の下で業務を行うという構成になっていることである。こうした医療資格法の体系の在り方については立法政策論としては議論の余地があるが、医師はオールマイティの権限をもち、コメディカルはその指揮下に置かれるという現行法の体系は、わが国の医療資格法の大きな特徴である。

†医療を提供する場所および経営主体に関する規制

医療を提供する場所は、介護老人保健施設や介護医療院、在宅医療では居宅等も対象となるが、その中心となるのは病院および診療所である。医療法は、入院設備（病床）が20床以上の医療機関を病院、19床以下の医療機関を診療所と区分したうえで、病院を開設する場合は都道府県知事の許可が必要であることを規定している。診療所については、有床診療所の開設は都道府県知事の許可を必要とするが、医師が無床診療所を開設する場合は都道府県知事への届出で足りる。病床としては、一般病床のほか、精神病床、感染症病床、結核病床がある。また、これらの病床以外に、「主として長期にわたり療養を必要とする患者を入院させるもの」として療養病床があり、それぞれの病床の特性に応じ、医師や看護職員等の人員配置基準や構造設備基準が規定されている。医療法において病院の機能が明確に規定され、特別な法定人員・施設設備や機能要件等の充足が求められる病院の類型としては、特定機能病院（大学病院など高度医療の提供を担う病院）、地域医療支援病院（地域医療の確保を支援する病院）、臨床研究中核病院（臨床研究の中核的な役割を担う病院）の3つがある。地域包括ケア病棟、回復期リハビリテーション病棟などは、医療法ではなく診療報酬上の概念である。

わが国の医療機関の設立主体は医療法人など民間が多いことは既述したが、日本では医療法の非営利原則（7条5項および54条参照）に基づき、1948年に医療法が制定される以前から存在したものを除き、株式会社立の医療機関の開設は原則として認められていない。留意を要するのは、非営利原則によって禁止されているのは剰余金を配当することであって、利益を上げること自体や剰余金を医療へ再投資することは何ら禁じられていないことである。実際、医療法人は剰余金を病床の増加や医療機器に投資し医療事業の拡充を図ってきた。しかし、株式会社の医療機関参入を要望する規制改革会議から、医療法の非営利原則をめぐる厚生労働省の主張・見解は論理が貫徹していないと批判された。医療法人の多くは出資者の持分の定めがある社団医療法人であり、定款の定めにより出資者は持分に応じた払戻請求権を行使できるからである。このため、厚生労働省は2006年の医療法改正の際、持分の定めのある医療法人の新設は認めないとすることによって株式会社参入論を封じた。ただし、出資者の財産権保護の観点から、既存のものは「当分の間」その存続が認められている。これは経過措置医療法人と称されるが、2023年1月時点で医療法人の66%を占めている。

なお、2006年の医療法人改革の際、へき地医療や小児救急医療等を実施する公共性の高い法人として社会医療法人という類型が創設された。これはその頃から本格化した公立病院改革の受け皿の意味合いがあり、各種の税制上の優遇措置等が講じられている。また、2015年の医療法改正により、医療機関の機能分担および業務の連携を推進するため地域医療連携推進法人制度が創設された。地域医療連携推進法人は「連携以上、統合未満」と言われることがあるが、人事交流や研修の共同実施、医薬品の共同購入等のほか、(病床過剰地域であっても)参加する医療法人間で病床を融通できるというメリットがある。

†良質な医療を効率的に提供する計画規制

医療提供制度は医療の安全確保のための規制だけで成り立っているわけではない。国民が必要とする良質な医療を効率的に提供できる体制を整備することも重要である。このため、医療法では、都道府県は医療計画を策定し、病床規制を行うとともに、限られた医療資源を効率よく活用し適切な医療提供体制の確保等を図ることが定められている。病床規制とは、病床過剰地域における病床の新増設に関する規制であり、病床が過剰であるかどうかは、2次医療圏ごとに一定の算定式により算出された基準病床数と既存病床数を対比して判断される。病床過剰地域で病床の新設または増設の申請があった場合、医療法ではこれを行わないよう勧告できることにとどまるが、仮にこの勧告を無視して病床の新増設を行った場合には、厚生労働大臣は保険医療機関の指定を行わないことができる（医療法30条の11、健保法65条4項2号）。保険医療機関の指定を受けられないと医療保険を取り扱うことができないので、事実上病床の新設・増設はできないこととなる。

医療計画のもう1つの側面である医療提供の整備目標の設定および連携体制の確保については、①5疾病・6事業（がん、脳卒中、心筋梗塞、糖尿病、精神疾患の5疾病、救急医療、災害医療、周産期医療、小児医療、へき地医療、新興感染症医療の6事業）および在宅医療に関する事項、②医師の確保に関する事項、③外来医療に係る医療提供体制の確保に関する事項、を記載することが義務づけられている。なお、医療計画の計画期間は6年間（現行の第8次医療計画は２０２４年度から29年度）であるが、中間年において必要な見直しを行うこととされている。

医療提供制度に関する計画規制として重視されているのは地域医療構想の推進である。地域医療構想とは、簡単に言えば、構想区域（基本的に2次医療圏）ごとに、病床の医療機能別（高度急性期、急性期、回復期、慢性期の４区分）の将来（２０２５年）の必要量を推計し、それと病床機能報告による各医療機関の現状および今後の方向性に関する意向を照らし合わせ、現行の病床を望ましい方向に導くために都道府県が策定する構想である。地域医療構想は法律的には医療計画の一部であるが（医療法30条の4第2項7号）、その本質は、地域の医療機関経営者をはじめ関係者が集まり、当該地域の医療供給体制の将来のあるべき姿についてデータに基づき議論し合意された内容を実現することにある。地域医療構想については、２０２５年の次の目標年次の設定のみならず、その基本的な枠組みを大幅に変更することが検討されている（第9章で詳述する）。

第2章

日本の国民皆保険の要諦

制度とは一定の関連性をもったルール（決まり）の集合体であり、構造（structure）として捉えることができる。構造は数多くの構成要素（components）が複雑に絡み合って構成されている。医療制度ないしは国民皆保険も例外ではない。それは臓器・骨・神経等が複雑に絡み合う人体になぞらえることができる。そして、人体に急所があるように制度には要諦がある。本章では日本の国民皆保険の要諦を2点に絞り述べる。

1　職域保険（被用者保険）と地域保険（国民健康保険）の二本建て

†被用者保険と国民健康保険の二本建ての意味

ドイツやフランスなどヨーロッパ諸国の医療保険制度は基本的に職域保険である。これに対し、わが国は職域保険（被用者保険）と地域保険（国民健康保険）の二本建てによって国民皆保険を実現している。ただし、二本建てと言っても、被用者保険と国民健康保険が並列の関係にあるわけではない。プロローグで述べたように、日本の医療保険制度は工場労働者を対象とする健保法からスタートした。そして、健保法の適用が難しい農民や自営業者等の非労働者を対象に国民健康保険制度が設けられた。つまり、被用者保険が原則で国民健康保険は例外という位置づけであった。また、沿革のみならず現行法制上も、健保法は2条において、健康保険制度が医療保険制度の基本をなす旨を規定している。けれども、国民を漏れなく保険でカバーするための法律の組み立て方はそうなっていない。すなわち、すべての国民を国民健康保険の対象としたうえで被用者保険の対象者等を適用除外としているのである。その意味では、国民健康保険が原則で被用者保険が例外のような関係となっている。重要な点なので法律の条文を引用しつつ解説を加える。

基本となるのは国民健康保険法である。同法は5条で、「都道府県の区域内に住所を有する者は、当該都道府県が当該都道府県内の市町村とともに行う国民健康保険の被保険者とする」と規定する。やや細かいことであるが、この規定は「市町村の区域内に住所を有する者は、当該市町村が含まれる都道府県が当該市町村とともに行う国民健康保険の被保険者とする」とする方が適切であったと思われる。その理由は、２０１８年度の国民健康保険制度の改革後も、被保険者の資格管理や保険料の賦課・徴収等の対人業務は住所を管理する市町村が行っているからであるが、いずれにせよ、たとえばA県B市に住所を有する者は、A県およびB市が共同保険者として運営する国民健康保険の被保険者となる。

そのうえで国民健康保険法は次の6条において、「前条の規定にかかわらず、次の各号のいずれかに該当する者は、都道府県が当該都道府県内の市町村とともに行う国民健康保険の被保険者としない」（傍線は引用者）と規定している。そして、各号では、①健保法の被保険者など被用者保険の被保険者（1号から4号）、②被用者保険の被扶養者（5号から7号）、③後期高齢者医療制度の被保険者（8号）、④生活保護の受給者（9号）、⑤国民健康保険組合の被保険者（10号）を列記している。

要するに、わが国は、いったん国民全員に国民健康保険の「投網《とあみ》」をかけ、そのうえで被用者保険等の適用対象者を「その網から外す」ことによって、国民を漏れなくカバーするという〝厳格な〟国民皆保険を実現しているのである。

†ドイツおよびフランスの国民皆保険との相違

では、同じく社会保険方式を採るドイツやフランスはどうか。ドイツの公的医療保険は労働者のための保険として誕生し、その後、適用対象者の範囲を拡大してきたものの、今日でもその性格が色濃く残存している。すなわち、公的医療保険の強制加入の対象は、被用者（高賃金の者を除く）のほか、農業従事者、職業訓練中の者、大学生、公的年金受給者等に限られている。自営業者は公的保険の強制加入適用外であるだけでなく、一定の要件を満たさなければ公的医療保険に任意加入することもできない。

このため、２００７年に「公的医療保険競争強化法」が制定され国民皆保険化が試みられた。しかし、これは上述した公的医療保険の強制適用者と適用除外者を区分する枠組みを変更するものではない。すなわち、ドイツの国民皆保険とは、民間保険の受け皿を用意する（民間保険会社に公的医療保険と同等の給付の引き受け義務を課す）ことにより、公的医療保険に加入できない者に救済の道を開くことにある。換言すれば、法律上、公的医療保険に加入できない者は民間医療保険に加入することとされているものの、無保険の状態を選択する者にまで加入を強制するものではない。したがって、これをもって国民皆保険を達成したと言えるかは疑問の余地があるが、いずれにせよ、ドイツの国民皆保険に関するスキームはわが国とはまったく異質である。

次にフランスであるが、公的医療保険の受け皿を設け国民全員をカバーするという意味では日本の国民皆保険に近い。フランスでは、商工業被用者等を対象とする一般制度のほか職域ごとに多数の保険者が設けられてきた。ドイツと異なるのは、被用者だけでなく自営業者についても業種の同一性等に着目して保険者が組成されていることである。しかし、無業者などこうした職域の網から漏れる者が存在し、医療の平等という観点から社会問題となっていた。このため、1999年に「普遍的医療保障制度」(CMU)が創設され、いかなる資格によっても公的医療保険に加入できない者(生活保護受給者を含む。以下同じ)は、職域保険の一般制度に加入させることにより国民皆保険を達成した。あえて日本の制度になぞらえれば、フランスには国民健康保険に相当する制度がないので、協会けんぽに公的医療保険に加入できない者の受け皿を設けたようなものである。

いずれにせよ、国民の多くが公的医療保険でカバーされてきたとはいえ、つい最近までドイツおよびフランスは国民皆保険ではなかった。また、社会保険方式の国であっても、日本、ドイツ、フランスの国民皆保険の制度設計は大きく異なっている。

†日本、ドイツ、フランスにおける公的医療保険と民間医療保険の関係

国民全員をカバーする日本の国民皆保険のスキームについて、ドイツおよびフランスとの比較を含め解説したが、公的医療保険と民間医療保険の関係についても述べておこう。

わが国でも、先進医療特約保険、がん保険、入院保険等の民間医療保険は存在する。しかし、民間医療保険の役割は限定的である。日本は国民すべてを公的医療保険(生活保護

受給者の医療扶助を含む。以下同じ）の対象としており、かつ、基本的に国民が必要とする医療は公的医療保険がカバーしているからである。重要な点は、単に医療費全体に占める民間医療保険のウェイトが小さいだけでなく、民間医療保険は公的医療保険を代替するものではないという制度的な位置づけである。

これに対しドイツでは、既述したように、自営業者等は一定の要件を満たさなければ公的医療保険に任意加入することさえできないが、2007年の「公的医療保険競争強化法」により民間医療保険の受け皿が用意された。このほか、被用者であっても一定以上の賃金がある者は強制加入の適用外であり、民間医療保険に加入する者も存在する。こうした者が加入する民間医療保険は、わが国とは異なり、公的医療保険と同等の内容を包括的にカバーする保険（保険学でいう「完全保険」）であって公的医療保険と代替的な関係に立つ。

また、フランスでは、9割以上の国民が強制加入の公的医療保険に加えて「補足的医療保険」に加入している。この補足的医療保険は、非営利の相互扶助組織である共済組合を中心に発展を遂げたという沿革があり、純然たる民間医療保険とは異なる。しかし、今日では共済組合も営利保険会社と同一の市場で競争が行われ、EU法を含めほぼ同様の法規制の下に置かれている。また、他国に比べフランスは患者の自己負担割合が大きく、補足的医療保険は、元々は公的医療保険の「上乗せ」という位置づけであった。けれども、今日では、「普遍的医療保障制度」（CMU）が創設された際、基礎的CMUに加え補足的CMUが設けられた（つまり税財源を基に低所得者は補足的医療保険に無拠出で加入できる）ことに象徴されるように、補足的医療保険は今日では公的医療保険の一部を代替する性格のものに変容している。(1)

以上のとおり、国民皆保険の制度設計の相違や各国の民間医療保険の沿革的な理由により、日本、ドイツ、フランスでは、公的医療保険と民間医療保険の関係は大きく異なっている。

2 デリバリー（医療提供）とファイナンス（医療財政）との結合

†保険診療の仕組みと現物給付および診療報酬

本書の冒頭で医療制度は医療提供制度と医療財政制度の2つから成ると述べたが、表1－1をもう一度ご覧いただきたい。ヨーロッパ諸国ではデリバリーもファイナンスも「公」中心である。一方、米国はデリバリーもファイナンスも「民」中心である。これに対しわが国は、医療のファイナンスは「公」、デリバリーは「民」という組合せとなっている。

デリバリーが「民」中心であれば、デリバリーの統制が難しいだけでなく、ファイナンスを制御することも難しいはずである。しかし、OECD（2023）によれば、2022年の日本の医療費の対GDP比は11・5％であり、英国（11・3％）、スウェーデン（10・7％）を若干上回っているものの、米国（16・6％）、ドイツ（12・7％）、フランス（12・1％）よりも低い。なぜこのようなアクロバティックなことが可能なのだろうか。

この問いは次のように言い換えることができる。医療提供制度と医療財政制度の関係はしばしば「車の両輪」に譬《たと》えられる。そのいずれかを欠けば車は機能しない。また、双方がバラバラに動けば車は前に進まない。したがって、両輪を繋ぐ「車軸」が必要になるが、日本の医療制度ないし国民皆保険制度において、この「車軸」に相当するのは一体何なのだろうか。結論から先に言えば、現物給付および診療報酬の仕組みが「車軸」の役割を果たしている。

図2－1は、わが国の保険診療の仕組みを図解したものである。国（厚生労働大臣）は保険医療機関を指定する（図①）。保険医療機関の指定とは、簡単に言えば、公的医療保険の取扱いを認めるということである。医療機関は指定の申請をせず指定を受けないこともできるが、自由診療だけで経営を成り立たせることは現実には難しいため、ほぼすべての医療機関が指定を受けている。被保険者は保険者に保険料を支払うが（②）、被保険者が病気

図2-1　保険診療の仕組み（模式図）

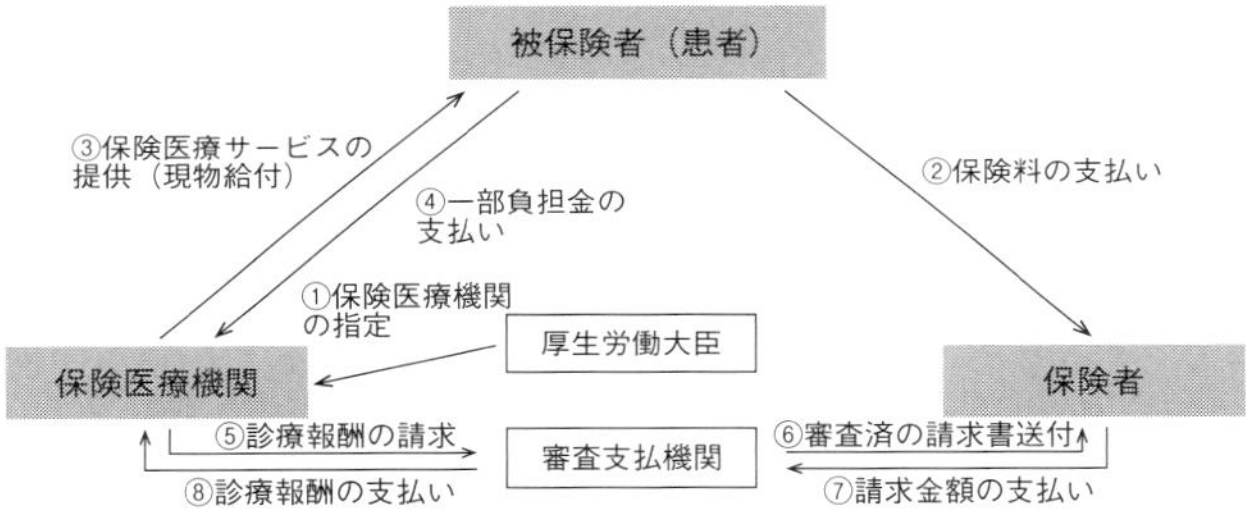

（出典）筆者作成

やけがにより医療が必要になると、保険医療機関は患者（被保険者）に保険診療サービスを実施し（③）、その際、患者は医療費の一定割合（一部負担金）のみを支払う（④）。

つまり、日本では、受療時にいったん費用の全額を支払い後日保険者に請求し払戻しを受ける方式（償還払い方式）ではなく、原則として、受療時に一部負担金のみを支払えば医療サービスそのものを受けられる方式（現物給付方式）が採られている。「保険証一枚あれば安心して医療を受けられる」と言われるゆえんであるが、ここで強調したいことは、償還払い方式に比べ現物給付方式の方が保険者と医療機関の関係が緊密だということである。なぜなら、償還払い方式では、請求した医療費が患者から支払われた時点で債権債務関係は終結し、医療機関は、その後、患者が保険者からどのように償還されるかは関知する必要がないからである。

ちなみに、公的医療保険制度だから現物給付が必然だというわけではない。実際、フランスの外来診療では伝統的に患者は医師に全額を支払った後に保険者に診療費用の償還を請求する形態が採られてきた。そして、2016年に第三者払い（日本でいう現物給付）方式に変更する法律改正を行ったが、医師組合から猛烈な反発を招き、結局、第三者払いの義務化は頓挫し今日に至っている。フランスの医師組合の危惧は故なきことではない。償還払い方式の下では診療は医師と患者の契約関係で完結するため、医師は保険者から直接的な統制や診療内容に対する干渉を受けないが、第三者払い方式では、医師は公的医療保険制度のフレームに強固に組み込まれ診療の独立・自由を奪われかねないからである。

図2－1の解説を続けよう。保険医療機関は医療費の残部（かかった医療費全体から一部負担金を差し引いた額）をレセプト（診療報酬請求書）として審査支払機関を介して保険者に請求する（⑤・⑥）。請求書の審査は保険者の権能であるが、審査支払機関は保険者から委託を受けレセプトの内容を審査したうえで、保険者に対し支払うべき金額を請求・徴収し、保険医療機関に支払う（⑦・⑧）。法律的に言えば、医療機関は指定を受けることによって、保険者が被保険者のために行うべき「療養の給付」（現物給付）を保険者に代わって行い、その対価として保険者から診療報酬を受け取るという関係が成立する。

保険医療機関等は診療報酬を請求する権利を取得する反面、保険診療ルールに則り適正な診療を行う義務を負う。このルールを定めたのが、「保険医療機関及び保険医療養担当規則」（以下、療養担当規則）である。療養担当規則には訓示的な規定が少なくないが、混合診療禁止（保険診療とそれ以外の診療を併用することは原則禁止されている。第10章で詳述する）の禁止の根拠となる、特殊な療法の禁止や厚生労働大臣が定めた医薬品以外の薬物の施用・処方の禁止など重要な規定が含まれている。また、診療報酬は保険医療機関等と患者（被保険者）の間で自由に決められるわけではない。「療養の給付に要する費用の額は、厚生労働大臣の定めるところにより、算定するものとする」（健保法76条2項）との規定に基づき、「診療報酬の算定方法」という厚生労働省の告示が定められており、1点単価10円に点数を乗じて算定されるからである。この点数を具体的に定めたのが「診療報酬点数表」（上記の「診療報酬の算定方法」の告示の別表）である。

点数表は医療サービスの「公定料金表」であるが、保険給付の対象となる診療行為は原則として点数表に掲載されているものに限られる。このため、点数表は「保険診療一覧表」としての性格も有する。また、点数表には個々の点数につき算定できる要件（施設基準を含む）が規定されているため「算定要件集」でもある。そして、レセプトに記載された診療行為や使用された薬剤等が保険診療として適切であるか否かをチェックするのが審査である。つまり、療養担当規則が保険診療ルールの事前統制機能を有しているのに対し、レセプトの審査は事後統制機能を担っている。

†診療報酬の同一性

かつては保険診療を取り扱う医療機関の指定は健保法と国民健康保険法では別々に行われていたが、今日では保険医療機関として一本化されている。

また、診療報酬については、公的医療保険だけでなく生活保護法の医療扶助に至るまで同一である。より正確に言えば、健保法上の診療報酬は同法に基づく療養の給付（現物給付）の対価であるが、被扶養者の療養費（家族療養費）等もこの診療報酬が準用されており、国民健康保険法の療養の給付に要する費用の算定も健保法の規定による診療報酬の例によるとされている（健保法110条3項等。国民健康保険法45条2項）。また、生活保護の医療扶助費の算定は国民健康保険の診療報酬の例によるとされている（生活保護法52条）が、元を辿れば健保法の診療報酬に行き着く。後期高齢者医療制度については、このような準用規定はなく独自の診療報酬を設けることは可能であり、実際、2008年度の診療報酬改定では、後期高齢者終末期相談支援料をはじめ後期高齢者の心身の特性を考慮した診療報酬がいくつか設けられた。しかし、これらは後期高齢者の医療費削減を目的とするものではないかといった批判を浴び廃止されたので、結局、現在ではすべて同じ診療報酬を用いていることになる。さらに言えば、診療報酬は基本的に地域差がない。

したがって、診療内容が同じであれば、患者が加入している保険制度や住んでいる地域等にかかわりなく診療報酬は同一である。

†中央社会保険医療協議会の性格および意義

診療報酬は通常2年に一度改定されるが、診療報酬の全体の改定率は、予算編成過程を通じ、保険医療機関の経営状況、物価・賃金等の経済指標、一般会計や国民負担への影響等を斟酌《しんしゃく》し決定される。そして、この改定率に収まるよう個々の診療報酬（点数）の改定が行われるが、厚生労働大臣がそれを定めるに当たっては、中央社会保険医療協議会（以下、中医協）に諮問《しもん》することが義務づけられている（健保法82条1項）。

中医協は、法律上、①支払側委員（7名）、診療側委員（7名）、公益委員（6名）の三者構成であること、②公益委員の任命は国会の同意を要すること、③厚生労働大臣が支払側委員および診療側委員を任命するに当たって適正な代表者性の確保に配慮すべきことなど、通常の審議会にはみられない規定が設けられている（社会保険医療協議会法3条1項、5項、6項）。ちなみに、2004年に発覚した歯科の診療報酬改定をめぐる不祥事を機に、2006年度に中医協の改革が行われ、①診療報酬改定率は予算編成過程を通じ内閣が決定すること、②診療報酬の改定方針は社会保障審議会の医療保険部会および医療部会で定め、中医協はそれに沿って具体的な点数や算定要件等の審議を行うこと、③支払側、診療側、公益委員が8：8：4であったのを7：7：6とすること、④支払側および診療側の関係団体の推薦制を廃止することとされた。これらは中医協の権限を弱める方向の改革であるが、それでも中医協は診療報酬の改定等に関し大きな権限を有している。

中医協の意義に関して、診療報酬の決定をめぐる行政訴訟において、東京地裁は、「保険医療行政の円満な運営という見地から、療養に要する費用の額の算定方法の決定に重要な利害関係を有する保険者、事業主、被保険者等の支払者側と医療機関側の間の対立する利害を調整し、もって関係当事者の権利、利益を担保しようとするにあるものと解するのが相当である」と述べた（東京地裁昭和40年4月22日決定）。この判示は間違っていないが、表面的な解釈にとどまっているきらいがある。中医協の存在理由や特徴については次のように考えるべきである。

診療報酬の価格を公定することには既述したような合理性がある。しかし、自由主義経済社会においては、本来、サービスの価格は相対《あいたい》の契約で決められるべきものであり、価格交渉の権利を奪うことは異例である。したがって、価格を公定する代償として、当事者の代表者たる支払側と診療側の委員の間で診療報酬の価格について交渉する場を与え、公益委員には交渉の仲裁的な役割を担わせたとみることができる。つまり、中医協は当事者代表による「価格交渉審議会」なのであり、わが国の医療保険制度において当事者自治を尊重していることの1つの表れである。そして、支払側と診療側の対等性や交渉の仲裁役の公正性を担保するために、法律上、三者構成の規定や公益委員の任命に関する国会同意人事規定などの特別な規定を設けたものと解される。

†診療報酬の機能および意義

わが国の医療政策において診療報酬が果たしている機能は大別すれば3つある。

第1は、医療費のマクロ管理機能である。すなわち、診療報酬の全体の改定率を調整することによって医療費総額（国民医療費）の伸びを制御することができる。いわば診療報酬を通じた「擬似的な予算制」である。たとえば、2005年度から2012年度にかけて国民医療費は年平均約3%伸びたが、2006年度の増加率はほぼゼロ（正確には微減）であった。これは、同年度の診療報酬改定率がマイナス3・16%であったことから、高齢化による伸び（1・3%）および医療技術の進歩等の伸び（1・8%）と相殺されたためである。ただし、診療報酬を通じ医療費を制御できるといっても、それはあくまで改定時点での制御にとどまり、その後の医療技術の進歩や高齢化等に伴う医療費の増加までコントロールできるわけではない。

第2は、医療費のセクター間の配分調整機能である。診療報酬の改定に当たっては、全体の改定率の枠内で、医科・歯科・調剤の各科の配分のほか、病院・診療所間の配分、診療科間の配分調整が行われる。ちなみに、2024年度改定を含め近年の診療報酬改定における各科の配分比率は、医科（1）、歯科（1・1）、調剤（0・3）となっている。これは、各科の医療費から薬剤費等を除いた技術料比率が均等となるよう配分されているからである。

第3は、医療提供体制の政策誘導機能である。その主なツールは点数表である。実際、点数項目の改廃、点数（加算を含む）の増減、点数の評価単位の包括化（いわゆる「マルメ」）、DPC／PDPS（診断群分類による1日定額払い）等の包括支払方式の採用、算定要件の変更など様々な手法を駆使し、その時々の政策課題に即し政策誘導が行われてきた。その例としては、①医療機関の機能分化や連携の促進（例：急性期入院医療の包括払いの導入、在院期間による診療報酬の逓減制の強化、地域連携クリティカルパスの評価）、②緊急性や必要性が高い医療分野の重点評価（例：ハイリスク分娩管理加算、栄養サポートチーム加算、在宅療養支援診療所等の創設）、③医療の質の評価（例：回復期リハビリテーションのアウトカム評価）など枚挙に暇がない。

以上、診療報酬の機能を3つ挙げたが、各機能は独立して存立しているわけではない。特に強調したいことは、診療報酬の政策誘導機能は医療費のマクロ管理機能やセクター間の配分機能を支えていることである。その意味は次のとおりである。

わが国の国民皆保険は、国民を漏れなくカバーするだけでなく、混合診療を原則として禁止し、国民が必要とする医療は基本的に保険給付の対象としている。このため、医療機関（特に民間セクター）は、経営原資のほぼすべてを診療報酬に依存せざるを得ない。医療機関が診療報酬の点数改定に敏速に反応するのはこのためであるが、もう1つ強調すべきことがある。それは、既述したとおり、点数表は単なる公定料金表ではなく、保険給付の範囲を決めるとともに、算定要件・施設基準の設定や支払方式の変更等を通じ、保険診療の内容・質や量をも制御していることである。日本の医療制度の特徴としては、国民皆保険、フリーアクセス、民間セクター中心の医療提供体制、現物給付原則、出来高払い等が挙げられるが、これらはいずれも医療費を増加させる要素である。したがって、診療報酬の点数を単純に引き上げれば、医療費は発散してしまう。他方、点数を引き下げれば、生産性が向上しない限り医療の質やアクセスの低下を招く。そこで、点数の増減のほか算定要件・施設基準の設定・変更などさまざまなテクニックを駆使し、医療機関の行動を望ましい方向に誘導するとともに、好ましくない行動が生じないよう制御している。要は、診療報酬による政策誘導によって、医療費のセクター間の配分調整や医療費のマクロ管理が実質的に機能し、医療提供制度と医療財政制度が結合しているのである。

†診療報酬による政策誘導の制約や留意点

医療機関が経営原資の多くを診療報酬に依存していることに加え、日本は「民」中心の医療提供体制であり、憲法で保障された営業の自由や財産権の保護との兼ね合いもあって規制的な手法が採りづらい。このため、わが国の医療提供制度の改革は、「診療報酬一本足打法」と言っても過言ではないほど診療報酬による経済的誘導に依拠してきた。しかし、診療報酬は万能ではない。また、厚生労働大臣が診療報酬の設定をフリーハンドで行うことが許されるわけでもない。診療報酬による誘導には次のような制約や課題がある。

第1に、診療報酬は診療(正確には「療養の給付」に要する費用)の対価であり、医療に要する費用はすべて診療報酬の対象になるわけではない。たとえば、一般的な地域保健医療の向上のために行う費用は、診療の対価ではないことから診療報酬で賄うことはできない。また、医療機関の統合・集約化に伴う建設費・除却費は診療報酬の対象になじまない。

第2に、被保険者(患者)が支払う一部負担は診療報酬の一部であり、患者に対する個々の診療行為の対価とは言えない診療報酬を設定することは適当ではない。近年、後発医薬品の使用促進や医療DXの促進等を目的とする診療報酬の設定が目立つが、目的が正しければ診療報酬をいかようにも設定することが許されるわけではない。

第3に、診療報酬の減算や算定要件の厳格化は規制を課すのと同様の効果を有することから、その新設・改正に当たっては慎重な配慮が求められる。また、診療報酬を補助金のように使途を厳格に縛るべきではない。地域の実情等を踏まえた経営判断や創意工夫の余地を狭めてしまうからであり、医療機関に帰属する診療報酬の各医療機関内部の配分や使い方は基本的に経営者の裁量に委ねるべきである。

以上、診療報酬について紙幅を割いたのは、わが国の診療報酬は医療提供制度と医療財政制度を結節させる重要な機能を担っていることに加え、国民皆保険を将来にわたり維持するうえで非常に大切だからである。なお、診療報酬の具体的な在り方は、Ⅲ部第9章で考察する。その理由は、社会経済の変容や医療政策の課題を明確化するとともに、他の政策手法との比較も含め論じる必要があるからである。

第3章 制度設計をめぐる論点と分析方法

1 国民皆保険の制度設計をめぐる重要論点

第1章で日本の医療制度の特徴と概要について述べた後、第2章では日本の国民皆保険の要諦について説明した。しかし、これらは現行制度の解説にとどまっており、わが国がそのような制度設計とした理由については疑問が残るであろう。とりわけ重要なのは次の3点である。

†社会保険方式の採用

第1は、社会保険方式の採用である。社会保険方式によりユニバーサル・ヘルス・カバレッジを実現することは容易ではない。再び年金制度と比較してみよう。英国やスウェーデンは医療に関して税方式を採っているが、年金については両国とも社会保険方式を採用している。その他の先進国をみても、医療に関して税方式を採る国は、カナダ、オーストラリア、ニュージーランド、イタリア、デンマーク、フィンランド、ノルウェイなど数多くあるが、年金については社会保険方式を採用している国が圧倒的多数を占める。筆者が知る限り、税方式のみで公的年金制度を運営している国はニュージーランドくらいしか見当たらない。ちなみに、わが国では「国民皆保険・国民皆年金」と一対で語られるが、無業者まで対象に国民皆年金を実現している国は極めて稀である。ユニバーサル・ヘルス・カバレッジの実現は先進国だけでなく多くの開発途上国も目標として掲げているが、ユニバーサル・ペンション・カバレッジは決して世界標準ではないのである。

　医療と年金でこうした違いが生まれるのはなぜか。1つの理由は、医療と年金の保障の内容・性格の相違である。社会保険は民間保険と同じではないが、保険という手法を用いる以上、保険料の納付はゆるがせにできない。実際、年金制度では保険料を一定期間拠出しなければ給付は一切行われない。こうした割切りができるのは、煎じ詰めれば、年金が所得保障の仕組みだからである。これに対し医療は人の生命・身体に直接関わるため、「国民皆」をカバーすべきであるという要請が年金よりも強く働く。簡単に言えば、保険料を納めていないからといって、目の前の傷病者を放置できるかという問題に逢着《ほうちゃく》する。

このようなジレンマが生じるくらいならば、公衆衛生サービスと同じように、税財源を基に医療サービスを直接提供すればよいという考え方が生まれても不思議ではない。

もう1つの理由は、年金と異なり医療制度はデリバリーを伴うからである。つまり、医療サービスの地域間格差が生じないよう計画的に医療資源を配置するとともに、ファイナンスと結合させるには、税方式を採用し政府が自らデリバリーとファイナンスの双方を一体的に運営するのが最も手っ取り早い方法である。

いずれにせよ、医療制度の特性を考えると税方式を採ることには相応の理由があるが、それならば、なぜわが国は社会保険方式を採用したのだろうか。それは歴史の偶然の産物か、それとも意図的な政策選択の結果なのか。また、1948年に英国のNHSが創設された背景の1つとして、アトリー労働党内閣のベヴァン保健相（党内最左派）が公立病院や慈善病院等に分かれている病院の経営主体を国に統一することを強く主張したことが挙げられるが、わが国では医療提供体制の側から税方式に転換するという議論は起こらなかったのだろうか。さらに、過去はともかく将来も社会保険方式を維持すべきなのだろうか。

†被用者保険と国民健康保険の二本建てによる国民皆保険

第2は、被用者保険と国民健康保険の二本建てにより国民皆保険を実現していることで

図3－1　社会保険方式と税方式（模式図）

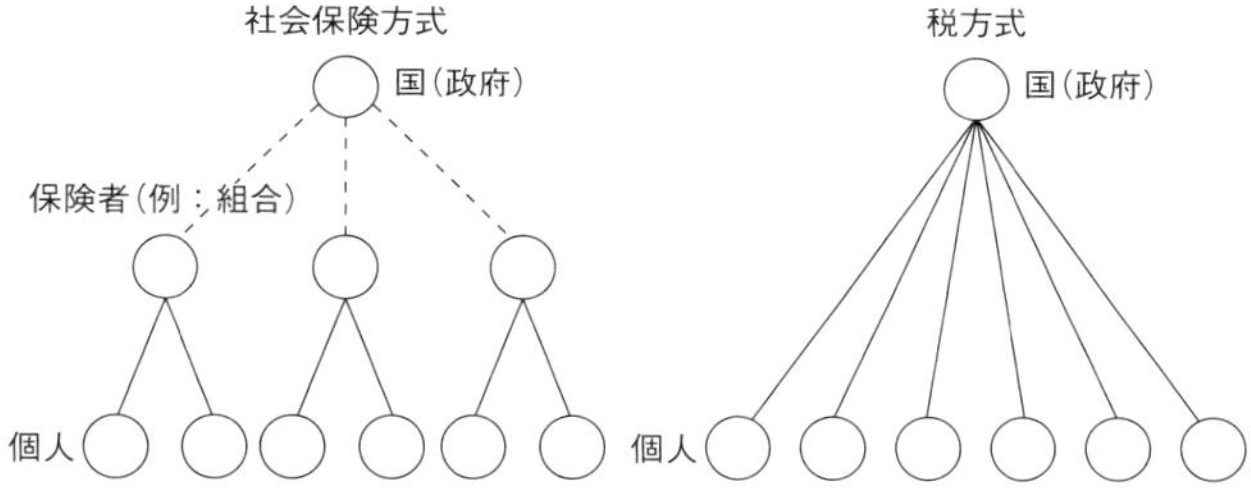

（出典）筆者作成

ある。公的医療保険も保険という技術的手法を用いているが、民間医療保険と同じではない。民間医療保険では、保険料＝保険金額×事故発生確率、という等式が成り立つ。この式は「給付・反対給付均等の原則」を表している。右辺の保険金額の確率的な期待値（保険者からみて「給付」）と、保険者がリスクを負担することの対価として加入者が支払う保険料（保険者からみて「反対給付」）が数理的に等価（均等）だからである。しかし、社会保険ではリスクに見合って保険料が設定されるわけではなく、「給付・反対給付均等の原則」が成り立たない。これは、病気がちの人であっても救済し家計の破綻を防ぐという社会政策上の目的を達成するためであるが、その結果、社会保険では健康な人から病気がちの人へ所得移転が行われていることになる。また、保険料の賦課に当たって応能負担を導入すれば、高所得者から低所得者にも所得移転が行われる。

図3－1は、社会保険方式と税方式の模式図である。税

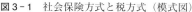

方式では国（政府）と個人が直接向き合うのに対し、社会保険方式では国（政府）と個人の間に保険者（例：組合）が入り保険運営を行うのが通例である。そして、保険者（保険集団）の組成に当たっては、健康な者や高所得者の不満を顕在化させないようにするため、共同体意識を持てる集団を単位に組成することが合理的である。プロローグで紹介したように、川村秀文が農村における共同体としての団結を基礎にすれば社会保険が成り立つのではないかと考えたゆえんであり、わが国の被用者保険は「カイシャ」という共同体、国民健康保険は「ムラ」という共同体を基盤として二本建ての体系が生成発展した。

それでは、二本建ての体系の下で適用対象者を増やしていけば、国民皆保険は達成されるのだろうか。それとも、適用対象者の拡大と国民皆保険の実現との間には懸隔《けんかく》があるのだろうか。また、国民皆保険も保険である以上、保険料の納付（拠出）はゆるがせにできない。このため、低所得者の取扱いが問題になるはずであるが、国民皆保険の実現に当たって、どのような方針で臨んだのだろうか。さらに、二本建ての体系で国民皆保険を実現するためには、被用者保険、国民健康保険のいわば「境界」の者について、いずれでカバーするのか決めなければならないが、国民皆保険の実現に当たって問題なく線引きできたのだろうか。

†高齢者の制度体系と自己負担

第3は、高齢者の医療制度を別箇に設けている医療保険制度の体系である。2008年度から後期高齢者医療制度が創設されたことにより、日本の医療保険制度は、75歳未満の者は被用者保険と国民健康保険の二本建て、75歳以上の者は独立型の後期高齢者医療制度で構成されることとなった。制度を年齢で区切ると様々な問題が生じることは避けられない。

たとえば、甲が74歳の被用者保険の被保険者、甲の配偶者である乙は72歳で甲の被扶養者であった場合を考えてみよう。1年が経過し甲が75歳になると被用者保険から離脱し後期高齢者医療制度に加入する。では、乙はどうなるか。後期高齢者医療制度には被扶養者という概念はなく個人単位で加入するため、73歳の乙は国民健康保険に加入し新たに保険料を納付する義務が生じる。

いずれにせよ、独立型の後期高齢者医療制度では、75歳という年齢に達しただけで権利義務が変更されるが、なぜこのような制度を設けたのか。他の選択肢はなかったのだろうか。また、後期高齢者医療制度の創設目的や意義についてどのように評価すべきなのだろうか。

2　分析方法――経路依存性

国民皆保険の制度設計に関する3つの論点を提示したが、これらは取りも直さず日本の国民皆保険の本質を考えるうえで重要な問いである。これに答えるには、まず歴史を繙《ひもと》くことが必要となるが、その前に分析方法について説明しておきたいことがある。それは、経路依存性（path dependence）である。

†経路依存性

経路依存性とは、制度が過去の政策選択やその前に歴史的な偶然等によって拘束されることを説明する経済学（制度経済学）の用語である。違う言い方をすれば、初期状態はほぼ同じなのに、その後のわずかな違いによって異なる歩みを辿り、結果的にまったく別箇の制度となってしまうことをいう。図3－2は経路依存性と政策選択のイメージ図とその説明である。初期の状態は同じでも、ある時点での政策選択（政策の失敗等を含む）の違いによって次の政策選択肢が絞られていくことを表している。

日本と米国の例を挙げ説明する。わが国はドイツの疾病保険法をモデルとして健保法を

図3-2 経路依存性と政策選択(イメージ図)

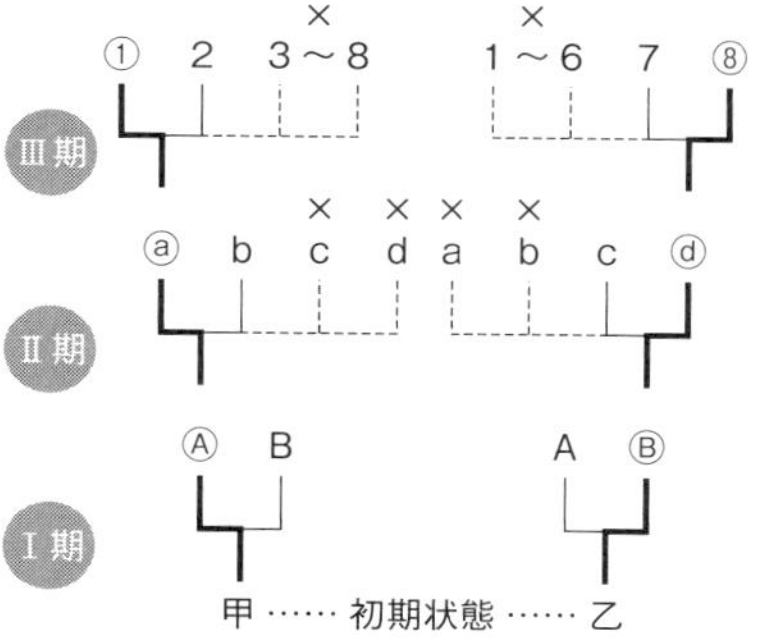

説明
1. この「イメージ図」で、初期状態は、左の国(甲)も右の国(乙)も大きな差異はない。
2. しかし、ある時期(図ではⅠ期)に甲がAを選ぶと、次の段階での政策の選択肢が絞られる。この図ではaかbに限られ、cやdの選択はできなくなる。一方、乙がBを選ぶと、aやbの選択はできなくなり、cかdを選択することになる。以下、同様のことが繰り返される。

(出典)筆者作成

立案し1922年に成立をみた。そして、プロローグで述べたように、農村の疲弊が激しいなかで健保法の農村版を創ることを検討せよという下命《かめい》があり、1938年に国民健康保険法が制定された。また、川村秀文らが本来保険になじみにくい農民らを対象に社会保険方式の導入を創案したのは、(評判は芳しくなかったとはいえ)健保法が存在したからである。いずれにせよ、日本では二本建ての体系の骨格が戦前に形成され、それを基礎として1961年に国民皆保険を実現した。

一方、米国はどうか。実は20世紀初頭の状況は日本と似ている。米国でも1910年代には低賃金労働者を対象とする疾病保険法を創設する運動が盛り上がり、実際、ニューヨーク州、マサチューセッツ州、オハイオ州などでは、法案を議会に上程するところまでいったのである(Starr, 1982, pp. 244-257)。し

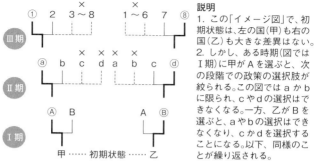

かし、この運動は頓挫した。この失敗がその後の医療制度改革に及ぼした影響は小さくない。米国医師会をはじめとする利益団体が医療制度改革に影響力を及ぼす前例となるとともに、公的医療保険不在の「空白地帯」を民間医療保険がいわば「先占《せんせん》」することになったからである。その結果、米国では統一的な公的医療保険を創設すべきだという議論はあっても実現せず、1965年にジョンソン大統領の下で、医療保障の必要性が高い高齢者や低所得者を対象とする公的プログラム（メディケアおよびメディケイド）のみが創設されることとなった。

そして、その後、民間医療保険が市場を席捲《せっけん》していることを否定するのではなく、事業主に従業員に対する保険提供を義務づけることによって保険でカバーされる者を拡大すればよいという考え方が登場する。意外に思われるかもしれないが、それを最初に提唱した大統領はニクソン大統領である。これはエドワード・ケネディ上院議員らが提案した公的保険による国民皆保険の創設法案に対抗するためであり、実際、1973年に事業主の保険提供の義務づけを骨格とする法案を議会に提出した。この法案はニクソン大統領がウォーター・ゲート事件で失脚し実現をみなかったが、オバマ大統領の医療保険制度改革（オバマケア）も基本的に同じ考え方に立っており、国民皆保険の実現は公約とせず現実的・漸進的な改革を目指さざるを得なかった。

要するに、日本では健保法の制定を嚆矢《こうし》とし、制度改正が積み重ねられ国民皆保険の実現に結実したのに対し、米国では改革が失敗するごとに既成事実が生まれ、それが次の改革を制約する要因となり国民皆保険の実現を斥けてきたのである。歴史に「もし」という言葉はないが、仮に米国の1910年代に労働者を対象とする疾病保険法が成立していれば、その後の道のりは違ったものになっていたはずである。しかし、所詮それは仮定の話にすぎない。

†分岐点における政策選択

わざわざ経路依存性という概念を持ち出したのは、政策は白紙に絵を描けないことを強調するためである。医療制度に限ったことではないが、制度が行き詰まると、威勢のよい抜本改革論が跳梁跋扈《ちょうりょうばっこ》する。けれども、制度の枠組みを根本から組み替えることは、至難であるだけでなく弊害が大きい。また、何々国では……といったように、外国の制度の優れた点を強調し日本にも導入することを勧める論法（いわゆる「出羽守論法《でわのかみろんぽう》」）も横行しがちである。

しかし、制度は構造であり、構造はいくつもの構成要素が複雑に絡み合っている。したがって、構造の一部分だけを入れ替える試みは成功しないことが多い。それは、あたかも人体に異物が入ると抗原抗体反応が起こるのと似ている。もっとも、制度は構造であるから、急所（ツボ）を押さえると連鎖反応が起こり全体に良い影響を及ぼすこともあり得るが、医療制度に関して言えば、「良い接ぎ木」になるよりも「木に竹を接ぐ」結果を招くことの方が多い。

ただし、白紙に絵を描けないからといって、この政策しか採り得ないと決めつけることも正しくない。もう一度、図3-2をご覧いただきたい。現行の制度はそれまでの政策選択の結果の積み重ねである。したがって、これまで採られてきた政策と現行制度との間には因果関係があることは間違いない。たとえば、Ⅰ期のⒶは、Ⅱ期のⓐ、Ⅲ期の①に結びついている。そして「正史」では、Ⅲ期の①はⅡ期のⓐの結果であり、Ⅱ期のⓐはⅠ期のⒶの決定の結果だというように、現在から過去に遡り、いわば〝一本道〟の説明により政策選択の必然性や正統性を強調しがちである。けれども、実際には、多くの〝分かれ道〟があり、捨象《しゃしょう》された選択肢があったはずである。さらに言えば、政策は人間が作っているのである。社会経済環境の強い制約を受けながらも、政治家や官僚の論理、理想、信念、思惑、執念といった人間的な感情や営為が政策の内容や実現に大きな影響を及ぼしている。また、その時々の国民の意識・感情なども政策形成に多大な影響を与えていることも間違いない。温故知新という言葉があるが、国民皆保険の行く末が危ぶまれている今日、新しい視座や道標を得るうえで役立つのは、先人が分岐点において、いかなる判断により政策選択を行ったのかを分析することではあるまいか。

そのような観点から上述した3つの論点をみると、いずれも日本の国民皆保険の制度設計をめぐる重要な論点であるとともに、大きな分岐点である。そして、分岐点なのだから、政策の揺らぎがなかったのか、別の選択肢がなかったのか、といった疑問が生じるのは当然のことである。この後のⅡ部では歴史を辿るが、その際、その時々の分岐点において、あたかも自らがその当事者であるかのように政策選択の追体験を行うことが役立つと思われる。歴史から学ぶとはそういうことであろう。

Ⅱ部 軌跡

日本の医療保険制度は、戦前に被用者保険と国民健康保険の二本建てなど医療制度の基盤が形成され、敗戦により壊滅的な状況に陥るものの、急速な経済復興および高度経済成長を背景に1961年に国民皆保険を実現した。そしてさらに1973年頃まで給付の拡充を図るが、その年に第一次オイルショックが起き高度経済成長は終焉した。これに加え人口構造や産業構造の急速な変容を背景に、高齢者医療の改革をはじめ様々な見直し・改革が行われ今日に至っている。

Ⅱ部では、その軌跡を、①戦前の基盤形成期（第4章）、②国民皆保険の実現を経て1973年頃までの確立・拡充期（第5章）、③それ以降の見直し・改革期（第6章）、の3つの時期に分けて述べ、最後に第3章で提示した論点について考察する（第7章）。

第4章 基盤形成期

1 健保法の制定と発展

†健保法の制定

1883年にドイツで創設された疾病保険法は、ヨーロッパをはじめ多くの国の関心を集めた。わが国も例外ではない。ドイツ留学時にその存在を知った後藤新平は、帰国後内務省衛生局長に就くと、1895年に日本でも疾病保険法を制定することを時の総理大臣(伊藤博文《いとうひろぶみ》)に具申《ぐしん》した。後藤はそれにとどまらず、内務省参事官の窪田静太郎《くぼたせいたろう》(後に行政裁判所長官)に労働者疾病保険法案を起草させ、1898年に内務大臣の諮問機関である中央衛生会に提出した。これは、労働衛生施策がまだ不備ななかで疾病保険法を設けるのは

「順序を誤るもの」として斥けられたが、実際の職域では1905年に八幡官営製鉄所職工共済会が創設されたのを皮切りに官業共済組合の設立が図られた。また、同時期に民間の共済組合や救済基金も登場した。鐘紡《かねぼう》社長の武藤山治《むとうさんじ》がドイツの鉄鋼会社クルップ社の疾病金庫をモデルに作った労資協調型の鐘紡共済組合、三菱造船所の職工の傷病・死亡等に対し労使折半拠出の基金から救済金を支給する三菱造船所救護基金は、その代表例である。こうした民間の共済組合や救護基金は必ずしも広く普及したわけではないが、後の健康保険組合（以下、健保組合）の前身として位置づけられる。

こうした前史を経て、1922年に健保法が制定された。この時期に健保法が誕生した直接の契機は第一次世界大戦後の社会経済情勢の急変である。すなわち、1914年に勃発した第一次世界大戦は、外需の急増を通じわが国に未曾有の好況をもたらした。しかし、この大戦景気の底は浅く、1920年の東京株式市場の大暴落を機に始まった戦後恐慌以後、日本経済は深刻な不況に陥った。また、第一次世界大戦は工業の飛躍的発展を促し、特に重工業の発展に伴い男子労働力は1914年から5年間で倍増するなど工業労働者が急増したが、これは労働組合運動発展の素地となった。他方、この当時、労働者保護立法としては、1905年に制定された鉱業法や1911年に制定された工場法しか存在せず、劣悪な労働条件に加え実質賃金も目減りするなかで1910年代半ば以降労働争議が頻発した。こうした社会情勢に呼応し、野党の憲政会は、1920年2月に疾病保険法案を帝国議会に提出した。これに刺激された立憲政友会内閣は、同年8月に農商務省工務局に労働課を新設し疾病保険をはじめ労働保険の調査・立案を督励《とくれい》した。その検討のピッチが速まった経緯はプロローグで既述した。

健保法の要綱が脱稿されたのは、1921年11月のことである。そして、翌月に農商務大臣の諮問機関である労働保険調査会に付議され、翌年1月に答申を得た後、3月13日に健保法案は第45回帝国議会に提出された。同日の衆議院本会議において政府委員の田中隆三《たなかりゅうぞう》（農商務次官）は、「労働保険の制度を樹立致しまして、生活上の不安を除去すること、また労働者の健康を保持致しまして、労働能力の増進を図りますこと、またその結果と致しまして労資の円満なる協調、それによりまして国家産業の健全なる発達を期することの必要を認め（以下略）」と法案の提案理由を述べている。つまり、健保法は労働情勢が緊迫の度を強めるなかで、労資協調により産業の健全な発展を図る労働政策立法としての性格を強く帯びていた。

労働保険調査会は委員には、憲政会の疾病保険法案の立役者である江木翼《えぎたすく》（後に司法大臣）、保険学者の森荘三郎《もりしょうざぶろう》、実業家の粟津清亮《あわつきよすけ》（日本動産火災保険社長）、武藤山治など30人が任命され、労働災害の事業主責任と保険料の負担割合の関係、既設の共済組合の取扱い等について密度の濃い議論が行われている。一方、帝国議会では健保法案の実質的な審議はほとんど行われず、提出からわずか10日後の3月23日に可決成立した（公布は4月22日）。健保法は画期的な法律でありながら、これほど短期間で成立した最大の理由は、この会期には過激社会運動取締法案が提出されており、その審議に衆目が集まり健保法への関心が薄かったからである。ちなみに、1922年は日本共産党が結成された年でもあり、この過激社会運動取締法案は野党やマスコミの反対が強く審議未了になったものの、その内容は1925年に成立した治安維持法に盛り込まれた。

†ドイツと異なる3つの特徴

健保法の基本的骨格はドイツの疾病保険法にならっている。適用事業所に使用される労働者の強制加入、賃金比例の保険料の設定、業務外傷病に関する保険給付の種類、現物給付原則は、その代表例であるが、いくつか異なっている点がある。主な相違点としては、①保険者は政府（政府管掌健康保険。以下、政管健保）と健保組合の二本建てであること、②業務上の傷病も健保法の対象としたこと、③保険料の負担は原則労使折半であることの3つが挙げられる。このうち①については、ギルド等の自治組織（共済組合）の歴史が長いドイツと異なり、わが国では共済組合の発達が不十分であったという事情がある。このため、健保組合によって保険運営を確実に行える場合にはまずこれによることとし、それ以外は「政府が全部之を拾って此《こ》の保険法を運用して行きたい」という方針が採用された（内務省社会局保険部、１９３５、１９７頁）。なお、野党の憲政会が帝国議会に提出した疾病保険法案では保険者は政府一本であった。その意味では、健保法の立案に当たり、健保組合を政管健保と並列して保険者として位置づけたことは思い切った政策判断であったと評価できる。
②については、各業種の傷病統計等が未整備であったことに加え、業務起因性の判断は困難であり事実認定をめぐる紛争を避けるという実務上の理由があった。さらに、わが国は中小企業が多く個々の事業主に業務上傷病の責任を負わせることは産業の発達を阻害するおそれがあり、危険負担の分散・緩和を図る必要があるという政策上の理由もあって、業務上傷病も健保法に取り込むこととされた。
③の保険料の労使折半は②と関連する。ドイツの疾病保険（業務外の傷病保険）の保険料負担が労使折半となったのは１９４９年以降であり、それまでは、事業主３分の１、被用者３分の２であった。これに対し、日本の健保法上の保険料負担割合は制定当初から今日に至るまで原則労使折半である。ドイツと異なり健保法制定当時労使折半とした理由について、当局側は、わが国の健保法は業務上傷病も対象としたことから、業務上・業務外傷

病の労使負担率を保険事故発生比率（業務上１に対し業務外４）により加重平均した結果、ほぼ労使折半となる旨の説明を行っている[1]（内務省社会局保険部、１９３５、６４頁）。しかし、一方で当局は、既述したとおり保険統計データの蓄積は不十分であった旨の答弁も行っており、これは理屈の後付けの感が否めない。むしろ保険料を労使折半としたのは、熊谷憲一《くまがいけんいち》が述べる「その他の理由」、すなわち、①外国の立法が労使折半主義の趨勢になること、②２分の１主義が最も公平で協調の精神を助長すること、③各２分の１の負担をなし事業主と労働者とが協力して健保組合の管理をなすに適することにあったと思われる（熊谷、１９２６、４２９頁）。②および③は、意味がわかりにくいと思われるが、労資協調による民主的な保険運営を確保するためには、「口」（表決権）の対等の証として「金」（保険料負担）も折半とすることが適切であるという考え方である。

†健保法の施行と開明性

健保法は１９２２年４月に公布されたが、施行されたのは約５年後の１９２７年１月である。これは１９２３年９月に関東大震災が勃発し、政府挙げて救護事業に奔走することとなったからであるが、健保法の所管が変わったことについても触れておこう。健保法の立案は農商務省工務局労働課で行われた。これは労働保険が産業政策の一環として捉えられていたからである。しかし、社会事業や治安対策を所管する内務省、簡易保険を所管する逓信省等との権限争いが絶えなかった。また、農商務省は労働組合を蔑視しており、ILO総会に労働者の代表者を出さず国際的な批判を浴びた。このため、1922年11月に内務省に外局として社会局が新設され、社会保険に関する業務は同局が所掌《しょしょう》することとされた。これに伴い農商務省や逓信省から職員の転籍や事務の移管も行われたが、注目されることが2つある。

第1は、農商務省工務局労働課の所掌が「労働保険に関する事項」であったのに対し、社会局の新設に当たり所掌が「社会保険に関する事項」に改められたことである。社会局健康保険課長として健保法の実施を差配した清水玄は、その意義について、「対象をあえて労働者だけに限定せず、さらにひろい視野に立って検討を加えようと意図した点で、進歩的な意義を有していたことは疑いない。それはそのまま社会局創設の目標でもあったのである」と述懐している（大霞会、1971、469頁）[2]。なお、時代が下るが、労働保険調査会も1935年7月に廃止され社会保険調査会に衣替えされた。これは、労働保険とは言えない国民健康保険法案（2節で後述する）の諮問の受け皿とするためであった。

第2は、健保法は「突貫工事」で立案されたため、施行令（勅令）への委任事項が数多く設けられたが、内務省社会局が立案した健保法施行令には開明的な内容が含まれていることである。たとえば、健保法施行令では健保組合の理事や組合会は労使の代表各同数をもって組織することが規定された。これは現行健保法の18条・21条の淵源であるが、清水は被保険者代表が健保組合の理事長を務めてもよいと考えていた節がある。回顧談の中ではあるが、「事業側から異議あり、遺憾ながら健保組合の理事長は事業側に限る規定となった」（傍線は引用者）と述べている（清水、1974、237頁）。今日的な目からみても驚くべき開明性である。

†健保法の対象者の拡大

健保法は苦労の末に施行されたが、労働者、事業主の双方から評判が芳《かんば》しくなかった。労働者の間では賃金から保険料が徴収され目減りするとして反対論が強く、施行前後にはストライキに訴えて健保法の実施を阻止する動きもみられた。けれども、次第にこうした姿勢に変化が生じ、制度を有効に利用しようとする観点から事業主負担の増額や国庫負担の増加を要求するようになった。一方、事業主側は負担の増大に対する不平や被保険者の保険悪用（仮病による欠勤や罷業《ひぎょう》等）を非難する声が強く、健保法の廃止論も唱えられた。

議会からは健保法の適用範囲の拡大が要望されていたが、それが困難であったのは、以上のような反対や不満が強かっただけではない。不況の影響により被保険者数や保険料収入が減少し健保財政が窮迫していたという理由も大きい。しかし、１９３１年に満州事変が勃発して以降、軍需景気により農村を除き経済が回復し、健保財政も財政危機から脱出した。こうした事情や戦時体制への移行等を背景に、被用者保険の対象拡大が図られていく。すなわち、健保法制定時の適用対象者は工場法または鉱業法が適用される労働者に限られていたが、１９３５年にはそれ以外のブルーカラー労働者にも拡大された。そして、１９３９年には、販売・金融等の業務に従事するいわゆるホワイトカラーを対象とする職員健康保険法が制定され、１９４２年には同法は健保法に一本化された。また、健保法制定時は、保険給付の対象は労働者である被保険者本人に限られており、その家族（被扶養者）は対象外であった。しかし、戦時体制下で「銃後の守り」、あるいは職場挺身《ていしん》者の家族の生活安定」を図るため、１９３９年に家族に対する任意給付の規定が新設され、さらに、１９４２年に職員健康保険法との統合の際、家族療養費として法定給付化された（厚生省・社会保険庁、１９７４、35頁）。かくして、適用範囲という意味では、この時期に健保法は現行制度とほぼ同様の内容を具備するに至った。

2　国民健康保険法の制定と普及

†制定の背景と関係団体の反応

１８７４年に医制が３府（東京・京都・大阪）に発布された。これは法令というより行政の方針を示した訓令的な性格のものであるが、日本の医療・衛生制度の方向性を明示し、その基礎を築いたという意味で大きな意義がある。とりわけ重要なのは医制が自由開業医制を規定したことである。実際、開業免許があればどこでも診療所を開設することができた。このため、医師や医療施設は都市に集中する一方、無医村が多数発生した。この当時の市町村数は現在の約６倍もあり、個々の市町村の面積が異なるため単純な比較はできないが、１９３０年５月時点で無医村は全市町村数の約３割を占めた（野間、１９４０、92頁）。また、世界恐慌の影響が農業恐慌を招くとともに、東北地方等の大凶作もあり農村の窮乏が深刻化した。そうしたなかで、健保法の農村版を作ることが迫られた経緯はプロローグで述べた。そして、苦心惨憺の末、国民健康保険制度要綱案が取りまとめられ、世評を問うため１９３４年７月に未定稿として公表された。

要綱案が公表されるやいなや、医師会、歯科医師会、薬剤師会のほか売薬業者等を含め医療関係者は、経営が脅かされるとして反対の大運動を展開した。また、政府部内でも財政支出の増大を危惧する大蔵省は調査費の計上さえ認めなかった。このため、内務省社会局は民間団体（三井報恩会）の助成を得て、埼玉県越ヶ谷町（現在の越谷市の一部）をはじめ全国12ヵ所で実証事業を実施した。さらに、内務省内部も一枚岩ではなかった。特に社会保険方式によらない救療事業の拡充に着手していた衛生局は、社会局の国民健康保険の構想を快く思っていなかった。実際、法案を提出するために内務省の法令審査委員会が開かれた際、社会局は逆選択（病気がちな者など加入する方が得をする者だけが加入すること）を防止するため強制加入を主張したのに対し、衛生局は強制加入制に反対を唱え紛糾した。結局、加《か》藤《とう》於《お》兎《と》丸《まる》（地方局行政課長。後に佐賀県知事等を歴任）が仲裁しどうにか収拾をみたが、後述するように、原則任意加入とし例外的に地方長官が認めた場合に加入を強制できるという折衷的な規定となったのは、このような経緯がある（川村、1974、242頁）。

†新旧の国民健康保険法の3つの相違

健保法の基本的骨格は今日に至るまで維持されているのに対し、戦前に創設された国民健康保険法（以下、本章において旧国保法）は1958年に全部改正された国民健康保険法

（以下、本章において、新国保法）とは大きく異なる。重要な相違点は次の3つである。

第1に、旧国保法は市町村公営主義ではなく組合主義を採っていた。これは、組合による方が、生活状態や経済力等が大きく異なる地方の実情に応じ適切な事業運営を行えることに加え、相扶共済の精神を活かされるとともに加入者相互の責任感の徹底が図られるからである。組合には、地区内の世帯主を組合員とする「普通国民健康保険組合」と、同一事業または同種の業務に従事する者を組合員として組織される「特別国民健康保険組合」（現行の医師国民健康保険組合や弁護士国民健康保険組合等の淵源である）の2つがあったが、いずれにせよ、国民健康保険の保険者は市町村ではなく組合であった。

第2に、組合設立は任意であり強制されておらず、組合に加入することも原則として任意であった。正確に言えば、地区の組合が設置認可され、組合員資格を有する者の3分の2以上が強制加入に賛成し、全員が加入する必要性がある（例：地方病の撲滅に効果的である）と地方長官が認めたときは、例外的に強制加入とすることができるとされた。ただし、この場合も組合の設立自体が強制されていたわけではない。

第3に、組合には広範な自治・裁量権が与えられていた。例えば、適用除外者等も組合規約により決めることができたばかりでなく、給付率や一部負担金の設定も組合自治に委ねられていた。また、組合には組合債を発行する権能も付与されていた。

要するに、組合の設立は原則的に任意であるとともに、給付や保険料等は基本的に組合規約に委ねるなど自主運営の要素が非常に大きかったのである。ちなみに、健保法は給付内容や保険料負担等に関する実体的な規定から成り立っているのに対し、旧国保法は組織法的な色彩が濃いという法制的な相違があるが、これは以上の理由による。

†国民健康保険制度の独自性と成功要因

健康保険についてはドイツというモデルがあったが、国民健康保険はわが国の独創である(3)。これが成功した要因は大別して3つある
第1は、「ムラ」という強固な共同体の存在である。社会保険は連帯意識がないと成り立たないが、村落では灌漑《かんがい》稲作農業を通じ強固な相互扶助意識がみられた。実際、昭和に入っても、頼母子講《たのもしこう》や無尽講《むじんこう》(掛金を出し合い金融を行う互助的仕組み)が伝承されていた農村地域は数多くあった。また、内務省の全国調査の結果、福岡県宗像《むなかた》郡などには、農民が米を拠出し医師を雇い上げる「定礼《じょうれい》」と呼ばれる仕組みが江戸時代から存在していたことも判明した(井上、1979、49-52頁)。これは住民が米(組合費)を拠出し医師を雇い上げる制度であるが、組合費は応能割・応益割の組み合わせにより徴収されるとともに受診時の一部負担も存在するなど、国民健康保険の仕組みと不思議なほど共通点が多い。さらに、

各地で自然発生的に相互扶助組織が立ち上げられていた。たとえば、千葉県公津《こうづ》村（現在の成田市の一部）では、１９３２年に住職で方面委員（現在の民生委員）でもあった鈴木《すずき》千万《ちま》人《と》らの尽力により、人頭割を基礎として医療費を調達する「宗吾医療組合」（名称は義民《ぎみん》の佐《さ》倉惣五《くらそうご》郎《ろう》、通称宗吾《そうご》にちなむ）が創設された（千葉県国民健康保険団体連合会、１９８８、37-38頁。全国国民健康保険団体中央会、１９５８、１３５頁）。要は、国民健康保険はわが国の農村の社会実態に適合していたのである。

第２は、国民健康保険の実務の基盤となる制度の存在である。地域保険である国民健康保険では「住所」（生活の本拠）を基にして被保険者管理を行うよりほかない。わが国では、１８７２年に整備された戸籍制度を基に住所の管理が可能であっただけでなく、戦時体制が強まるにつれ、物資の配給等の必要上、全国の市町村で（特段の法律の根拠を有するものではないが）世帯台帳が作製され行政事務処理に利用されていた（島崎、１９９５、89頁）。また、保険料の賦課に当たって応能負担を導入しないと保険運営は難しいが、市町村税の戸数割（一種の住民税）を基に保険料の賦課を行うことができた。ちなみに、戸数割は１９２６年に府県税から市町村税に移管された独立税であり、資力（原則として納税義務者の所得額を基礎とし、そのほか住家面積等をも勘案し算定する）に応じて賦課するものであった。

さらに注目されるのは、健保法の施行後、保険数理の基礎となる傷病統計等の整備が進んだことに加え、内務省社会局には長瀬《ながせ》恒藏《こうぞう》をはじめ統計データを解析する数理技官が存在したことである。[4] 長瀬は国有鉄道共済組合の給付率の異なる組合員と非組合員の医療費の分析を行い、患者負担割合（X）が減ると医療費の割合（Y）が増えることを「発見」し、「$Y=1-1.6X+0.8X^2$」という数式を導出した。いわゆる「長瀬式」であり、（係数は変わっているものの）今日なお医療費推計等に当たって使用されている。ちなみに、長瀬は主著の中で、この式の解説を行った後、「国民の医療を無料とすることは濫療に陥り種々の弊害を伴うものであると思われる」と述べ、その悪しき実例をいくつか紹介している（長瀬1935、150－152頁）。

第3は、産業組合による農村医療活動が展開されていたことである。産業組合は1900年に制定された産業組合法により、信用、販売、購買、利用の目的をもって設立された協同組合であり、今日の農業協同組合の前身に当たる。産業組合は1919年に島根県青原村で医療事業を行ったのを嚆矢《こうし》として、医療利用組合を設立する運動を開始し、医療過疎地の東北地方等を中心に発展を遂げていた。医療利用組合の診療費は開業医に比べ低廉であったうえ、広域医療利用組合の中には総合病院を設けるところも現れた。このため、産業組合と医師会は不倶《ふぐ》戴天《たいてん》の敵であり、医師会薬価規程に違反したことを理由に医師会が産業組合に対して行った懲戒処分の効力をめぐって大審院まで争われた事案もある（八王子事件。産業組合勝訴。全国厚生農業協同組合連合会、1968、188-192頁)。旧国保法は要綱案の公表から成立まで約4年の歳月を要したが、その最大の理由は、医療利用組合に国民健康保険の代行を認めるか否かをめぐり医師会と産業組合の間で大論争が巻き起こったからである。結局、この問題は両者の顔を立て、旧国保法において代行規定を設けたうえで、原則として一町村の区域を単位とする等の条件を満たすものに限るなど例外的に認めるという折衷案で決着したが、これは折衷案を用意しなければ収拾がつかないくらい医療利用組合が大きな勢力となっていたことを意味する。ちなみに、1944年度末の時点においても、医療利用組合による代行組合は国民健康保険組合の約4分の1を占めていた(全国国民健康保険団体中央会、1958、253-256頁)。

†国民健康保険の普及

旧国保法は難産の末成立したが、その後は、戦時体制下の「健兵健民対策」に呼応し全国的な普及体制が採られ順調に発展した。そして、1942年には、①任意設立主義が採られていた普通国保組合について地方長官が必要と認めた場合は強制設立させ得ること、②強制設立の組合が成立したときは組合員の資格を有する者はすべて組合員となること等を内容とする改正が行われた。こうした改正の影響もあり、1943年頃には、町村部で

コラム③　農村医療運動拾遺

農村医療運動に関する拾遺を3つ挙げる。

第1は、医療利用組合と大学医局の関係である。医療利用組合は、大学の医局から最新の医学を学んだ若手医師が派遣されることが多く、その診療のレベルは低くなかった。医師会と敵対していた医療利用組合に医師を派遣するのは奇妙に思われるが、これは、蓮池公咲《はすいけこうさく》（後に秋田県知事）をはじめ、産業組合の監督官庁である農林省の革新官僚が大学医局に働きかけを行った功績が大きい。

第2は、戦中・戦後の農業団体の活動実態である。戦時体制強化の一環として、1943年に農業団体を統合し農業会が設立された。これに伴い医療利用組合の医療機関の多くは農業会に移管され、さらに1947年の農業協同組合法の成立により厚生農業協同組合連合会（厚生連）に承継された。農業会の活動期間は短いが、地域医療の確保に貢献した。たとえば、神奈川県には医療利用組合の病院は皆無であったが、県北の無医地域に20床の農業会相模原病院（現在の厚生連相模原協同病院）が開設された。終戦2週間前の1945年8月1日のことである。私事になるが、私の祖父（島崎丈之助）は農協活動に尽力し同病院の立ち上げや運営に関わった。今日、同病院が約400床を擁する神奈川県北西の基幹的病院として発展を遂げていることは感慨深いものがある。

第3は、医療利用組合は東北地方を中心に普及したが、今日では秋田県を除き厚生連の医療機関がほとんどみられない理由である。農業会は戦後のインフレ等の影響により多額の負債を抱えたところが少なくない。農業会から厚生連の移管に当たって、一部の県では、この農業会時代の負債を組合病院の資産評価に「負いかぶせる」（資産の時価評価を過大に見積もる）ことにより清算したため、厚生連移行後、病院経営が苦境に立たされた。こうした事情もあって、岩手県では1950年11月に組合病院は県に移管され、青森県では1958年10月に市町村に譲渡された。秋田県は長野県等と並び厚生連の病院が多いのに対し、岩手県は県立病院、青森県は市町村立病院が多いのは、以上のような理由がある。

（参考文献）全国厚生農業協同組合連合会（1968）207－208頁、436－442頁。神奈川県厚生農業組合連合会相模原病院（2015）。

は約98％、全体でみても約95％の市町村に普通国保組合が設立された（全国国民健康保険団体中央会、1958、222・298頁）。これは、第二次世界大戦後の国民皆保険の達成との対比で「第一次皆保険の完遂」と称されることがある。

ただし、決して皆保険の実質が備わっていたわけではない。多くの組合では健康保険に比べ給付内容ははるかに見劣りしていたうえ、戦時体制強化に伴う軍医供出等の影響もあって医療よりも保健活動が中心であった。また、数合わせのために「市町村長ひとりの手で一夜づけの組合が作られた」（国民健康保険協会、1948、42頁）ものがあったほか、役所から指定を受け設立されたケースが増えた。一例だけ挙げれば、1943年9月に設立認可を受けた広島の田森村（現在の庄原市の一部）の組合設立経過報告には、「昭和18年3月16日広島市に於いての国民健康保険組合設立打合会に於いて広島県より指示あり。昭和18年度に於いて本村は之が設立の指定を受く」（東城町、1993、565頁）と記されており、広島県から割り当てられて組合設立に至った経緯がみてとれる。

いずれにせよ、「第一次皆保険の完遂」というのは過大評価であるが、曲がりなりにも戦前に国民健康保険が全国展開した経験と実績は、戦後の国民皆保険の礎として大きな意義を有する。

†厚生省の創設とその意義

国民健康保険法は1938年3月に成立した（公布は4月1日）が、同年の1月に厚生省が誕生した。このため、同法は厚生省の下で成立・公布された最初の法律である。厚生省は2つの異なる構想が結びついたものである。1つは、徴兵検査の結果などから、国民の体力の低下や結核の蔓延を憂慮した陸軍省が主張した衛生省設置構想であった。その中心人物は軍医の小泉親彦《こいずみちかひこ》（陸軍省医務局長。後に厚生大臣）であった。もう1つは、社会問題や労働問題への対策を強力に進めるため、内務省社会局を独立させ社会省を設けるという構想であった。1937年6月に成立した第一次近衛内閣は、この2つの構想を一本化した「保健社会省」の設置を閣議決定した。この名称をめぐっては枢密院《すうみついん》から、社会という言葉は社会主義を連想させるので不適当である、保健は保険と紛らわしいといった意見が出され、中国の書経左伝の「正徳利用厚生」（徳を正し用を利し生を厚くする）中の語句をとり厚生省という名称となった。

厚生省が創設された意義は大別して2つある。1つは、社会保険に関する事務が一元化されたことである。厚生省の設置に当たっては、外局として保険院が設けられた。これは内務省および逓信省に分属していた保険行政に関する事務を統一的に処理するために設置されたものであり、内務省からは社会局に属していた社会保険に関する一切の事務を継承した。また、逓信省からは船員保険に関する調査立案の事務等を引き継いだ。外局としての保険院は、1942年11月に行政事務簡素化の観点から厚生省に保険局が設置された際に廃止されたが、1939年の職員健康保険法の制定および船員保険法の制定、1941年の労働者年金保険法の制定など社会保険制度の基礎の形成に貢献した。

もう1つの意義は、社会保険と衛生行政が同一の省庁の所掌とされたことである。医療制度は医療サービスのデリバリーと費用のファイナンスから成るが、両者を統合した制度とすることは容易ではない。また、官庁組織の縄張り意識は強い。実際、内務省の内部でも農村医療の救済方策をめぐり社会局と衛生局の対立があったことは既述した。さらに言えば、厚生省設置後も、医療保険行政を司る部局（保険局）と衛生行政を司る部局（衛生局、現在の医政局および健康・生活衛生局に相当）の関係は決して良好であったわけではない。とはいえ、同一の省である以上、対立があっても最終的には大臣の決定により収束される。その意味では、成立まで紆余曲折があったものの、保険院（1942年以降は保険局）と衛生局が厚生省という同一の省に置かれたことの意義は大きい。

3　医療の実施組織と診療報酬の支払方法

†団体自由選択主義と総額請負方式

医療保険制度の実施に当たっては、実施組織（医療サービスの実施を誰にいかなる方法で行わせるか）および診療報酬の支払方式（診療報酬を保険医療機関にどのような方法で支払うか）の２つが大きな問題となる。

実施組織については、健保法の施行に当たって団体自由選択主義を採用した。これは、保険者が個別に保険医を指定するのではなく、日本医師会の会員である医師で保険医になることを希望する者にはそれを認め、被保険者はその保険医の中から自由に選択し診療を受けることができるという方式である。団体自由選択主義の採用は、フリーアクセスの基礎が健保法施行当初から築かれていたという意味で重要である。被保険者（患者）が医師を選べることとした理由について、立案者は「傷病の治癒は医師に対する信頼其の他の精神作用により影響せらるることが多いからである」と述べている（熊谷、1926、306頁）。しかし実際は、日本医師会が健保法の実施に当たり団体自由選択主義の採用を強く要望しており、健康保険制度を円滑に実施するには医師会の協力が不可欠であるため、その意向を尊重したという理由が大きかったと考えられる。

診療報酬の支払方式は、健保組合の場合は統一的ではなく、人頭手当式（総額請負に近い方式）や定額式（点数単価に点数を乗じる方式）など区々《くく》であったが、政管健保ではドイツにならって総額請負方式が採用された。これは、政管健保の保険者たる政府（内務省社会局長官）と日本医師会長との間で包括的な請負契約を締結し、1人当たり単価に被保険者の頭数を乗じた額を政府が日本医師会に一括して支払い、日本医師会が道府県医師会を通じて各医師に支払うという方式である。医師会の各医師（保険医）への配分方法は、①日本医師会が規定した点数表に基づき毎月各保険から請求書を出させ、②これを医師会が審査し支払確定総点数を決定し、③当月分の政府からの配分額をこの支払確定総点数で除すことにより1点単価を算定し、④保険医ごとの当月分の稼動点数（出来高）に応じて按分するというものであった。要するに、保険者と医師会との関係に着目すれば人頭割による団体請負契約であり、医師会と各医師（保険医）との関係に着目すれば稼動点数に応じた配分が行われていることになる。

政府と医師会の間の交渉は毎年度行われたが、政府が支払う金額の基礎となる1人当たり単価の設定をめぐり交渉は難航を極めた。また、交渉の結果について医師会や保険医から単価が抑えられたとして不平・不満が募る一方、保険者や被保険者側からは粗診粗療の批判が高まった。さらに、この方式は医師会の中でも紛議が絶えなかった。被保険者の罹患率や各保険医の稼動点数の相違により道府県ごとに大きな差異が生じただけでなく、同一道府県でも月ごとに1点単価に差異が生じたためである。総額請負方式は1942年度末をもって廃止されるが、その理由の1つには、医師の間でこの方式は不評であり、全国の医師の約半数しか保険医にならなかったことがある。

†医療制度改善方策と国民医療法

国民健康保険法の審議の過程で、医療の地域偏在の是正は医療保険制度だけでは限界があり、医事・薬事の制度も根本的に見直すべきだという意見が出された。これを受け1938年に医薬制度調査会が設けられ、同調査会が1940年に答申したのが「医療制度改善方策」である。この調査会の名称には「薬」という文字が入っており、医師会関係者は医薬分業か何かについて議論するものと高をくくっていたふしがある。しかし、同調査会の事務方を務めた林信夫《はやしのぶお》(厚生省衛生局長。後に宮城県知事)および後任の加藤於兎丸や野間《のま》正秋《まさあき》(同医務課長)は、自由開業医制の是非や医師会の組成等に踏み込むことを躊躇《ちゅうちょ》しなかった。

実際、医療制度改善方策は、①医療過密地における医療機関の開業制限（病院のみならず診療所や産院を含む開設規制）、②医師の勤務指定制度の創設（コラム④参照）、③無医地域における公営医療機関の設置、④学位広告の禁止（医学博士号は医師の技量と直接関係ないが、国民は混同しがちなので学位を広告に用いることを禁止）、⑤専門科名を標榜する場合の国家検定制度の創設（一種の専門医制度の導入）、⑥医師会の官製化（医師会の強制設立、医師全員の強制加入、医師会長は内閣任命とし行政監督強化）など、日本の医療政策史上最も国家統制色が濃い内容となっている。なお、①に関し付言すると、それまでの診療所取締規則では病院はあくまで診療所の一形態という位置づけであったが、社会通念に合わせ、法制上も病院と診療所を区分することとされ、国民医療法21条において「病院、診療所又は産院を開設せんとする者は（中略）許可を受くべし」と書き分けられた。ちなみに、病院と診療所は病床数10床で区分された。10床が20床に引き上げられたのは戦後の1948年の医療法の制定による。

医療制度改善方策は医師会等の猛烈な反発を招いたが、戦時体制の下で医療の統制強化は国是《こくぜ》とされ、その内容はほぼすべて1942年に制定された国民医療法に盛り込まれた。同法には、医療制度改善方策の内容以外に当時の小泉親彦厚生大臣の肝煎りで日本医療団に関する規定が設けられた。日本医療団は政府出資の法人であり、私立病院も含め医療機

コラム④　医師の勤務指定制度

勤務指定制度とは、医師免許を受けて1年以内の新人に2年間以内に限り、どこの医療機関に勤務せよと厚生大臣が勤務指定を命じ得る制度であり、国民医療法に盛り込まれた（22条）。なお、勤務指定制は、医師および歯科医師のほか、保健婦、助産婦および看護婦も適用対象とされた。

勤務指定制度の運用実態はよくわからないが、実際に適用された例はほとんどなかったと思われる。その理由の1つは、国会総動員法に基づく「医療関係者徴用令」が1941年12月に公布されており、戦局の悪化に伴い、免許取得直後の医師もこの「徴用令」に基づき戦地徴用された例が少なくなかったことである。もう1つの理由は、医療界の強い反対もあったため、厚生省がこの制度の適用に慎重な姿勢を示していたことである。実際、国民医療法の解説書には、勤務指定制は「何か徴用に似たような感じを与え、将来医療界で活躍すべき新人若人たちが、なお一抹の不安をもつことも考えられるので、具体的な場合について一問一答によって当局の意向をハッキリさせたいと思う」と記されている（厚生研究所、1942、136頁）。そして、解説書では8つの問答を掲げている。次の問答（138頁）は、その1つである。

（問）勤務指定制度を設けたために将来医師志望者が減少するおそれがないか。

（答）勤務指定制度はたびたび申すように医師の適正な配置をするために、必要な場合に発令する途《みち》をひらいたもので、全医師に必ず指定するとか、無医村に配置する目的で設けたものではない。これを実施する結果は現在の医学校卒業者の就職斡旋《あっせん》方法の不合理をも是正できるし、また勤務指定を受けた者は将来安心して政府から就職の斡旋もしてもらえるほかに、総合病院等で診療の修練をする機会もあたえられるのであるから、この制度の趣旨がよく了解されたならば、医師志望の減少などという現象は起こらないと思っている。

わが国で医師の勤務指定制度が法律上設けられていたことは興味深いが、画一的な運用が意図されていなかったことに留意すべきである。

（参考文献）野間（1940）134－138頁。

関を日本医療団に極力統合し体系的整備を図ることが計画された。より具体的に言えば、医療機関を一般体系と特別体系（結核療養所）に分け、一般体系については、①東京・大阪に中央総合病院（2カ所、各500床）、②47カ所の道府県総合病院（道府県庁所在地、各150床）、③588カ所の地方総合病院（道府県内枢要地、各50床）、④無医町村等に地方診療所および地方出張診療所を設ける計画が打ち出された。しかし、この計画は医師会や産業組合が強く反対したことに加え戦局が悪化するなかで、十分な成果を上げられず、医療団自体も戦後、GHQの占領下で制定された「医師会、歯科医師会及び日本医療団の解散等に関する法律」により1947年11月に解散した。

†実施組織および診療報酬支払方式の改正

1942年に健保法と職員健康保険法が統合されたことは既述したが、その際、保険医および診療報酬に関する重要な改正が盛り込まれた。すなわち、それまでは政管健保の場合、政府と医師会の契約に基づき希望する医師だけが保険診療を担当していたが、この法律改正により保険医の強制指定制が導入され、地方長官が一方的に医師を指定し医師は正当な理由がない限り拒否できないこととされた。また、診療報酬の支払いも、1943年度からは、厚生大臣が定めた点数単価表により医師会を経由せずに保険者から保険医に支払う方式（点数単価方式）に変更された。つまり、保険医の指定、指導監督、診療報酬など保険医療に関する主導権が医師会から国（政府）に移されたことになる。そして同年には、保険医が療養の給付を担当する際に遵守すべき診療方針も「健康保険保険医療養担当規程」として告示されたが、これは1957年に制定された「保険医療機関及び保険医療養担当規則」の前身である。さらに、1944年には適正な診療報酬を審議する機関として「社会保険診療報酬算定協議会」が厚生省に設置された。これは1950年に発足した「中央社会保険医療協議会」の原型である。

要するに、戦前に被用者保険と国民健康保険の二本建ての基盤が形成されているだけでなく、医療保険の実施組織についても終戦前の数年の間に現行制度の基礎が築かれたのである。

第5章　確立・拡充期

1　医療保険制度の再建

†健康保険の再建と社会保険診療報酬支払基金の創設

終戦後、未曾有のインフレ等により医療保険制度は崩壊の危機に瀕した。戦災による工場等の消失や軍需生産の停止等によって大量の失業が生じ、健康保険の適用事業所や被保険者数は激減した。また、インフレが進むなかで、医師や医療機関は報酬が見合わない保険診療を忌避する傾向が強まった。このため、厚生省は診療報酬の相次ぐ引き上げを余儀なくされた。また、保険診療の請求事務が煩瑣であったことに加え、診療報酬の支払いが「早くて6カ月、長いものは1カ年を超える」ことも保険医の不満を募らせた（友納、19

85、57頁)。これには次のような事情がある。
保険診療の審査支払は医師会・歯科医師会に委嘱し実施されていたが、GHQの指令により両団体は1947年11月に解散した。このため審査支払事務は、政管健保は社会保険協会、健保組合は健康保険組合連合会、国民健康保険は国民健康保険団体連合会(以下、国保連合会)が行うこととされた。しかし、これらの団体は審査支払に不慣れであり、その結果、診療報酬の支払いは大幅な遅延を招いた。このような事態を踏まえ、診療報酬の請求事務の簡素化と支払いの迅速化を図ることを目的として、1948年に新設されたのが社会保険診療報酬支払基金(以下、支払基金)である。ちなみに、この組織の名称が「審査支払基金」ではなく「支払基金」であるのは、診療報酬の支払いの円滑化が主眼であったからである。また、国民健康保険の診療報酬の審査支払は支払基金ではなく国保連合会が行うこととされたが、これは、その当時、国民健康保険の診療報酬の支払遅延は健康保険以上にひどく、それまで抱え込むと支払基金の円滑な発足・運営に支障が生じるとの判断が働いたからである(社会保険診療報酬支払基金、1958、340頁)。

保険診療に対する信頼確保の取組みが奏功したこともあって保険診療の利用が急増したが、その反面、診療報酬支払額の増加によって健康保険の財政状況は悪化した。このため、政府や健保組合は保険料率の引き上げなど増収対策に追われることになった。しかし、1

950年に始まった朝鮮戦争の特需景気を機に健康保険の財政は好転し、1953年には、健康保険の適用業種の拡大、給付期間の延長（2年から3年へ）等を内容とする健保法改正が行われた。

†労働災害補償保険法と健康保険法の関係

健保法の創設に当たって業務上の傷病も保険給付の対象としたが、新憲法の下で、1947年に労働基準法および労働災害補償保険法（以下、労災保険法）が制定された。これに伴い同年に健保法の改正が行われ、業務上の傷病に関する給付は労災保険法で行うこととされた。理論上は健保法の事業主負担の割合を見直すべきであるが、GHQは労働者（被用者）の負担割合を引き上げる結果になることは好ましくないと考えていたため、労使折半の規定はそのままとされた。

業務上傷病の分離のほか、1947年の健保法の改正で注目されるのは、一定の報酬を超える職員も強制適用の対象とされたことである。ドイツでは一定以上の賃金を得ている被用者は強制加入の適用外であり、わが国でも健保法の制定時は高収入の者は強制適用の対象から除外された。しかし、1947年の健保法改正に当たって、こうした高収入の者も強制適用の対象とするよう改められた(1)。この改正の意義は、高収入職員を対象とする民間医療保険の創設を防ぎ、国民皆保険実現の攪乱要因の芽を摘み取ったことにある。その意味では、この改正以上に重要なのは、法人の代表者（会社の取締役等）の健保法上の取扱いに関し労災保険法とは異なる解釈が採られたことである。

労災保険法は労働基準法上の使用者の労働災害補償義務を保険で分散するために設けられた法律であり、労働基準法上の使用者である法人の代表者は労災保険法上の労働者に該当しない。問題は法人の代表者が健保法の「使用される者」に該当するか否かである。この点につき、厚生省保険局から「健康保険法の適用については、法人から労務の対償として報酬を受けている者は、その法人に使用されるものとして被保険者の資格を取得することになる」（昭和24年7月28日保発74号）という解釈通知が発出された。簡単に言えば、法人の代表者は労災保険法の対象にはならないが、健保法の適用対象にはなるということである。歴史に〝もし〟はないが、仮に当時の厚生省がこのような解釈を採らなかったならば、法人の代表者らを対象とする民間医療保険の新商品の開発が行われた可能性がある。これは筆者の勝手な思い込みではない。伊部英男《いべひでお》（新国保法案国会提出時の厚生省保険局国民健康保険課長。後に社会保険庁長官）も、「もし、重役や高所得者が健康保険の対象とならなければ、私保険の対象となったであろうから、私保険グループが国民皆保険の有力な反対者となった可能性がある」と述べている（伊部・早川、1992、104頁）。

いずれにせよ、この解釈通知の発出は、国民皆保険の実現の攪乱要因を未然に除去したという意味で、先人の〝目立たぬファインプレイ〟と評されるべきである。

†国民健康保険の再建

国民健康保険も敗戦によって壊滅的な状態に陥った。インフレによる生活難から保険料の滞納が相次ぎ、保険事業を休止する組合が続出した。このため、国民健康保険の再建が大きな課題となり、1948年に国民健康保険法の改正が行われた。その要点は次の2つである。

第1は、国民健康保険の保険者が組合ではなく市町村に改められたことである。いわゆる市町村公営主義の採用であるが、その理由は、①自治体が国民健康保険事業に直接関わることにより国民健康保険の公共的性格を強化できること、②市町村であれば（組合ではできない）保険料の滞納処分を行うことができるため、国民健康保険の財政問題の緩和が期待できることにあった。

第2は、市町村が条例を定め国民健康保険事業を実施する場合は、原則として住民は強制加入の対象とされたことである。つまり、各市町村が国民健康保険事業を実施するか否かは任意であるが、市町村がいったん実施すると決めたならば、住民はそれに加入することが強制されるということである。これは国民皆保険の素地を作ったという意味で大きな意義を有する。

国民健康保険の再建方策としてもう1つ重要なのは、国庫補助の導入・拡大である。具体的には、1953年に国民健康保険の給付費の2割相当分に対し国庫補助が行われることとなった。これは財政基盤が脆弱な市町村（保険者）に対し奨励的に補助するものであったが、国民健康保険の給付費に対し国の補助が行われるようになったことは画期的であった。そして2年後の1955年には国民健康保険法が改正され、国民健康保険事業を行うすべての市町村に対し国は給付費の2割を補助しなければならないことが法定された。これは財政力が豊かな都市部の市町村に対しても国庫補助が行われることを意味し、農村部に比べ立ち遅れ気味であった都市部の国民健康保険事業の推進に寄与した。

なお、結核対策に多額の公費（特に国費）が投入されたことについても触れておこう。1954年の国民医療費のうち結核は約3割を占める国民病であり、市町村が国民健康保険を運営する際に大きな負担となっていた。このため、結核の医療費を誰がどのように負担するのかは、国民皆保険を実現する際の大きな課題の1つであったが、国民皆保険が実現した1961年10月に結核予防法の大改正が行われた。これは、①命令入所措置の医療費は全額公費負担とし国庫補助率を5割から8割に引き上げること、②結核医療費については公費負担医療を社会保険各法の給付に優先させること、③結核患者登録制度の整備および精密検査を実施すること等を内容とするものである。この結核予防法の大改正は、公費の大幅拡充により国民健康保険の負担軽減を図るとともに、結核の画期的な新薬の普及と相まって結核患者を激減させ国民皆保険の定着に寄与した。

†国民健康保険に対するGHQの態度と国民皆保険との関係

GHQは国民健康保険には多大な関心を示した。米国に存在しない公的医療保険しかも地域を単位とする保険が日本に存在することに驚いたからであり、国民健康保険の再建の後押しをした。1947年6月14日、GHQは定例新聞会議において声明を発表しているが、その中で、国民健康保険に対する中央政府の補助金を大幅に増額すること等を通じて、「国民健康保険が、再生し且つ強力なものとなるのを見たいと思う」とまで述べている。また、GHQは国民健康保険の市町村公営主義への移行にも積極的に賛成した。ただし、GHQが国民皆保険の路線を敷いたとする見方があるが、これは適当ではない。市町村公営主義の採用は市町村に事業の実施を強制したわけではなく、また、市町村が国民健康保険事業を行う場合であっても、GHQは「民主主義の原則からして、強制加入に難色を示した」（全国国民健康保険団体中央会、1958、296頁）からである。GHQは強制加入とするならば住民投票とすべきという主張であったが、厚生省が議会による条例制定も同様の意味をもつと説得し、どうにか1948年の法改正に漕ぎ着けたという経緯がある。

2 国民皆保険の構想と実現

†国民皆保険構想の背景

憲法は25条で生存権を規定するとともに国の社会保障推進の責務を規定した。その影響もあって、戦後間もない時期から各種審議会等は社会保障に関する様々な勧告や提言を行った。たとえば、ワンデル博士を代表とする米国調査団の勧告を踏まえ、1948年に社会保障制度審議会が創設され、同審議会は1950年に公表した「社会保障制度に関する勧告」の中で既に国民皆保険について触れている。しかし、その当時、厚生省は健康保険や国民健康保険の再建で四苦八苦しており、それどころではなかった。国民皆保険が急速に政治課題に浮上するのは1955年頃からである。これには次のような背景がある。

第1は、日本経済が急速な復興を遂げながら、一方で傷病による貧困が大きな社会問題となっていたことである。戦後間もない時期は国民全員が「喰《く》うや喰わず」の状態にあった。このため、国は生活保護などの救貧対策に忙殺されたが、その後、日本経済は急速な復興を遂げ、「もはや戦後ではない」(『昭和31年度版経済白書』42頁)時代を迎えた。しかし、これに対し、同年度に発刊された厚生白書は、「果して戦後は終わったか」(『昭和31年度版厚生白書』11頁)と強く反発した。多くの国民の生活は貧しく、特に傷病に起因する貧困が社会問題化していたからである。実際、この厚生白書が出された当時の推計によれば、2871万人(総人口の31・9%)にのぼる国民が保険未適用状態に置かれ(170頁)、1956年に公表された社会保障制度審議会の医療勧告が言うように、「このような機会不均等は、社会正義の立場からも、到底見逃しがたい」状況にあった。

第2は、政治が戦後復興の明るいシンボルを求めていたことである。1952年にサンフランシスコ条約が発効し、日本は独立国としての主権を回復した。しかし、国家安全保障や憲法改正問題をめぐり保守陣営と革新陣営の対立が激化した。こうしたなかで1955年10月、社会党は分裂していた左派・右派の統一を実現した。保守陣営でも財界の強い要望を受け、日本民主党と自由党が合流し自由民主党が結成された。いわゆる55年体制の始まりである。自由民主党は政権与党として、「国民に何か明るい展望を与えることを求めていた。皆保険はそのアイテム」であった(医療経済研究機構、2011、21頁)。

要するに、経済復興と貧困がクロスする時代背景の下で国民皆保険が政治プロセスに上ったのである。

†二本建ての体系の維持と新しい国民健康保険法の内容

1956年1月、鳩山（一郎）首相は施政方針演説で、「全国民を包含する総合的な医療保障を達成することを目標に計画を進める」ことを打ち出した。これを受け、厚生省は国民皆保険の検討を開始した。その制度設計に当たって、厚生省は被用者保険と国民健康保険の二本建ての体系を維持した。国民皆保険という旗印を掲げるのであれば、保険制度を一本化するという議論が生じても不思議ではない。しかし、短期間で国民皆保険という難題を仕上げるためには、そのような時間的余裕はなく、既存の制度の枠組みを前提としたうえで国民全員を加入させる方策を検討することとされた。そして、1957年3月、①市町村の固有事務であった国民健康保険事業を国の団体委任事務と位置づけ、すべての市町村が国民健康保険を1961年4月までに実施すること、②国民は被用者保険の加入者でない限り住所地の市町村の国民健康保険に強制加入すること、③国民健康保険に対する国の責務を明確化するため、療養の給付費に対する国の補助金を負担金に改めること、④国民健康保険の給付の範囲を基本的に健康保険と同一にするとともに給付率を最低でも5

割とすること、などを内容とする法案を国会に提出した。

この法案は国民健康保険の全部改正という形式をとっているが、実質的には新法と称すべきものであり、1958年12月に可決成立した。2年余という短期間で果たして全市町村が実施に漕ぎ着けられるか危惧されたが、1961年4月、奄美大島の無医村の1町5村を除きすべての市町村が国民健康保険事業を実施した。国民皆保険という偉業の実現である。

†国民皆保険に対する団体の反応

医療制度の改正は関係者の利害が対立し難航するのが通例である。しかし、国民皆保険は大事業でありながら、関係者の反対がほとんどみられない。国民健康保険の法案が国会に提出された当時、与野党の対立は激しかったが、国民皆保険については野党も賛成した。

実は、厚生省は当初は消極的であった。その理由としては、国民健康保険事業のてこ入れをしても都市部では十分普及が進まず国民皆保険など実現できるはずはないと考えていたこと、健康保険の財政赤字対策など優先すべき課題を抱えていたことが挙げられる。実際、厚生省は1957年の通常国会に新国保法案を提出することを見送った。これに対し市長会・町村会やマスコミは猛反発した。とりわけ市町村長や政治家の中には「国保マニア」と称される熱狂的な支持者がいた。山本正淑《やまもとまさよし》（1949年から53年まで国民健康保険課長。後に厚生事務次官）は、「東京へ集まれというと、全国から2、30人集まりましたね……そして泊まり込みで政治運動をするんですよ」と述懐している（山本・下村、2002、35頁）。彼らは「国民健康保険刷新連盟」を結成し、国民皆保険の早期実現等を求める活動を繰り広げた。

そして、1957年4月に厚生省は国民皆保険推進本部を設置し、これ以降は国民皆保険の実現に邁進した。経済界も国民皆保険を支持した。日本医師会は反対したが、強硬な反対ではなく条件闘争の色彩が強かった。これには次のような事情がある。

わが国は戦時中、医師を大量に養成するため、医学部に臨時医学専門部を付置するとともに各地に医学専門学校を設けた。いわゆる「臨時医専」であり、その卒業生は1951年の閉校まで9期にわたり9300人にのぼった（橋本、2008、122頁）。彼らは国民皆保険の議論が本格化する1950年代半ばに働き盛りを迎えた。それに加え戦時中に戦地に徴用した医師が復員したこともあって、1950年代半ば頃には人口当たりの医師数は欧米諸国に比べ遜色のない数に達しており、当時の医療水準を考えると医師はむしろ過剰気味であった。このため、日本医師会としては、国民皆保険を機に官僚統制が強まることに対する警戒心を抱きつつも、開業医とりわけ中高年層の開業医の経営悪化を懸念し医

療費を取りはぐれるおそれのない国民皆保険を受け入れたものと考えられる。(2)

3 国民皆保険後の保険給付および医療提供体制の拡充

†給付改善および老人医療費無料化

1961年の国民皆保険の実現は医療保険史上最も画期的であると評してよい。ただし、この時点では国民皆保険の実質が完全に具備されたとは言えない。なぜなら、国民が必要とする医療がすべて保険給付されていたわけではなく制限診療が行われていたからである。たとえば、主要な疾病について治療指針が決められていたほか、抗生物質の新薬は高価なので自由には使えず、まず合成抗菌剤のサルファ剤、次にペニシリン、それでも効果がない場合にはじめて使用できるなど、治療方法の順番まで決められていた。こうした制限診療は1960年代前半に撤廃された。また、同一疾病であれば3年という療養給付期間の制限が設けられていたが、1963年にこの制限は撤廃された。さらに、国民健康保険の給付率について、1961年10月に世帯主の結核等の場合に5割から7割に引き上げられたのを皮切りに段階的に引上げが図られ、1968年1月、世帯主と世帯員の区別や疾病

図5－1　国民皆保険の達成・成熟過程
（1961年前・1961年・1973年の比較）

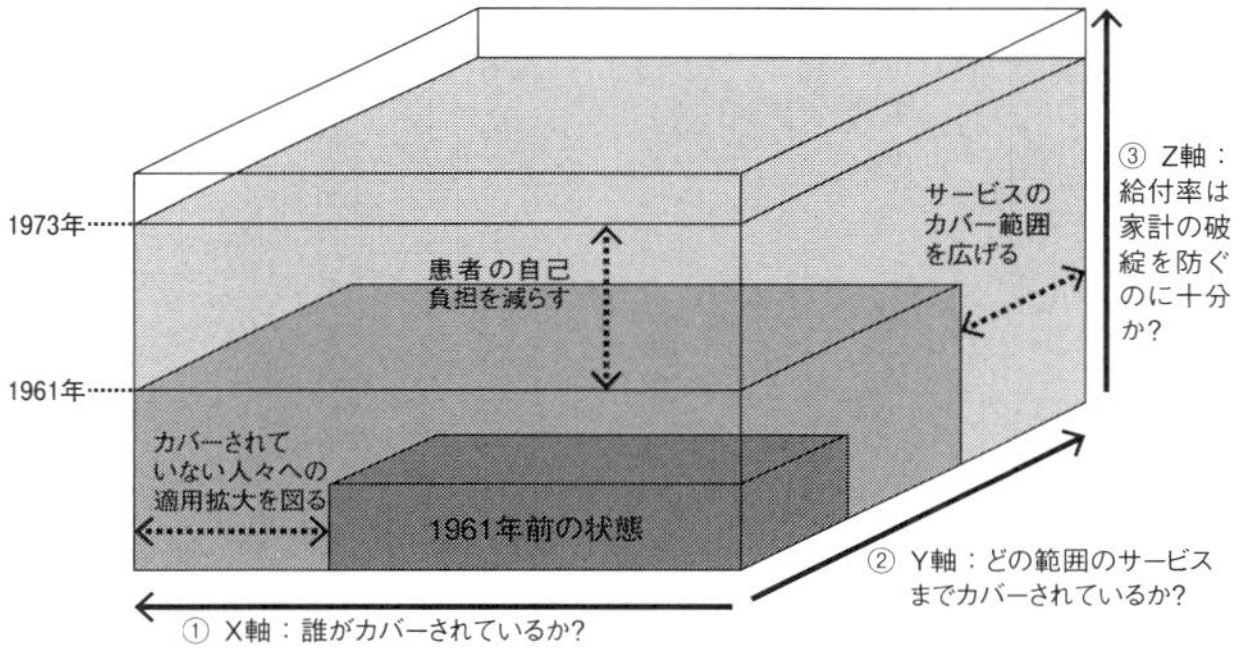

（出典）筆者作成。立方体の図のコンセプトはWHO「The World Health Report 2010」による。

の種類にかかわらず7割給付が実現された。そして、被用者保険の被扶養者の給付率も1973年10月に5割から7割に引き上げられるとともに、高額療養費制度が法定化（国民健康保険での実施は1975年10月）された。

図5－1は、UHCの概念図に日本の医療保険制度の発展過程を当てはめたものである。この図で、X軸は国民のカバー率、Y軸は給付範囲の広さ、Z軸は保険の給付率を表している。この図を用いて強調したいことが2つある。

第1は、1961年はそれ以前に比べ、X軸、Y軸、Z軸いずれも伸びていることである。旧国保法の時代は、被用者保険に比べて国民健康保険の給付内容や給付率が見劣りしていたため、国民健康保険の被保険者（患者）

は医療機関から忌避される事態さえ生じていた。新国保法により1961年に国民皆保険が実現した意義は、単にすべての国民を保険でカバーしたことだけにあるのではない。国民健康保険の保険給付の内容を被用者保険に揃えるとともに、給付率について最低でも5割とするよう法律で定めたことも非常に大きな意義がある。

第2は、1973年では1961年に比べ、Y軸およびZ軸が延伸していることである。Y軸の奥行が広がっているのは、制限診療の撤廃や給付期間制限の撤廃が行われたからである。また、Z軸の高さが増しているのは、国保の給付率や被用者保険の被扶養者の給付率が5割から7割に引き上げられるとともに高額療養費制度が設けられたことによる。いずれにせよ、ここで確認しておきたいことは、わが国の国民皆保険は1961年で完了したのではなく、その後十年余の成熟期間があったことである。

こうした一連の給付改善や制限診療の撤廃等により医療費は急増したが、それに拍車をかけたのが老人医療費無料化である。これは1960年代半ばに岩手県沢内村の自治体単独事業として始まったものであるが、1970年代に東京都をはじめ全国に広まり、1973年に国の制度として実施された。老人医療費無料化は大蔵省のみならず厚生省内でも反対する声があったが、田中角栄政権の下で政治決断として踏み切られたものである。その背景には、東京や大阪をはじめ革新自治体において、老人医療費無料化を選挙公約に掲

図5-2　平均在院日数の国際比較

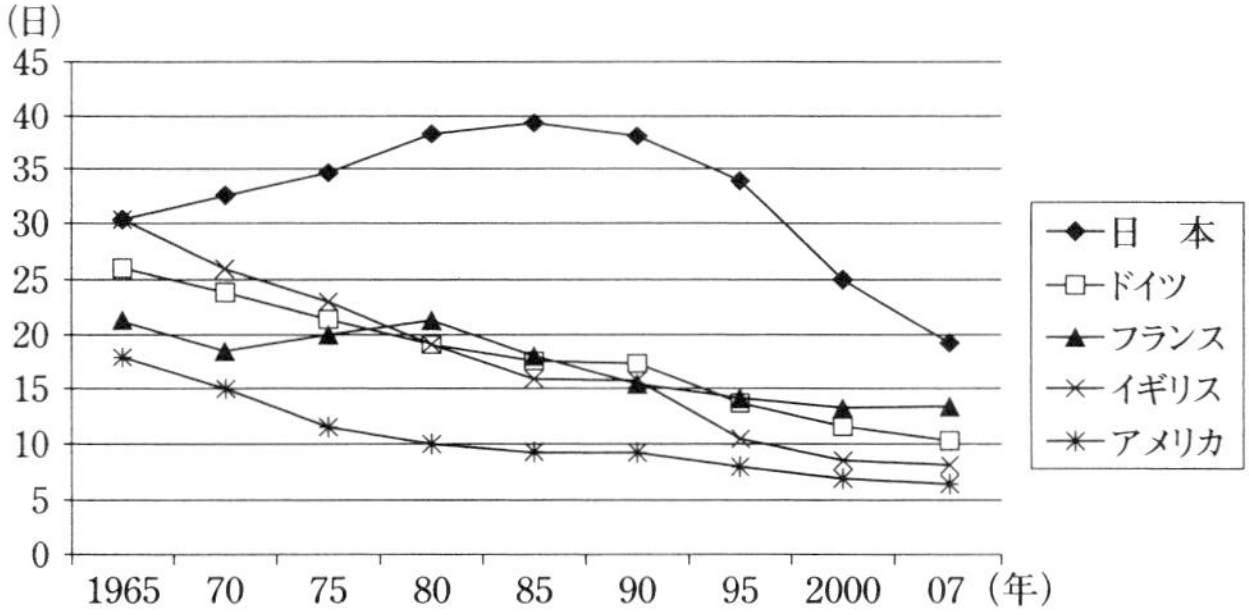

（出典）島崎（2020）101 頁。

げた候補者が勝利していくことに対する自民党の強い危機感があった。

筆者は、先述した給付率の7割への引き上げや高額療養費制度の導入は高く評価するが、老人医療費無料化はわが国の医療保険制度史上最大の失敗であったと考えている。コスト意識を喪失させ過剰診療・受診や社会的入院（医療の必要性は低いが社会的な理由により入院すること）の増大をはじめ数々の弊害を招いたからである。図5-2は、主要国の平均在院日数の推移を比較したものである。他の先進国では、1960年代以降、医療の高度化に対応し、病床の集約化を通じ医療密度を高め在院日数が短縮化したのに対し、日本は1990年頃までこれと対照的な動きを示している。その大きな要因は老人医療費無料化である。

また、甘い政策を打ち出すと元に戻すことがいかに困難かという意味で、老人医療費無料化は「苦い」教訓でもある。老人医療費は2002年に原則定率1割負担となったが、ゼロから定率1割負担に至るまで約30年の歳月と多大な労力を費やした。そして、今日でも後期高齢者の自己負担率は原則1割であり、半世紀以上前の老人医療費無料化の影響がいまだに尾を引いている。

†医療提供体制の拡充と民間中心への方針転換

国民皆保険の実現後、医療提供体制は急速に拡大した。国民皆保険の議論が生じた当時、医師の過剰が懸念されていたことは既述した。けれども、1960年に10・3万人であった医師数は、1980年には15・6万人と20年間でほぼ1・5倍に増加した。その大きな要因の1つは、1973年に採られた「1県1医大構想」である。これは1つの県に医科大学は1つに限るという意味ではなく、「無医大県解消構想」という方が正確であるが、その影響等により、1961年当時は2840人であった医師養成数（医学部入学定員）が1981年には8280人と20年間でほぼ3倍に増えた。また、病床数も急増した。結核病床・精神病床等を除く一般病床（2001年改正までの医療法上の用語は結核等の病床以外という意味で「その他の病床」）は、1960年の30万床から、1970年に60万床、1980年には90万床と10年ごとにほぼ30万床ずつ増加した。

医療提供体制の拡充に関連し注目すべきことは、病院の開設主体に関する国の方針が変わったことである。第1章で述べたように、わが国の医療提供制度は民間セクター中心であることに大きな特徴がある。これは、①1874年に医制が制定された際に自由開業医制が規定されたこと、②1887年に財政緊縮・デフレ対策の一環として府県立医学校に地方税を支弁することを禁じる勅令が出されたこともあって、公立病院に廃止や民間移譲が進んだことによる。ただし、1942年に制定された国民医療法によって日本医療団が創設されてから戦後の1950年代までは、例外的に病院整備の軸足は「民」ではなく「公」に置かれていた。たとえば、医療機関整備中央審議会が1950年2月に公表した答申では、三層構造（各県に1つの中央病院、2〜3の保健所地区に地方病院、その下に地区病院を設置する）の体系的な病院整備を行うことが盛り込まれている。そして、この病院網の中核となるべき病院は公的医療機関とりわけ都道府県立病院が想定されていた。しかし、都道府県の財政難もあって都道府県立病院の設置はあまり進まず、むしろ市町村立の病院・診療所の方が増加した。その理由は、1948年に国民健康保険が市町村公営になったことに加え、1961年の国民皆保険を控え、「保険あって医療なし」の状態にならないよう医療過疎地を中心に国民健康保険の直営医療機関の整備が進んだからである。

いずれにせよ、1950年代までは「公」中心主義に方針が採られていたが、公立病院数は1963年をピークに減少傾向に転じることとなった。その最大の要因は、1960年代初頭に政策の軸足が明確に「公」中心から「民」中心にシフトしたからである。たとえば、1963年の医療制度調査会の答申は、公的医療機関が戦後の社会情勢の下で果たした役割は大きかったことを認めたうえで、「国、公立の医療施設の整備が急速に行なわれ、また、国民皆保険を迎えた今日においては、そのあり方は基本的に再検討されるべきである」と指摘している。そして、この答申はさらに「医師会および歯科医師会等の主導的活動が望まれる」とまで述べている。これは当時の日本医師会長である武見太郎《たけみたろう》の影響を窺わせるが、1960年には医療金融公庫が創設され民間医療機関の開設資金の調達が容易になった。また、1962年に医療法改正（議員立法）が行われ、病床過剰地域においては公的医療機関の新設を認めないこととされたことも注目される。これは病院の都市部の偏在是正が理由とされているが、1985年の医療法改正による病床規制と異なり民間病院については病床規制の対象外であった。その結果、いわゆる「病院成り」（病床を増やし診療所から病院へ転換すること）を含め都市部における民間病院の増設が進むこととなった。

†新医療費体系および薬価基準の制定と診療報酬の地域差の解消

診療報酬は医療機関の経営を左右するため、その改定率や内容等をめぐって国と医師会との間で大きな対立を招いた。その火種の1つとなったのは新医療費体系の導入である。新医療費体系の眼目は、技術料が独立して評価されず薬治料等に含まれているなど物と技術が未分離であった診療報酬を、医師等の技術料、コメディカル等の人件費、光熱水料等の所要経費、薬代に分け、技術料を正当に評価することにあった。これに対し日本医師会は、病院に比べ投薬の割合が高い診療所（開業医）の収入が減少することを懸念し強硬に反対した。

新医療費体系は、紆余曲折を経て、1958年6月に、技術料を評価し投薬等の点数を低くした甲表と、基本的に従来の点数表どおりの乙表との二本建てからなる新点数表が定められ、同年10月から実施された。甲表・乙表の二本建て・選択制としたのは、妥協の産物であるが、見方によれば、病院は甲表、診療所は乙表に純化させ、病院と診療所の診療報酬を別体系に発展させるチャンスでもあった。しかし、現実はそうならなかった。その後の診療報酬改定の度に甲表と乙表の差異は小さくなり、1994年の診療報酬改定において事務の簡素化等の観点も踏まえ甲表と乙表は一本化された。

この時期に新医療費体系だけでなく薬価基準の整備も進んだ。戦後、医薬品は物価統制令の対象であったが、経済復興に伴い漸次緩和され、医薬品についても1949年から翌年にかけて一部の品目を除き統制が撤廃された。その結果、統制価格に比べ実勢価格が大幅に下落する医薬品（例：ペニシリン）があった一方、高騰する医薬品も生じたことから、新たに使用薬剤の価格を算定する基準が必要となった。このため、1950年に薬価調査が実施され、それを踏まえ同年9月に定められたのが薬価基準である。ただし、この薬価基準は全医薬品を網羅したものではなかった。また、薬価基準が定められた医薬品についても、実際の価格は各都道府県が薬価基準を斟酌しつつ地域の実情を考慮して決めることとされていた。しかし、1957年4月に「保険医療機関及び保険医療養担当規則」が制定され、保険医は薬価基準に収載されている医薬品以外の施用や処方を禁じる旨の規定が整備された。また、1958年10月の診療報酬点数表の改正によって、都道府県の裁量制を廃止し、「使用薬剤の購入価格は別に厚生大臣が定める」と改められ、地域や保険種別にかかわらず使用薬剤の償還価格は同一であるという現在の薬価基準の基本的性格ができ上った。

なお、国民皆保険の実現後、診療報酬の地域差が撤廃されたこともここで触れておこう。診療報酬の地域差は1944年に全国を3つに区分されたのが始まりである。その後、1948年に甲地（6大都市とその周辺）と乙地（その他の市町村）の2区分となり、1958年に新医療費体系が導入された際も、甲地と乙地では、甲表では5％、乙表では8％の差が設けられた。厚生省は国民健康保険財政への影響を懸念し地域差撤廃に反対していた。しかし、医療機関の都市部偏在を助長する要因は廃止すべきだという声が高まったことに加え、医療懇談会（1961年に保険医総辞退を行わない条件として日本医師会・日本歯科医師会が設置を求めた会議体）の1961年9月の了解事項に地域差撤廃が盛り込まれた。これを受け検討が重ねられ、1963年9月、乙地の診療報酬を甲地並みに引き上げることにより地域差は基本的に撤廃され今日に至っている（厚生省・社会保険庁、1974、160-163頁）。

†保険財政の悪化と赤字対策

国民皆保険達成以降、給付の拡充、医療提供体制の充実、診療報酬の引き上げ等の影響により、各医療保険の財政状況は急激に悪化した。とりわけ財政基盤が脆弱で赤字体質にあった政管健保は深刻な状況に陥り、政管健保は国鉄・米と並んで3K赤字の1つと称された。そして、1967年の健保臨時特例法（一部負担金と保険料率の臨時特例等）、1973年の健保法改正（政管健保の累積赤字の棚上げ、定率10％国庫補助の導入、保険料率と国庫補助率連動制の導入）、1977年の健保法改正（ボーナスを対象とした特別保険料の徴収、被保険者本人の定額一部負担金の引き上げ）などに象徴されるように、財政赤字対策に追いまくられた。

健保法は政治的にも与野党対立の一大争点となった。たとえば、1967年の健保臨時特例法はこの法案の審議のためだけに臨時国会が召集された。衆議院では野党の反対を収拾するため衆議院議長が斡旋案を示し、社会党の執行部はいったん受け入れたが、代議士会で猛烈な突き上げを食い拒否することとなり、この混乱と法案成立の責任をとって、社会党の委員長（佐々木更三《ささきこうぞう》）および書記長（成田知巳《なりたともみ》）が辞任する事態が生じた。また、この2年後に健保法臨時特例法の期限を2年延長する法案が提出されたが、その国会審議も紛糾した。結局、衆・参ともに強行採決により成立したが、衆議院議長（石井光次郎《いしいみつじろう》）および同副議長（小平久雄《こだいらひさお》）は国会の混乱の責任をとり強行採決の翌日辞任した。

政管健保の財政対策だけでなく国民健康保険に対する国庫負担率の引上げも行われた。すなわち、新国保法制定当時は定率分が医療費の20％、財政調整交付金分が医療費の5％であったが、1962年には定率分が25％に、1963年には財政調整交付金分が10％に引き上げられた。そして、1966年には財政調整交付金分が医療費の5％に戻されたものの、定率分は医療費の40％と大幅に引き上げられた。さらに、老人医療費無料化等に伴う国民健康保険財政への影響を緩和するため、臨時財政調整交付金等の助成措置も講じられた。その結果、国民医療費に占める国庫の割合は、1960年から1980年にかけて15・7％から30・4％とほぼ倍増した。

このように政管健保をはじめ各医療保険制度は財政対策に追われたが、それでも医療費

コラム⑤　職権告示事件

1965年に診療報酬をめぐる対立が訴訟に発展する事態が生じた。その発端は、1963年7月末の中医協において、日本医師会をはじめ3師会が、医療費の緊急是正として、乙表に1回10点の再診料を新設するよう要求したことである。支払側は反対したが、小林《こばやし》武治《たけじ》厚生大臣は同年末中医協に診療報酬の緊急是正について諮問した。

中医協は1964年4月、診療報酬の緊急是正が必要である旨の答申を行ったが、この答申では再診料の設定は見送られ改定率も明示されなかった。しかし、中医協会長の発言から改定率は8%であることが示唆され、日本医師会はこれを不服として自民党に働きかけ、結局、改定率は9.5%とする政治決着が図られた。神田《かんだ》博《ひろし》厚生大臣はこの改定率による点数表の改正案を中医協に諮問したが、支払側が強く反発したため中医協は審議に入れず、1965年1月、答申を得ぬまま神田厚生大臣は職権で診療報酬改定の告示を行った。支払側はこれに猛反発し、同年2月、4つの健保組合および健保連は、告示の取消および執行停止を求める行政訴訟を提起した。

東京地裁は、同年4月22日、4つの健保組合の請求を認める旨の決定を行った。厚生省は即時抗告したが、同年5月1日から、「二本建て医療費」（4健保組合は旧点数表、それ以外は新点数表が適用）という異例の事態が生じることとなった。一方、日本医師会は、保険診療はすべて新告示（新点数表）によるという方針を打ち出したため、4健保組合の被保険者・被扶養者は保険診療を拒否され、そのうちの1つである全国食糧健保組合の被保険者が入院を断られ死亡するという痛ましい事件も生じたが、職権告示問題は急転直下の結末を迎えた。同年5月末、東京高裁が、4健保組合の申立ては緊急性が乏しいという理由で厚生省の即時抗告を認容し原決定を取り消し、健保連および4健保組合も訴訟を取り下げたからである。けれども、一連の混乱の責任をとり事務次官（大山《おおやま》正《ただし》）および保険局長（小山《こやま》進次郎《しんじろう》）が辞職を余儀なくされた。これは事実上の更迭《こうてつ》であった。また、政治力を使い要求を押し通そうとする日本医師会の姿勢は、厚生省のほか健保連をはじめ支払側の不信感を一層募らせる結果を招いた。

（参考文献）健康保険組合連合会（1973）、大山（1974）。

の増加が可能であったのはなぜか。その理由は、幸運なことに、１９５０年代半ばから第１次オイルショックが起こった１９７３年まで長期にわたる高度経済成長があったからである。具体的に数字を挙げると、１９６１年から１９７８年までの国民医療費は保険医総辞退があった１９７１年を除き毎年２桁で伸びており、年平均伸び率は19％と非常に高い。ただし、同期間の国民総所得の年平均伸び率も15％となっている。ちなみに、この間の消費者物価の伸び率は年平均８％弱（7・7％）であり、名目だけでなく実質でも医療費や国民所得は非常に高い伸びとなっていることがわかる。また、国庫負担率が引き上げられたのも、高度経済成長により税の自然増収があったからにほかならない。そして、医療保険制度だけでなく年金制度において5万円年金や物価スライドが導入されるなど、１９７３年は「福祉元年」と称されたが、この年の10月に第1次オイルショックが起きたことは皮肉である。社会保障の充実がピークを迎えた年に経済基調が一変し、社会保障制度の見直しの動きが始まることになったからである。

第6章　見直し・改革期

1　老人保健制度および退職者医療制度の創設

†社会経済の変化と国保の変容

医療保険制度は基底をなす社会経済が変化すれば見直しを余儀なくされる。とりわけ重要なのは人口構造および産業構造の変容である。

人口構造についてみると、1947年から1949年にかけて合計特殊出生率（以下、出生率）は4を超え、出生数も毎年約270万人、3年間の合計は806万人に達した。まさに「団塊の世代」である。しかし、1950年代に入ると出生数は急減し、人口ピラミッドは「底辺」の広がりをもたなくなった。それに加え、戦後（特に1960年代以降）

は中高年の死亡率の低下も進んだ。このため、１９５０年代半ば頃から高齢化率の上昇が始まった。そして、それに拍車をかけたのが急速な少子化である。すなわち、出生率は１９５０年代に入り下がったが、それでも１９７０年代半ばまでは、人口置換水準（その出生率が維持されれば人口が減りも増えもしない水準）前後で推移していたのである。１９７３年は高度経済成長が終焉しただけでなく、人口学的にも転機の年である。第二次ベビーブームのピーク（出生数は２０９万人）の年であるとともに、出生率が人口置換水準を上回った最後の年だからである。[1] それから半世紀、わが国の出生率は低下傾向に歯止めがかからず今日に至っている。

産業構造も大きく変化した。第一次産業の割合をみると、旧国民健康保険法が制定された当時は半分弱（１９４０年で44・３％）、国民皆保険が達成された頃でも約３分の１（１９６０年で32・７％）を占めていた。しかし、その後、第二次・第三次産業への移行（特に第三次へのシフトが顕著）が急激に進み、第一次産業の割合は、１９８５年に９・３％、２００５年に４・８％、２０２０年には３・３％まで低下した。

わが国の国民皆保険は、被用者保険に属さない者はすべて国民健康保険が受け皿となることにより成り立っている。このため、こうした人口構造や産業構造の変化の影響は国民健康保険を直撃する。表６－１は、国民皆保険達成後の１９６５年度、後期高齢者医療制

表6－1　市町村国民健康保険の構造変化

	1965 年度	1985 年度	2005 年度	（参考）2020 年度
加入者数	4,193 万人	4,173 万人	4,778 万人	2,648 万人
（対国民比）	（42.7％）	（34.5％）	（37.4％）	（24.6％）
老人加入割合	5.0％	12.4％	29.7％	25.9％
1 世帯当たり人員	3.78 人	2.65 人	1.89 人	1.53 人
世帯主の職業				
農林水産業	42.1％	13.5％	4.4％	2.3％
自営業	25.4％	30.1％	14.9％	16.6％
被用者	19.5％	28.7％	24.0％	33.2％
無　職	6.6％	23.7％	53.8％	43.5％
その他	6.4％	4.1％	2.8％	4.3％
「所得なし世帯」の割合	—	15.1％	27.1％	34.6％

（注 1）　2008 年度に後期高齢者医療制度が創設されたため、それ以前とは不連続である。

（注 2）　2020 年度の対国民比の国民数は 75 歳未満の人口である。

（出典）厚生省（厚生労働省）『国民健康保険実態調査報告』に基づき筆者作成。


度創設前の２００５年度、その中間年である１９８５年度の国保加入者の属性を比較したものである。なお、データの連続性はないが、参考として２０２０年度の数字も掲げている。この表の加入者数と老人加入割合をみると、１９６５年度から85年度にかけて加入者数はほぼ同じであるが、老人加入割合は２・５倍に上昇している。また、世帯主の職業をみると、１９６５年度では農林水産業と自営業を合計すると７割弱を占めていた。しかし、その割合は、１９８５年度には４割強、２００５年には２割弱まで低下している。今日では国民健康保険は農民や自営業者のための保険とは到底言えないが、ここで強調したいことは、１９６５年度から85年度の間の変化も決して小さくないことである。

　国民健康保険の関係者からすれば、老人加入者の増加に伴う医療費の増加を国民健康保険だけが受け止めることは容認できない。それまでは保険者間の財政の不均衡は国庫補助の投入により是正されてきた。けれども、高度経済成長が終焉し、1981年に設置された第2次臨時行政調査会が「増税なき財政再建」を掲げるなかで、そのような方途は閉ざされた。となれば、国民健康保険側の主張は、医療保険制度を一本化すべきだということになる。[2] そして、それが直ちに実現できないのであれば、せめて老人医療費は保険者間で公平に負担すべきだという主張に結びつく。また、被用者保険に長年加入し一人前の厚生年金を受給できる者については、退職後の医療費も被用者保険で面倒をみるべきだという主張も登場する。前者は老人保健制度、後者は退職者医療制度の考え方にほかならない。

†老人保健制度の創設

老人保健法は1982年に制定（施行は翌年）された。この法律は、①負担の公平、健康に対する自覚や適正な受診を促すという観点から老人にも一部負担を求めること、②老人医療費を国、地方公共団体、各医療保険者が共同で拠出することにより全国民で公平に負担すること、③疾病予防や健康づくりを含む総合的な老人保健医療対策を推進すること、の3つの柱で成り立っている。留意すべき点が3つある。

コラム⑥　暁の団交と老年学の提唱——武見太郎余話

武見太郎が日本医師会長に初当選したのは1957年4月14日のことである。その背景には、同年3月に保険医と保険医療機関の二重指定制等を内容とする健保法の改正が成立し、官僚にしてやられたという不満が医師会員の間に鬱積していたことがあった。武見は、法律は通ったものの、それを実施する政省令は骨抜きにしてみせると意気込み、準備万端のうえ4月27日に厚生省の役人を呼びつけ政省令の修正を求めた。このときの交渉は、同日の午後1時半から始まり、翌朝の4時過ぎまで続いたので「暁の団交」と呼ばれる。武見は東京大学法学部の2人の著名な教授を相談役として待機させ、議論が不利になると別室で助言させるなどして条文の細部に至るまで譲らなかった。厚生省にとっては、徹夜交渉の挙句、公布（4月30日）を目前にして大幅な修正を余儀なくされたので屈辱感が募った。四半世紀にわたる厚生省と不信・不毛の関係のはじまりである。医療関係者の中には武見を医師の社会的地位を高めた功労者として讃える者も少なくないが、私には政治力を使って医療行政に横やりを入れた人物という印象が強い。また、武見の論文は概して衒学的・高踏的であり、私の好みではない。ただし、1955年の『中央公論』3月号に発表された「老人の増加にどう対処するか——老人学と社会保障」は先見の明を感じさせる論文である。

武見は、「すべての社会保障は老人学による施策を怠ることによって全機能を停止することが予想される」と述べ、老人学（ジェロントロジー）の重要性を説き、医療保険との関係のほか、老齢者（高齢者）の雇用と収入維持についても議論を展開している。また、「健康保険関係消滅後に国民健康保険に加入することはいよいよ国民健康保険の被保険者の老齢化を増大せしめる（中略）、健康保険制度と国民健康保険制度の本質上の問題としてこの点を取り上げなければならない」と、老人保健制度を予期させる指摘を行っている。そして、「新たなる老人学の視野と、科学技術としての老人医学が導入せられることを切望して筆をおく」と結んでいる。

（参考文献）有岡二郎（1997）127－132頁。なお、『中央公論』掲載の論文の全文は、日本医師会（1975）『国民医療年鑑』67－76頁に転載されている。

第1に、老人保健制度は被用者保険および国民健康保険と別建ての制度とするものではない。たとえば、被用者保険や国民健康保険の被保険者であった者が70歳（２００２年の健保法改正以降は75歳に段階的に移行）になっても、あくまで被用者保険や国民健康保険の被保険者であって、老人保健制度という別箇の制度に加入するわけではない。これは独立型である後期高齢者医療制度との相違を理解するうえで非常に重要な点である。

第2に、老人保健制度における医療給付事業は、各保険者の共同事業としての性格を有している。この共同事業を実施するために各保険者が負担する分担金が老人保健拠出金である。拠出金の算定式は、細かい要素を捨象すれば、コラム⑦のとおりである。この算定式中の「加入者按分率」とは、老人医療費のうち老人が加入している割合の格差による負担の不均衡をどの程度まで調整するかという指標であり、老人保健法制定時は老人医療費の完全調整が意図されていたわけではなかった。しかし、老人医療費は医療保険各制度の財政状況と関係なく国民全体で公平に負担するという考え方が強まり、加入者按分率は段階的に引き上げられ１９９０年度には１００％となった。その結果、Ｂ式をみれば、仮に各保険者の老人1人当たり医療費が同一であるならば、各保険者において実際に加入している老人の割合にかかわらず、当該保険者の加入者数に応じて拠出することになった。簡単に言えば、公費負担分を除く老人医療費を各保険者の加入者の頭数で割り振る（国民全

コラム⑦　老人保健拠出金の算定式

（A 式）　当該保険者の老人医療費総額×（全保険者の平均老人加入率÷当該保険者の老人加入率）×加入者按分率×（1－公費負担割合）

（B 式）　当該保険者の老人 1 人当たり医療費×当該保険者の加入者数×全保険者の平均老人加入率×加入者按分率×（1－公費負担割合）
※（A 式）の「当該保険者の老人医療費総額」を「当該保険者の老人 1 人当たり医療費×当該保険者の老人加入者数」に、「当該保険者の老人加入率」を「当該保険者の老人加入者数÷当該保険者の加入者数」に置き換えると、（B 式）となる。

（A 式）は、拠出金は当該保険者に老人が全保険者平均並みに加入しているとみなし算定されるということを意味する。次のような具体例で考えてみよう。

【仮定】
1. 甲健保組合の老人医療費総額は 100 億円、老人加入率は 5% である。
2. 乙町の国民健康保険の人医療費総額は 100 億円、老人加入率は 40% である。
3. 全保険者の老人加入率の平均は 20% である。
なお、「加入者按分率×（1－公費負担割合）」は定数であり K とする。

【甲健保組合の老人保健拠出金の算定】

甲健保組合の老人医療費総額が 100 億円ですんでいるのは、老人加入率が 5% と低いからである。仮に甲健保組合の老人加入率が全保険者平均だとすれば、老人医療費総額は 100 億円×（20%÷5%）＝400 億円となるはずである。したがって、甲健保組合の老人保健拠出金は、400 億円×K となる。

【乙町国民健康保険の老人保健拠出金の算定】

乙町国民健康保険の老人医療費総額が 100 億円となっているのは、老人加入率が 40% と高いからである。仮に乙町国民健康保険の老人加入率が全保険者平均だとすれば、老人医療費総額は 100 億円×（20%÷40%）＝50 億円となるはずである。したがって、乙町国民健康保険の老人保健拠出金は、50 億円×K となる。

員で負担する）ということである。

第3に、老人保健制度における医療給付事業は市町村（法律上は市町村長。以下同じ）が行うが、市町村は保険者ではない。市町村は毎年度国が各保険者に賦課・徴収した拠出金および公費を基に老人医療給付事業を行うが、財源に不足を来たせば精算という形で翌々年度に各保険者に請求する。したがって、市町村は財政責任を負わず老人医療費を効率化するインセンティブを有しない。各保険者とりわけ被用者保険側から、老人保健制度は金庫番が不在の制度だという批判が生じたゆえんである。

†退職者医療制度の創設

1984年に健保法等の大改正が行われた。これは、吉村仁保険局長（後に厚生事務次官）の下で、医療費の増加の抑制を正面から掲げ被用者保険本人の定率1割負担の導入を行った改正として著名である。この大改正は、それ以外にも、①退職者医療制度の創設、②国民健康保険の国庫負担の合理化（実質引き下げ）、③特定療養費制度の導入、④日雇労働者健康保険の健保法への取り入れ、⑤従業員5人未満の事業所の被用者保険の適用拡大（法人の事業所の場合は従業員5人未満でも被用者保険を適用）といった重要な内容を含んでいるが、ここでは①に絞って述べる。

被用者保険の加入者は、定年等により退職すると国民健康保険に加入する。しかし、被保険者からみれば給付率が9割（1984年の健保法改正後。改正前は10割）から7割に低下することになり、また、国保側からは、被用者保険に長年属していたサラリーマンを定年退職等とともに抱え込む不合理が指摘されていた。したがって、一定期間（例：20年以上被用者年金加入期間を有する）、被用者保険の対象であった退職被保険者は、住所地の国民健康保険の保険料賦課基準に従って保険料を納付するが、それで賄えない医療給付費は各被用者保険の保険者が納める拠出金で賄われることとされた。退職者医療適用対象者も国民健康保険の被保険者であるという構成が採られているが、これは、被用者保険側は退職した者の所在を追跡できないので、退職被保険者を的確に管理し保険料を徴収し給付を行うためには、国民健康保険の仕組みを便宜的に使わざるを得なかったからである。比喩的に言えば、退職者医療制度は「国民健康保険の庇《ひさし》」を借りているが、その実質は、退職被保険者の医療費を被用者保険者が共同で負担する仕組みである。

2　医療提供制度の改革と介護保険制度の創設

†医療提供制度の改革

国民皆保険達成後、医療をめぐる環境は大きく変化したが、医療提供制度の見直しの検討が本格的に始まるのは1980年代に入ってからである。たとえば、1984年の健保法改正の審議中に公表された「今後の医療政策の基本的方向（厚生省試案）――21世紀をめざして」では、①地域医療計画の策定と病床の無秩序な増加の抑制、②医療機能のネットワーク化（特にプライマリ・ケアを重視）、③医師・歯科医師の養成の見直し、④在宅対策の推進および医療と福祉の施策体系の見直し等がうたわれている。また、厚生省の国民医療総合対策本部は、1987年6月に公表した中間報告において、質の良い医療サービスを効率的に供給していくためのシステムづくりを今後の医療改革の基本に据えるという考え方を打ち出した。具体的には、この中間報告では、①老人医療の今後のあり方（老人にふさわしい施設ケアの確立と在宅ケアの充実、老人医療のガイドラインづくり等）、②長期入院の是正（入退院判定委員会の設置等）、③大学病院等における医療と研修の見直し（卒後研修、医師国家試験の改善)、④患者サービス等の向上(患者に対する情報提供機会の拡大)等に関する改善方策が提言されている。そして、1980年代以降の医療提供体制の改革は、以上のような考え方に沿って展開されることとなるが、注目されるのは、その政策手法として、診療報酬による経済的誘導のほか、医療法に基づく計画的手法も重要視されるようになったことである。

医療法は戦後間もない1948年に制定された法律であり、医療施設とりわけ病院の近代化を図るため構造設備基準や人員配置基準を規定するとともに、公的医療機関(自治体立病院のほか日赤・済生会・厚生連等)に対し国庫補助を行える規定等を設けた。医療法はそれ以降、1950年の医療法人制度の創設、1962年の議員立法による公的医療機関の病床規制の導入を別にすれば、大きな改正は行われなかった。しかし、1985年に地域医療計画を策定し民間病院をも含めた病床規制を導入すること等を内容とする医療法改正が行われた。そして、これを皮切りに医療法や医師法等の改正が頻繁に行われるようになった。

たとえば、2006年には、医療制度改革の一環として医療法が改正され、①4疾病・5事業(今日では5疾病・6事業)の医療連携体制の構築をはじめとする地域医療計画制度の見直し、②都道府県医療対策協議会の制度化など地域や診療科による医師不足問題への対応、③医療機関の機能に関する情報公表制度の創設、④持分の定めのある医療法人の新設禁止など医療法人の非営利性の強化などが行われた。また、2014年に成立した医療介護総合確保推進法（略称）により医療法が改正され、①病床機能報告制度の創設、②地域医療構想の策定、③地域医療介護総合確保基金の創設などの規定が設けられるとともに、翌年、地域医療連携推進法人の創設等を内容とする医療法改正が行われた。さらに、2018年には、医師の地域偏在・診療科偏在を是正するため、①医師少数区域等で勤務した医師を評価する制度の創設、②都道府県における医師確保計画の策定、③医師養成過程（医学部、臨床研修および専門研修）における医師確保対策の充実、④地域の外来機能の偏在・不足対策への対応等を内容とする医師法および医療法等の改正が行われた。

ただし、医療提供制度は法律を改正すればそのとおりになるものではない。改正の実効性が確保されるか、予期せぬ弊害（いわば改正の副反応）が生じないか、注視し続ける必要がある。

†介護保険制度の創設

1980年代に入ると、高齢化の進展に伴い寝たきりや認知症の高齢者が増加する一方、核家族化の進行や介護者の高齢化等により家族介護の基盤が脆弱化し、介護問題に対する国民の関心や不安が高まった。また、高齢者介護サービスは、老人福祉法の措置制度（行政がサービスを一方的に給付する仕組）と老人保健法等に基づく医療保険制度の縦割りの仕組みにより提供されていた。このため、同じような状態でありながら入院と施設入所とでは費用負担が異なり不公平であるといった批判が生じ、制度的にこうした問題を解決することが迫られた。

介護保険制度の前史としては、１９８９年に特別養護老人ホームやホームヘルパーの大幅な拡充等を内容とする「高齢者保健福祉推進十か年戦略」（ゴールドプラン）が策定されたことなどが挙げられるが、制度設計の本格的な検討が始まったのは、１９９４年に厚生省に高齢者介護対策本部が設置されてからである。それから2年半後の１９９６年11月に介護保険法案が国会に提出され、同法案は１９９７年12月に可決成立し、平成12（２０００）年度から施行された。介護保険制度の創設は、介護サービスの提供が従来の措置制度中心の方式から社会保険方式に変わり、低所得者を主たる対象とする施策から普遍的な施策に質的に変化したという大きな意義がある。実際、特に在宅サービスは施策のメニューが広がるとともに利用者数が急増した。

介護保険制度は国民の介護ニーズの増大に応えるものであったが、今後、高齢者とりわけ医療・介護の複合的なニーズを抱える85歳以上の高齢者が急増するなかで、介護職員の確保を含め制度の持続可能性の確保に向けて検討すべき課題は多い。

3　バブル経済の崩壊と医療保険制度改革

†経済状況の激変と崩壊と1997年および2002年の健保法等改正

老人保健法の制定および健保法の大改正により医療保険財政は一息ついた。そして、バブル経済の余韻があった1992年には、政管健保の積立金が巨額となったことを背景として、保険料率および国庫補助率の引下げ等を内容とする健保法等の改正が行われた。また、1994年には、食事療養費の導入（入院時の食事代を「療養の給付」ではなく「療養費の支給」とし、一定額以上は患者本人負担とする改正）、積年の課題であった付添看護の廃止（法律的には付添看護療養費の廃止）等を内容とする健保法等の改正が行われた。付添看護とは、家族が患者と同じ病室に泊まり込み看護するものであり、家族が付き添えない場合は家政婦を紹介された。これは最後まで取り残されていた公的医療保険の「汚点」とでも言うべきものであり、これが解消されたことは大きな意義がある。

1994年の健保法改正で付添看護の廃止を盛り込むことができたのは、食事療養費の導入により財源を生み出せたということもあるが、バブル経済の余韻がかろうじて残っていたからである。しかし、この頃からバブル経済崩壊が本格化し、医療保険財政は急激に悪化した。このため、これ以降の健保法の改正は財政対策が正面から打ち出されることになる。1997年の健保法等の改正はその典型であり、被用者保険本人の一部負担の引き上げ（1割から2割へ引き上げ）、薬剤一部負担金（通常の定率負担とは別に外来の薬剤について種類数や日数に応じて患者が支払う定額負担金）の導入、政管健保の保険料率の引き上げが行われた。そして、2000年改正を経て2002年に健保法等の改正が行われた。その背景には、政管健保の事業運営安定資金（積立金）が枯渇寸前であったという事情がある。その意味では、久しぶりの政管健保の赤字に端を発する改正であった。ただし、2002年の健保法等の改正が迫られた理由はこれだけではない。政治過程に着目すると、この改正は1997年以降の健保法等改正の延長線上にある。

1997年の健保法等改正は国民に負担を求める改正であり、国会審議において「国民に負担を求める以上、医療保険制度の抜本改革を行うべきである」旨の指摘が再三にわたって行われた。その結果、診療報酬体系、薬価制度、高齢者医療制度、医療提供体制の4つの課題を中心に抜本的な改革を行うこととされた。1997年8月に与党（自由民主党、社会民主党、新党さきがけ）がまとめた「二十一世紀の国民医療――良質な医療と皆保険制度確保の指針」には、原則70歳以上の人を対象とする独立型の高齢者医療保険制度の創設が既に盛り込まれている。さらに2000年度には、抜本改革の第一歩として、診療報酬の改定において薬価差の縮小や診療報酬の包括化の拡大等が行われた。また、患者の病態にふさわしい医療提供を行うための病床区分の見直し等を内容とする医療法の改正も行われた。しかし、最大の懸案事項である高齢者医療制度の見直しについては、関係者の間に様々な意見があり、考え方を1つに集約するに至らなかった。このため、2000年の健保法等改正法の附則には、「医療保険制度等については（中略）抜本的な改革を行うための検討を行い、その結果に基づいて所要の措置が講ぜられるものとする」という検討規定が盛り込まれた。2002年の健保法等改正では、いわば「積み残された課題」について対応することが迫られたのである。

　2002年の健保法等の改正は、被用者保険本人の3割負担の導入に議論が集中したが、改正内容は広範多岐にわたっている。重要な点は次の4つである。

　第1は、各制度・世代を通じた給付と負担の見直しである。具体的には、被用者保険本人の給付率を7割（逆にいえば3割負担）とすることにより、それまで被用者保険と国保、被用者保険本人と家族・外来との間で異なっていた給付率は統一された。なお、少子化対策の観点から3歳未満の乳幼児の給付率については8割（逆に言えば2割負担）とされた。

第2は、政管健保の保険料率の引き上げである。これは、3割負担の導入だけでは政管健保の財政破綻を回避できなかったからである。

第3は、高齢者の患者負担の見直しである。2000年の改正で定率1割負担が導入されたが、1割負担にはキャップ（窓口負担の月額上限）が付されていた。2002年の改正では、これを取り払い完全定率1割負担の徹底が図られた。なお、この1割負担については現役世代と同等以上の収入がある高齢者（70歳以上）の場合には2割負担とされた。

第4は、老人保健拠出金の負担の軽減である。老人保健拠出金が各保険者の保険料収入全体に占める割合はこの当時約3割にも達し、各保険者にとって重荷となっていた。このため、拠出金負担の軽減を図り、後期高齢者に施策を重点化する観点から、老人保健法の医療給付の対象年齢を70歳から75歳に、その公費負担割合を3割から5割に、5年をかけて段階的に引き上げることとされた。これは、いわば「拠出金の対象となる面積」を5年間で小さくする改正であり、実際、この後の数年間は健保組合の財政状況は好転した。なお、やや細かいことであるが、公費負担の拡充に当たっては、現役並みの所得を有する後期高齢者の給付費については公費の負担の対象としないこととされた。

2002年の健保法等の改正は負担増を求める改革であり、国会審議のみならず法案提出の与党審査の段階でも、3割負担導入を求める前に抜本改革を行うべきだという意見が強く出され大きな政治問題となった。結局、当時の小泉（純一郎）首相が2003年4月から3割負担を導入するよう強く指示し法案の国会提出に至ったが、その際、2002年度中（つまり3割負担の施行前まで）に医療制度改革の抜本改革を行うこととされた。具体的には、①医療保険制度体系のあり方、②新しい高齢者医療制度の創設、③診療報酬体系の在り方に関する改革の基本方針を策定することを内容とする政府・与党合意が交され、これは改正法の附則でも明記された。そして、それから約1年をかけ基本方針の検討が重ねられ、2003年3月28日に「医療保険制度体系及び診療報酬体系に関する基本方針」として閣議決定された。2006年の医療制度改革のうち医療保険の部分は、この基本方針が下敷きとなっている。

†2006年の医療制度改革

2006年の医療制度改革はそれまでとは異なる特徴がある。従来、医療制度改革と言うと、患者一部負担や保険料率の引き上げや保険給付の見直しといった医療保険制度改正と同義のように捉えられてきた。しかし、2006年の医療制度改革では、医療提供体制の改革や予防を通じた医療費適正化対策が前面に打ち出されている。その発端は、経済財政諮問会議が医療保険給付費の伸びを経済成長の範囲内に抑えるという医療費総額抑制の提案を強硬に主張したことである。これに対し厚生労働省は、高齢化の進展等を考えると医療保険給付費の伸びを経済成長の範囲内に抑えることは難しいが、平均在院日数の短縮や生活習慣病対策の徹底を通じ医療費の伸びの抑制を図るという方針を打ち出した。その結果、総額抑制そのものの導入は見送られたものの、2005年6月の「経済財政運営と構造改革の方針2005」（閣議決定）において、「医療費適正化の実質的な成果を目指す政策目標を設定し（中略）達成のための必要な措置を講ずることとする。上記目標については（中略）平成17（2005）年中に結論を得る。その上で、平成18（2006）年度医療制度改革を断行する」ことが明記された。

同年の医療制度改革は広範多岐にわたっているが、医療提供体制の改革に関しては既述したので、医療保険制度の改正事項について述べると次のとおりである。

第1は、医療費適正化の総合的な推進である。その具体的な短期的対策としては、後述する保険給付の内容・範囲の見直し、中長期的対策としては、①平均在院日数の短縮化をはじめとする医療費適正化計画の策定、②保険者による特定健康診査・特定保健指導の導入が挙げられる。

第2は、新たな高齢者医療制度の創設（2008年4月施行）である。これは、老人保健法を「高齢者の医療の確保に関する法律」（以下、高齢者医療確保法）に全面的に改正し、後期高齢者（75歳以上）を対象とした後期高齢者医療制度の創設、前期高齢者（65歳から74歳）の医療費の保険者間の不均衡を調整する仕組みの創設を行うものである。老人保健制度が被用者保険と国民健康保険の共同事業であったのに対し、後期高齢者医療制度は75歳以上の者を被保険者として括り1つの保険集団として独立させていることが重要な点である。なお、後期高齢者医療制度の保険者を誰にするかは最後まで調整が難航した。都道府県、市町村いずれも財政責任を負いたくないからであり、結局、都道府県ごとにすべての市町村が加入する広域連合を設け保険料の決定等の運営責任を負うこととされた。(3)

第3は、保険給付の内容・範囲の見直しである。具体的には、①現役並みの所得がある高齢者の患者窓口負担を3割に引き上げること、②70歳から74歳の高齢者の患者窓口負担は原則として1割負担となっているのを2割負担とすること、③療養病床の高齢者の食費・居住費に関し見直しを行うことが主なものである。なお、③の改正は、2005年の介護保険法の改正により、特別養護老人ホームなど介護保険適用の3施設の入所者については、食材料費、調理コスト相当および光熱水費相当が介護保険の給付対象から除外されたこととのバランスをとったものである。

第4は、都道府県単位を軸とした保険者の再編・統合であり、2008年10月から政管健保の運営は国（社会保険庁）ではなく公法人（全国健康保険協会。以下、協会けんぽ）が行うことされた。なお、協会けんぽは全国1つの法人であるが、財政単位は都道府県とし、保険料率は各都道府県の医療費の高低が反映されることとされた。

4　社会保障・税一体改革および全世代型社会保障改革

†民主党政権下の医療政策

1990年代後半以降の医療制度改革とりわけ小泉政権下での2002年改正および2006年改正は、厳しい国家財政や医療保険財政を背景に医療費抑制に軸足が置かれた改革であった。その象徴は、診療報酬本体の改定率が、2002年度(▲1・3%)および2006年度(▲1・36%)の2度にわたりマイナス改定とされたことである。しかし、圧力が強ければ反作用も大きくなる。医療関係者からは低医療費政策に対する反発が強まり、福田(康夫)、麻生(太郎)政権の下で軌道修正が試みられたが、十分な成果を上げられないまま、2009年8月末の総選挙で民主党が圧勝し、翌月、民主党・社会民主党・国民新党の連立政権が誕生した。民主党は総選挙において、①後期高齢者医療制度の廃止、②診療報酬の大幅引き上げ、③医師数の1・5倍増をマニフェストに掲げたが、結局、①は頓挫、②および③は小幅にとどまった。

なお、２０１０年の予算編成過程で、協会けんぽの財政赤字を背景とする制度改正が浮上した。具体的には、２０１０年度から２０１２年度までの間の特例措置として、①後期高齢者支援金に関し、被用者保険に係る支援金総額の３分の１を総報酬割[4]とすること、②２０１０年７月以降暫定的に協会けんぽの国庫補助率を13％から16・４％に引き上げること等を内容とする高齢者医療確保法の改正および健保法の改正が行われた。ちなみに、①の総報酬割の割合については、２０１５年の高齢者医療確保法改正により段階的に引き上げられ、２０１７年度から全面的に総報酬割となった。また、②の国庫補助率については、２０１５年の健保法改正により、期限を設けずに「当分の間16・４％」と定められ国庫補助率の安定化が図られた。

†社会保障・税一体改革

２０１０年代には医療制度をはじめ社会保障制度の改革が相次いで行われた。その道筋をつけたのは社会保障・税の一体改革であるが、その萌芽は２００９年初秋の政権交代前からみられる。すなわち、２００８年１月に福田政権の下で社会保障の将来像を検討するため「社会保障国民会議」が設けられ、同会議の提言を受け、同年12月に、「持続可能な

コラム⑧　協会けんぽの給付費等に対する国庫補助率が 16.4% である理由

主に中小企業の従業員が加入している協会けんぽに対しては、その給付費等に 16.4% を乗じた額が国庫補助されている。小数点 1 桁まである数字を見ると、難しい算定式により健保組合等の財政力との比較を行っていると思う人もいるかもしれないが、実はそうではない。この数字には、協会けんぽの前身である政管健保をめぐる次のような沿革がある。
1961 年に国民皆保険を実現した後、制限診療の撤廃等の給付改善や診療報酬の引上げが相次いで行われた。その影響により、1969 年末には政管健保の累積赤字額は約 900 億円に達すると見込まれた。このため、同年 8 月、野党の強い反対を押し切って政管健保の財政対策を柱とする健保法の改正が行われたが、法案の採決に当たって、厚生省は抜本的な医療保険制度改革を行うことを確約した。そして、紆余曲折を経て 1973 年に、①被用者保険の被扶養者の給付率の引上げおよび高額療養費制度の導入等の給付改善、②政管健保の累積赤字を棚上げおよび国庫補助率の保険料率連動性を導入等の政管健保の財政対策の 2 つを一本化した健保法の大改正が行われた。
②のうちの国庫補助率の保険料率連動性とは、それまで定額補助であった政管健保の国庫補助について保険給付費の 10% という定率で国庫補助する規定を創設したうえで、厚生大臣が法定の 7.2% という保険料率を引き上げる場合、保険料率が 0.1% 上がるごとに国庫補助率を 0.8% 上乗せするものであった。実際、政管健保の保険料率は 1973 年 10 月の 7.2% から段階を経て 1978 年 2 月に 8.0% まで引き上げられたが、これに伴い、国庫補助率は 10% から 16.4%（10% + 0.8% ×8）まで引き上げられた。これが 16.4% という数字の“生い立ち”であるが、1980 年に健保法改正により被保険者本人の定額の一部負担の引上げ等が行われた際、国庫補助率の保険料率連動性が廃止された。そして、政管健保の国庫補助率は保険給付費の 16.4% から 20% の間で政令によって決められるようにしたうえで、改正法の附則で「当分の間、16.4% とする」と規定された。その後の経緯・変遷は本文で述べたとおりである。

社会保障構築とその安定財源確保に向けた中期プログラム」が閣議決定された。そして、その内容は、2009年度税制改正法附則104条（以下、附則104条）の「年金、医療及び介護の社会保障給付並びに少子化に対処するための施策に要する費用の見通しを踏まえつつ、（中略）遅滞なく、かつ、段階的に消費税を含む税制の抜本的な改革を行うため、平成23（2011）年度までに必要な法制上の措置を講ずる」旨の規定に結びついた。

その後、2009年9月に民主党が政権の座についたが、2010年夏の参議院選では大敗を喫し「ねじれ国会」の状態を招いた。こうしたなかで、社会保障制度改革を進めるためには党派を超えた合意が求められることとなった。このため、2012年2月、野田（佳彦）内閣の下で附則104条の規定を拠り所として「社会保障・税一体改革大綱」が閣議決定され、社会保障・税一体改革関連法案が国会に提出された。そして同年6月に、民主、自民、公明の3党間で法案の修正協議が開始され、3党合意を経て同年8月に社会保障制度改革推進法を含む関連8法案の成立に漕ぎ着けた。この推進法に基づき11月に設置された「社会保障制度改革国民会議」は精力的に議論を重ね、その成果は2013年8月6日に報告書として公表された。

この報告書はその後の社会保障制度改革に大きな影響を及ぼしたが、最大の目玉は、2015年の国民健康保険法等の改正により2018年度から施行された制度改革である。

この改革の眼目は都道府県を国民健康保険の財政運営の責任主体とすることであるが、市町村も引き続き保険者として被保険者の資格管理や保険料の賦課徴収を行うこととされた。その意味では、国民健康保険の都道府県営化ではなく都道府県と市町村の共同保険者化と言う方が適切である。なお、この改革の目的や評価、今後の課題等については第10章で詳述する。

†全世代型社会保障改革

「社会保障・税一体改革大綱」では、5%の消費税率を2014年4月から8%に、2015年10月から10%に引き上げることとされていたが、安倍（晋三）政権の下で、8%から10%への引き上げは2度にわたって延期された。しかし、2019年10月、消費税率は10%（ただし食料品等の軽減税率あり）に引き上げられ、社会保障・税の一体改革は一区切りついた。

けれども、社会保障制度改革はこれで終わったわけではない。高齢者人口は2040年頃まで増加する一方、今後、生産年齢人口の減少は加速する。そうしたなかで、2040年頃を見据え、現役世代の負担の上昇を抑制しつつ、世代間・世代内の給付と負担のバランスを確保し、すべての世代が能力に応じて社会保障制度を公平に支える仕組みを構築するという方針が打ち出された。いわゆる全世代型社会保障改革であり、医療・介護制度の改革も毎年のように行われている。たとえば、後期高齢者の一部負担割合は原則1割負担（現役並み所得者は3割）であるが、2021年に高齢者医療確保法の改正が行われ、翌年10月から、一定の所得がある者については2割負担が導入された。また、2023年には全世代型社会保障法（通称）が成立し、医療保険各法だけでなく介護保険法や医療法等の改正も行われた。その主な内容としては、①出産育児一時金の大幅な増額と、その費用の一部について現役世代だけでなく後期高齢者医療制度も支援する仕組みの導入、②後期高齢者負担率の設定方法の見直し（後期高齢者1人当たり保険料の伸び率と現役世代1人当たりの後期高齢者支援金の伸び率を同じとする）、③前期高齢者の医療給付費を保険者間で調整する仕組みに関し、被用者保険者において報酬割の部分的（範囲は3分の1）導入、④医療・介護の連携機能、かかりつけ医機能の制度整備をはじめとする医療・介護提供体制の基盤の強化が挙げられる。

そしてさらに2025年の通常国会には、地域医療構想の見直し、総合的な医師偏在対策、社会保険診療報酬支払基金の医療DX推進機構への改組等を内容とする法案の提出が予定されている。また、2025年8月から高額療養費の自己負担上限額の引上げが予定されているほか、2024年9月に閣議決定された高齢社会対策大綱では、後期高齢者医療制度について自己負担割合が3割となる「現役並み」所得の判定基準の見直しの検討が明記された。いずれにせよ、確実に言えることは、国民皆保険の基底を成す社会経済が大きく変容するなかで、医療制度は不断の見直しが迫られるということである。

第7章 軌跡をめぐる論点と考察

1 軌跡をめぐる論点

第4章から第6章まで、国民皆保険の軌跡を、「基盤形成期」、「確立・拡充期」、「見直し・改革期」の3つの時期に分け述べた。一口で言えば、波瀾万丈の歴史である。国民皆保険の制度設計に関してだけ言えば、1922年に健保法を制定し、1938年にその「農村版」としての国民健康保険制度を創設することにより、戦前に被用者保険と国民健康保険の二本建ての体系の基礎が築かれた。そして、敗戦による壊滅的な状態から再建を進め、1961年に国民皆保険を実現し、第一次オイルショックが起きる1973年頃まで給付の改善等を行った。その後の半世紀は、人口構造の変容や経済の低成長基調を背景に、高齢者医療をめぐる制度設計を中心に医療制度改革の議論が展開され、2008年度に独立型の後期高齢者医療制度が設けられ今日に至っている。

第3章で紹介した経路依存性という言葉を使えば、社会保険方式による健保法の制定、国民健康保険の創設、二本建てによる国民皆保険の実現および拡充、高齢者医療制度の改革という経路が、一つの線できれいに繋がっているようにみえる。けれども、その道のりはそれほど単純なものではなかった。本章では第3章で提示した重要論点について掘り下げて考察を行う。各々の論点のポイントを再掲すると次のとおりである。

第1は、社会保険方式の意義と受容である。論点は、①わが国はなぜ社会保険方式を採用したのか、②医療提供制度の改革が契機となって税方式に転換する可能性はなかったのか、③過去はともかく将来も社会保険方式を維持すべきか、である。

第2は、被用者保険と国民健康保険の二本建ての国民皆保険である。論点は、①公的医療保険の適用対象者を拡大していけば国民皆保険は実現できるのか、②国民皆保険の実現に当たり低所得者の取扱いをどのように行ったのか、③被用者保険と国民健康保険のいずれでカバーするのかという問題は生じなかったのか、である。

第3は、後期高齢者医療制度の制度設計である。論点は、①後期高齢者医療制度では75歳に到達すると権利義務が変更されるが、なぜこのような制度を設けたのか。②他の選択肢はなかったのか、③後期高齢者医療制度の創設目的や意義についてどのように評価すべきか、である。

2　社会保険方式の意義と受容

†税方式への転換の可能性の有無

わが国で社会保険方式から税方式へ転換するという政策選択の可能性がもしあったとするならば、戦時体制下の1942年から戦後の占領期の1952年頃までの10年間である。なぜなら、税方式は財源が税であるだけでなく政府が直接医療サービスを提供することも重要な要素であるが、この時期は日本の医療政策の歴史上、例外的に「公」中心主義が採られた時期であったからである。

まず戦前であるが、1942年に国民医療法に基づき日本医療団が設けられ、民間病院を含め日本医療団に統合再編することが計画された。しかし、日本医師会や産業組合の反対に加え戦局が悪化したため、この計画は大きな進捗をみずに終わった。また、厚生省は戦時体制下で医療提供体制の国家統制は強化したが、国営医療を目指したわけではない。実際、衆議院の委員会審議において、田中養達《たなかようたつ》議員が日本医療団は国営組織であり自由開業制を覆すおそれがある旨の質疑を行ったのに対し、武井群嗣《たけいぐんじ》（厚生次官）は「医療国営というような思想は全然ないということをまずもって申し上げてご了解を得たいと思います。（中略）この開業医の制度と日本医療団の制度とを二本建てにいたしてまいるわけであります」と述べている。(1) さらに、厚生省は国民健康保険事業の普及に邁進し、軍部も健兵健民政策の一環としてその後押しをしており、医療を国営とする考えはなかった。

次に戦後の占領期であるが、厚生省は国民健康保険の市町村公営化など医療保険制度の再建に全力を傾けた。また、GHQは国民健康保険の普及は支援したが、日本の医療制度を英国のNHSのような国営にさせる考えは毛頭なかった。GHQの中で医療・公衆衛生分野を統括したサムス准将（軍医）は、回想録の中で、「われわれは多くの国々に通常みられるような、国家医療という考え方が嫌いであった。この国家医療という考えでは、経済的うま味がないために、医療の質の向上をはかろうとする医療関係者の意欲が減殺されてしまうからである」（サムス、2007、275頁）と忌憚なく述べている。

以上をまとめると、戦時体制下から戦後の占領期にかけて、病院を「公」中心に再編する動きはあったけれども国営医療が意図されていたわけではなく、国民健康保険の普及―再建に力が入れられた。つまり、医療提供体制の側からの改革が契機となって税方式による医療制度に転換するという政策選択は俎上にのらなかった。これは一見、医師会、軍部、

GHQといった厚生省外部の力が強く、いわば「他力本願」のように思われるかもしれないが、実はそうではない。厚生官僚は社会保険の意義を十分理解していたのであるが、それを説明するには社会保険方式の意義から述べる必要がある。

†社会保険方式の意義

保険それ自体はファイナンスのための技術的手法である。また、医療費のファイナンスは税方式で行うこともできる。では、なぜわが国は社会保険方式を採用したのか。それは、どのような人間像・社会像を理想とするかということと関わっている。

近代市民社会の基本は自立・自助および自由である。つまり、自分の生活はできるだけ他人の世話にならず自ら支えるという社会、個人の自由な意思や選択が尊重される社会である。しかし、人生には数多くのリスクがある。傷病もその1つであり、大病や大怪我をすれば収入が減るだけでなく医療費の出費は膨大なものとなる。したがって、あらかじめ少額のお金を出し合い、共同でリスクを分散したほうが安心できる。そのための仕組みが保険である。ただし、我々が目指すべき社会は、エゴが剝き出しにされた社会ではない。個人の自由は、同時に連帯（共助）の精神によって支えられなければ脆弱な社会と化す。社会保険は民間保険と同じではない。保険という手法を用いつつも社会政策的な観点から病気がちな者や低所得者もカバーしており、そうした者のリスク分散にも寄与している。比喩的に言えば、社会保険の片足は「自立・自助」に、もう一方の片足は「連帯・共助」に置かれている仕組みである。

1880年代にドイツで制定された社会保険3部作（疾病保険法、労働災害保険法、年金保険法）は、19世紀後半の法律家の間で熱狂的に歓迎されたという（ロザンヴァロン、2006、19頁）。もとより、それ以前に貧民を救済する仕組みが存在しなかったわけではない。1601年のエリザベス救貧法およびそれを大改正した1834年の新救貧法はその代表例である。けれども、個人の責任を重視する古典的自由主義の下では、国家による救済の対象は公的扶助に限られ、しかも、その水準は「劣等処遇の原則」（救済を受ける貧困者の処遇水準は最も貧しい労働者の生活水準以下とする原則）に縛られた。社会保険は人々をこの呪縛から解放した。つまり、傷病等は個人の責任ではなく誰にも生じ得るリスクであり、自ら拠出する保険料の対価として給付を受けるという保険の考え方を採り入れることによって、古典的自由主義を克服し給付の対象を広げることができたのである。

†日本における社会保険の受容

注目すべきことは、戦前の健保法や国民健康保険法の立案者らが、こうした社会保険の思想的背景や意義を理解していたことである。清水玄については第4章で紹介したので、それ以外の例を2、3挙げれば、健保法の立案に参画した熊谷憲一は、「社会保険は単なる恩恵的の救済ではないのである。被保険者は保険者と対等の関係に於いて保険給付を請求すべき権利を有するものである。是れ社会保険が自覚したる近代的社会思潮の産物であり、また、此の如き思潮を包蔵する近代的社会に対して存在する所以であると称することが出来る」(熊谷、1926、3頁)と指摘している。また、川村秀文も、その著作の中で、医療費の経済的重圧を除去する方策をいくつか挙げたうえで、「多数の人の共同の力と平素の用意」(川村、1937、10-11頁)を本質とする社会保険の方法が最善であると述べている。

さらに、戦後においても、1950年に出された社会保障制度審議会の勧告は、社会保険を社会保障の基軸に据えるという方針を鮮明に打ち出している。すなわち、1950年勧告は総説の冒頭で、「国民が困窮におちいる原因は種々であるから、国家が国民の生活を保障する方法ももとより多岐であるけれども、それがために国民の自主的責任の観念を害することがあってはならない。その意味においては、社会保障の中心をなすものは自らをしてそれに必要な経費を拠出せしめるところの社会保険制度でなければならない」と明確に述べている。

また、憲法25条2項（国の社会保障推進の責務）の解釈として社会保険が強く意識されていたことも指摘しておきたい。(2)「社会保障というのは、国民の生存権を主として社会保険の方式で確保せしめる場合であるといえよう」（法学協会、1948、492頁）という解説はその一例である。もっとも、これに対し学界等においては、社会保障に関する国の責任を重視する観点から、社会保険を中心に据えることは社会保障の後退であり、社会扶助と統合し包括的な社会保障制度の確立を目指すべきだといった主張もみられた。それだからこそ、社会保障制度審議会が社会保険中心主義を宣明した意義が一層際立つ。

†社会保険方式を維持することの是非

以上述べたとおり、わが国の社会保障が社会保険を中心に発展を遂げてきたのは、歴史の偶然ではなく、先人が意図的に選択してきた結果である。それでは将来はどうか。筆者は、やはり国民の多くが共有化できるリスクは基本的に自立・自助に立脚しつつ共同で分散するという社会保険を基本に据え、それを社会福祉や生活保護（社会扶助）が補完もしくは下支えする方が適切だと考える。その最大の理由は、社会経済の基本原則との整合性である。我々が生きているのは自由経済社会であり、個人の自由に高い価値を置く社会である。社会保障は基底的な社会経済の仕組みと無関係に存立するものではない。これは社会保障が経済の論理に屈するべきだという意味ではない。国民が真に必要とする社会的ニーズを充足させることは福祉国家としての使命である。日本国憲法が、国家の干渉を排除する自由権（憲法13条の幸福追求権、29条の財産権等）に重きを置きながらも、国家の関与を求める社会権（憲法25条の生存権等）の規定を設けた意義もそこにある。しかし、自由権（特に経済的自由権）は「結果の平等」に価値を置く社会権と衝突する（長谷部、２０１９、２７９頁）。この衝突を最小限にとどめるには、「結果の平等」のみを主張するのではなく、社会保障の制度設計において可能な限り社会経済の基本原則と調和させる必要がある。その意味で、社会保険が「自立・自助」の要素をもつことが強調されて然るべきである。

こうした議論に対しては、英国やスウェーデンをはじめ税方式を採用している国は少なくないという反論があるかもしれない。医療制度に限ったことではないが、各国がいかなる制度を採用するかは国民の選択の結果であり、他国がとやかく言うべき筋合いはない。ただし、次の2点は指摘しておきたい。

第1は、給付と負担の規律性との関係である。人は誰でも「負担は少なく給付は多い」ことを望む。しかし、このような仕組みは永続しない。高い給付水準を望むのであれば高い負担水準、低い負担しか行う用意がないのであれば給付水準も低くならざるを得ない。つまり、給付と負担は表裏一体の関係にある以上、この2つを同時に睨《にら》み決定する必要がある。社会保険方式では、給付と負担の水準の合意を当事者自治に委ねることによって自律的なガバナンス機能を発揮することが期待できる。一方、税方式では、このような規律が働きにくい。給付と負担が結びついていないため、国（政府）に対し給付の拡大を求めるという一方的な圧力となるからであり、時々の政治状況に左右されやすい。このことは、政府に対する不信と依存意識が同居する日本の政治風土を考えると重要な点だと思われる。

第2は、税方式に比べ社会保険方式の方が権利性や普遍性が相対的に強いことである。社会保険では保険料の拠出と保険給付は対価的な関係（牽連性《けんれんせい》）があり、保険料の拠出の見返りとして給付を受けることは被保険者の権利となるからである。もちろん社会扶助も法律に基づき受給権が保障されるものであり、この相違を過度に強調することは適当ではない。しかし、保険料の拠出と給付が双務的関係として結びついた権利とこのような結びつきがない権利とはやはり同じではない。また、税方式は配給と本質は同じであり、給付の必要性や負担能力の高低を斟酌し対象者を選別せざるを得ず、税収の規模等に応じて全体の枠が決まり、その中で優先順位をつけ配分するという制約がつきまとう。ちなみに、スウェーデンの「長い待機期間」問題を紹介したが（第1章コラム①）、これは税方式の国で共通にみられる現象である。実際、ＯＥＣＤ（２０１３）は、「長い待機期間」が大きな問題となっている先進諸国の比較研究を行っているが、13の対象国のうちオランダを除く

12カ国（英国、北欧4国、オーストラリア、カナダ等）はすべて税方式の国である。

以上、社会保険方式の意義やこの方式を維持すべき理由について述べたが、一口に社会保険方式と言っても、「社会」と「保険」のアクセントの強弱によって、さまざまな形態をとり得る。たとえば、「保険」の要素を弱め「社会」を強調すれば、税方式とさほど変わらなくなる。実際、近年のわが国の医療政策の動向をみると、そのような傾向が強まっているように思われる。ただし、その是非は具体的な内容に即し考察する必要があるので、第10章で論じることとする。

3　被用者保険と国民健康保険の二本建ての国民皆保険

†新旧の国民健康保険法の性格および規律内容の相違

戦前から1961年の国民皆保険の達成までの歴史を振り返ると、敗戦による壊滅的危機を挟みながらも、一つひとつの制度改正や取組みが積み重ねられ国民皆保険に結実した。実際、国民健康保険事業は任意事業であったが、国民皆保険推進本部が設置された1957年の時点で、全国の約3分の2の市町村が曲がりなりにも国民健康保険事業を実施していた（全国国民健康保険団体中央会、1958、492頁）。また、1955年に岩手県が全県実施（県内の全市町村が国保事業を実施すること）を実現したのを皮切りに、1958年度末には47都道府県中7県が全県実施を達成していた。仮にこのような実績の基盤がなければ、1961年に国民皆保険が実現できたとは考えられない。ただし、これは国民皆保険がこうした実績の単純な延長線上にあるということではない。国民皆保険の前後では制度的にも思想的にも懸隔がある。

制定時の国民健康保険法が組合設立手続など組織法的な性格が強く、給付内容や給付率等は組合自治に委ねていたことは既述した。この性格は1948年の改正後も基本的に変わっていない。市町村公営主義が採られたものの、国民健康保険の事業の実施自体は市町村の任意である以上、給付内容や給付率等は法定せず市町村の裁量に委ねるのが自然だからである。しかし、国民皆保険を実現するとなると、そうはいかない。市町村に国民健康保険の実施を義務づける以上、法律上、保険給付、一部負担、療養担当機関、国の関与等に関する実体的な規定を整備する必要が生じる。また、国民皆保険と銘打つ以上、国民健康保険の給付範囲や給付率を被用者保険に比べあまり見劣りさせるわけにはいかない。

そこで、新しい国民健康保険の法案では、①国民健康保険を市町村の任意の「固有事務」ではなく国の「団体委任事務」とし、全市町村に国民健康保険の実施を義務づけること、②給付範囲を健康保険と同様にするとともに、給付率は最低でも5割（市町村の上乗せは可）とすること、③指定医療機関制度を採り入れ、健保法に基づく保険医療機関は国民健康保険の指定医療機関とみなすこと、④市町村によって差異があった国民健康保険の診療報酬は健康保険の診療報酬の例による（同じにする）こと、⑤国の責任を明確化する観点から従来の国の補助金を負担金に改めるとともに、市町村の療養給付費の2割については一律国の負担とし、療養給付費の5％は調整交付金として市町村の財政力等に応じて傾斜配分すること等を盛り込んだ。このうち③については、医師会の反対意見に配慮し、都道府県知事に申し出て療養取扱機関となるよう衆議院で修正された。国民健康保険の療養取扱機関が健保法に基づく保険医療機関に一本化されたのは1994年の改正による。

なお、やや細かいことになるが、旧国民健康保険法では被用者保険の被扶養者を適用除外としておらず、制度的に被用者保険と国民健康保険の二重加入が生じていたことも触れておく。このような二重加入は市町村の国民健康保険条例で被用者保険の被扶養者を適用除外と規定すれば防ぐことができるが、そのような条例を設けている市町村は必ずしも多くなかったと考えられる。実際、健保組合の被保険者である甲（原告）の被扶養者に関し、乙市（被告）が条例で国民健康保険の適用除外とせず保険料を賦課徴収したため、甲が返還請求を求めた訴訟事案がある（原告敗訴）[3]。当然のことながら、新しい国民健康保険法では、二重加入を禁止するため、同法の適用除外者に被用者保険の被扶養者を加えた。

†低所得者の取扱いをめぐる相克

個人の意思や保険料負担能力にかかわりなく「国民皆保険」を強制加入させることと「保険」原理を貫徹することは基本的には融合しない。実際、国民皆保険実現の前後にもその相剋《そうこく》らしきものがうかがえる。

第1は、市町村民税を免除されている者の取扱いである。国民皆保険の実現に当たって、「国民健康保険条例準則」（昭和34年1月27日保発5号）が発出されたが、その中で「貧困のため市町村民税を免除されている者及びその世帯に属する者」は適用除外する旨の規定（5条1号）が設けられていた。その理由について、解説書では「国民健康保険の健全な運営を阻害してまで、この思想（引用者注：国民皆保険のことを指す）を貫くことも、また問題である」（厚生省保険局国民健康保険課、1960、209頁）と説明されている。簡単に言えば、市町村民税が免除される者は保険料の納付が困難であるから適用除外するという考え方である。保険原理に忠実であろうとすれば、それが帰結である。しかし、それでは国民皆保険を達成できない。このため、当然のことながらこの条例準則の規定は撤回されたが、その改正通知（昭和36年3月23日保発13号）が発出されたのは、国民皆保険実現のわずか1週間前のことであった。

第2は、現行の国民健康保険制度では、図7－1のように、低所得者の場合は所得水準に応じて応益割の一部（現行制度では最高は7割）を軽減する仕組みが設けられているが、国民皆保険の実現当時はこのような保険料軽減制度は存在しなかったことである。その理由等について記した公式文書は見当たらないが、おそらくその理由は第1で述べたことと同じである。つまり、国民健康保険も保険である以上、低所得者といえども（応能割はともかく）応益割の部分は負担すべきだという考え方があったからだと考えられる。けれども、これでは低所得者の保険料負担が過重になる。実際、国民皆保険実現後に市町村からこのような批判が相次いだため、1963年度に米価引上げに伴う低所得者対策の一環として政治主導で保険料軽減制度が創設された。

第3は、生活保護の被保護者の取扱いである。国民皆保険の実現に当たって、被保護者

図7－1　国民健康保険の保険料軽減制度（現行制度：模式図）

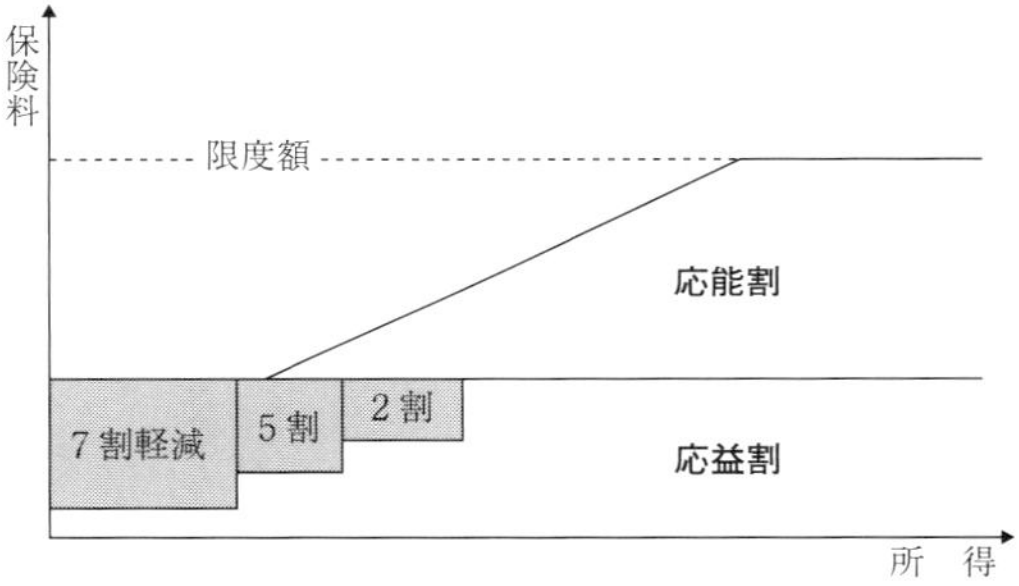

は原則として国民健康保険の適用対象外とした。その理由としては、被保護者は保険料の負担能力が乏しいことに加え、被保護者が必要とする医療は生活保護法の医療扶助でカバーされ得ることが挙げられる。ただし、新しい国民健康保険法制定当時は、被保護者も生活保護移行後3カ月間は国民健康保険の対象とされていた。これは、短期間で生活保護から脱却できる者は国民健康保険にとどまることができるという意味で、皆保険の理念に「引っ張られている」とみることができる。しかし、この取扱いは、資格の得喪・認定をめぐる事務の煩雑や国保財政の悪化等を理由に、1963年の国民健康保険法の改正により、生活保護の受給時点で国民健康保険の適用除外とするよう改正された（厚生省保険局国民健康保険課、1972、189頁以下）。

要するに、国民皆保険の実現前後の数年間は、低所得者の取扱いをめぐる国（厚生省）の方針は首尾一貫せず揺れ動いたのである。これは、その当時、行政官の間でも、皆保険の理念と保険原理との関係がうまく咀嚼されていなかったことの証左として興味深い。

†零細事業所の従業員等の取扱い

被用者保険と国民健康保険の二本建ての体系で国民皆保険を実現するには、その「境界」の人々をいずれの保険でカバーするかを決める必要がある。国民皆保険の実現に当たって最後まで議論があったのは、零細事業所の従業員の取扱いである。零細事業所といえども、その従業員は雇われて働いている以上、本来は被用者保険の被保険者である。しかし、厚生省はこの問題について割り切った判断を行った。すなわち、零細事業所の従業員は経営者の家族である従業員が少なくないうえ、実務上、事業所の新設・改廃の的確な把握・管理が難しいことを理由に国民健康保険でカバーすることとした。実務(オペレーション)が回らなければ制度は機能しない。仮に被用者保険の適用対象とすれば大量の適用漏れが生じた可能性が高く、これは現実的な判断であったと思われる。しかし、それは将来的な政策課題を内包する選択でもあった。実際、1984年の健保法改正により、法人事業所の場合は従業員が1人であっても被用者保険の対象とするよう改正されたが、逆に言えば、従業員が5人未満の個人事業所の従業員は国民健康保険の対象であるという問題が残されている(4)。

これについては、被用者保険と国民健康保険の二本建ての体系の是非、フリーターやギグワークをめぐる問題を含め第10章で論じるが、その際の議論と関係するので、日雇労働者や一人親方の取扱いに関し紆余曲折があったことについても触れておく。健保法の適用対象は一定規模以上の事業所に常時使用される者に限られており、「日々雇い入れられる者」(日雇労働者)は適用を除外されていたが、関係者から日雇労働者について健保法の適用を求める強い要望があった。厚生省は零細事業所の従業員に健保法が未適用であることとの均衡が取れない（順番が逆である）こと等の理由から消極的であったが、失業対策の緊急性等の事情を踏まえ1953年に日雇労働者健康保険法（以下、日雇健保法）が創設された。しかし、その対象者が減少するとともに累積債務も巨額に達し、単独の保険制度として維持運営できなくなった。このため、1984年の健保法の改正において、日雇健保法を廃止し、日雇労働者は日雇特例被保険者として健保法に取り入れることとされ今日に至っている。

また、個人で業を営んでいる大工・左官等の一人親方については、日雇労働者と類似した就労実態でありながら、健保法の適用事業所に雇われる者は少なく、法律上は日雇健保法の適用も受けられなかった。そこで、一人親方の者が集まって設立した任意の組合を日雇健保法上の適用事業所として擬制して同法の適用を行った。本来この擬制適用は国民皆保険達成時に整理すべきものであったが、決断に至らず継続された。しかし、その後、一般の日雇労働者よりも賃金が高いにもかかわらず低額の保険料で給付を受けられることに対する批判が高まったこと等を背景に、1970年5月に擬制適用を廃止し、その受け皿として、建設関係の国民健康保険組合を新設し対応することとされた。

要するに、ここで確認しておきたい点は、被用者保険と国民健康保険の境界問題は今に始まった問題ではなく、古くからある問題だということである。

4 高齢者医療制度の制度設計

†高齢者医療制度改革の経緯

わが国は、被用者保険に属さない者はすべて国民健康保険が受け止めるという制度設計により国民皆保険を実現した。この制度設計の下では、国民健康保険の高齢者の加入割合は被用者保険に比べて必然的に高くなる。サラリーマンの場合、現役時代は被用者保険に加入し、退職すると国民健康保険に加入することになるからである。そして、この傾向は、第一次産業の減少と人口の高齢化の進展に伴い一層強まる。さらに、1973年に実施された老人医療費無料化は国民健康保険財政の悪化に拍車をかけた。国民健康保険の側からすれば、高齢者の偏在は日本の医療保険制度の設計に起因するものである以上、国は制度設計そのものを見直すべきだという主張になる。老人保健制度や退職者医療制度の創設はこれに対する「回答」であったが、国民健康保険関係者の間ではこれだけでは不十分だという不満が募った。一方、被用者保険側からも老人保健拠出金等の負担が増大することに対する批判が高まった。とりわけ健保組合の反発は強く、1999年には「拠出金不払い運動」にまで発展した。

こうした事情に加え、医療保険財政の悪化に伴い保険料率の引上げや被用者本人の一部負担割合の引上げ等が相次いで行われるなかで、老人保健制度に代わる高齢者医療制度の在り方をめぐる議論が本格的に始まることとなった。

†高齢者医療制度に関する4つの方式

高齢者医療制度の在り方をめぐる議論の特徴的な点は、1997年に医療保険福祉審議会制度企画部会が高齢者医療制度の改革案を整理した4つの方式のいずれを選択するかという形で行われたことである。4つの方式とは、①独立(保険)方式、②突き抜け方式、③年齢リスク構造調整方式、④一本化方式であり、図7-2はその概念図である。医療保険制度体系の型は、「縦の線」(被用者保険と国民健康保険の二本建てとする)を入れるか否か、「横の線」(年齢で切る)を入れるか否かの組合せしかない。すなわち、75歳であれ65歳であれ「横の線」を明確に入れるのが独立方式である。突き抜け方式は「縦の線」だけ入れ「横の線」を入れない方式である。年齢リスク構造調整方式は、「縦の線」は入れ、「横の線」は明確には入れない(いわば実線ではなく破線を入れる)方式である。そして、「横の線」

も「縦の線」も入れないのが一本化方式である。この4つの方式はいずれも一長一短がある。

第1は独立方式である。この方式はいわば「抜本改革を行った感」が強く、政治的には受け入れやすい。一方、最大の難点は、生活・就労実態や世帯構成等は何も変わらないにもかかわらず、一定の年齢に到達するだけで被保険者資格が変更され、権利・義務関係が大きく変わることである。また、独立させた保険制度の財源構成をどうするか、保険者をどうするのか（誰が引き受けるのか）といった問題がある。

第2は突き抜け方式である。これは一本化方式の対極にある方式であり、二本建てを徹底させるという筋の通った案である。しかし、①現役時代はともかく、高齢世代の多くは年金生活者であり生活実態は同じではないか、②雇用形態が流動化しているなかで、いわば「出自」を基に被用者OBと非被用者OBを区分した制度設計を設けることが適当か、③税（公費）は国民健康保険に集中的に投入するにしても、この方式は被用者保険にとって有利な制度であり、高齢者の医療費を国民全体で支えるという社会連帯の理念に反するのではないか、といった批判があった。

第3は年齢リスク構造調整方式である。これは年齢による医療費等の不均衡を調整する方式であり、老人保健制度でも採られている。したがって、実務的な問題は比較的小さい

図7-2　高齢者医療に関する制度設計（概念図）

独立方式

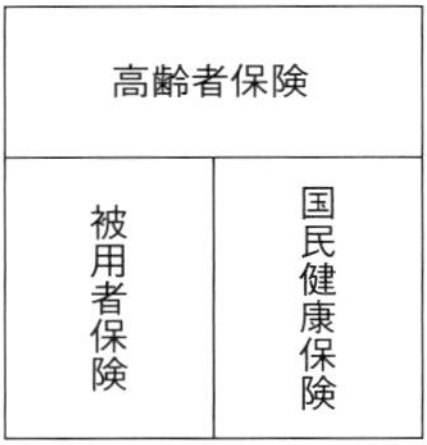

説明
高齢者を対象として、被用者保険および国民健康保険から独立させた保険制度を設ける方式。現行の後期高齢者医療制度はこれに該当する。

突き抜け方式

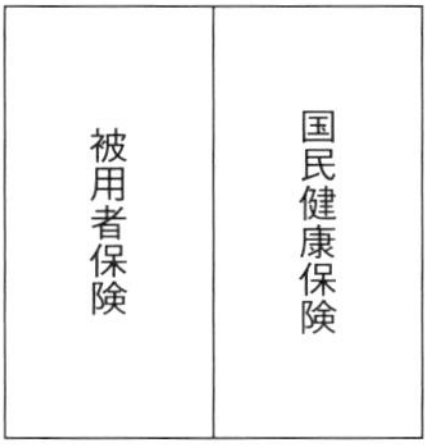

説明
被用者 OB は被用者保険の現役が、国民健康保険 OB は国民健康保険の現役が支えるという方式。二本建ての体系を高齢者部分まで「突き抜け」させる方式。

年齢リスク構造調整方式

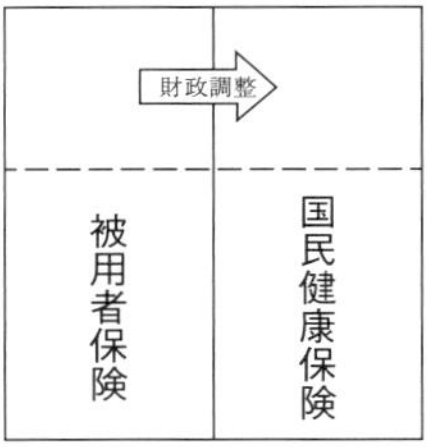

説明
年齢構成（特に高齢者）の相違に起因する医療費は、保険者間で財政調整する方式。老人保健制度や現行の前期高齢者医療制度で採られた方式である。

一本化方式

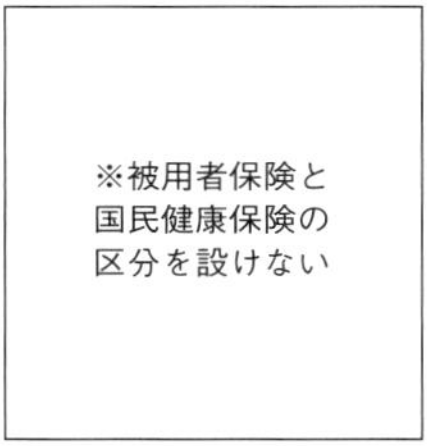

説明
年齢や稼得形態で区分せず医療保険制度を一本化する方式。
なお、全国一本でなく都道府県単位で一本化することでもよい。

（出典）島崎（2022）340 頁。一部加筆修正。

が、この方式は老人保健制度に対する批判がそのまま当てはまる。すなわち、高齢者の増加に伴い老人保健拠出金の負担が重く、かつ、その増加の歯止めがないという批判である。また、そもそも老人保健制度に代わるべき制度を創設するという政治的要請に応えられない。なお、調整対象を高齢者に限らず全年齢に広げるとともに所得等も調整するという完全リスク構造調整方式を支持する研究者は少なくないが、完全リスク構造調整方式は一本化と本質的には変わらないことに留意すべきである。保険者間で調整を行う（外部化：リスク構造調整）か、保険者を1つにまとめその内部で調整を行う（内部化：一本化）かの差異はあれ、実質は同じである。

第4は一本化方式である。この方式は制度間の壁を取り払い形式的な平等を実現するという意味でわかりやすい。しかし、①被用者と自営業者等の所得捕捉率の相違があること、②賃金によって生活を維持する労働者は、労働保険だけでなく医療保険においても保険料の事業主負担や傷病手当金の支給など特別の配慮が必要であること、③一本化するとすれば国民健康保険に合わせるよりほかないが、被保険者の管理や保険料徴収等の確実性・効率性という被用者保険の利点が損なわれるといった難点がある。

4方式のいずれを選択するにせよ、基本的に「ゼロサム・ゲーム」であり、すべてのプレイヤー（利害関係者）が満足する方式はあり得ない。たとえば、一本化方式は、国民健康保険側は支持しても被用者保険側は絶対に受け入れることはできない。しかし、抜本改革に対する期待（幻想）という点では共通しており、それが声高に叫ばれるなかで、同床異夢でありながら、4方式の選択の決着をつけることが医療制度の抜本改革の焦点となった。

この4方式のうち日本経営者団体連盟（日経連）は1997年8月に突き抜け方式を提言し、健保連も同月19日に公表した「厚生省案に対する健保連の見解」の中で退職者健康保険（その実質は突き抜け方式）という考え方があることを強調した。けれども、2002年5月に日経連が経団連（日本経済団体連合会：独立方式を支持）に統合された影響もあって、健保連はこの頃から条件付きで独立方式を支持する方針に転じ、突き抜け方式を主張する団体は連合だけとなった。一方、独立方式は日本医師会も支持し、自民党医療基本問題調査会長の丹羽《にわ》雄哉《ゆうや》会長をはじめ有力議員もこの方式を支持した。

ちなみに、厚生労働省は必ずしも独立方式がよいと考えていたわけではない。一定の年齢で制度を分ければ様々な問題が生じるからである。これに比べ老人保健制度はできのよい制度であり、それを改良するのが最善であると考えていたふしがある。実際、第6章で説明したとおり、2002年の健保法等改正における高齢者医療制度の改正部分（老人保健拠出金の負担の段階的軽減）は老人保健制度の改良版である。しかし、これは抜本改革ではないとの批判を浴び、被用者の3割負担が施行される前までに「新しい高齢者医療制度の創設」を含む基本方針を策定することとされた。端的に言えば、高齢者医療制度の4方式の選択の決着に関し明確に期限が切られたということであり、2003年3月28日に公表された基本方針では、後期高齢者について独立方式、前期高齢者については年齢リスク構造調整方式を採る方向性が示された。そして、制度設計の肉付けや関係者との調整作業が行われ、2006年の医療制度改革関連法により新しい高齢者医療制度が2008年度から実施された。

†後期高齢者医療制度創設の大義名分と見直しの必要性

繰り返し述べたように、独立型の後期高齢者医療制度では、75歳という年齢に到達しただけで権利義務が変更される。これは決して制度設計上の小さな傷とは言えない。それならば、なぜ「年齢で切る」という制度設計を行ったのか。その理由は、少子高齢化が加速するなかで、高齢者医療費の負担を世代間でどのように分担するかという問題に正面から向き合わざるを得ないからである。この制度は年齢差別であるという批判があるが、これは当たらない。今日、高齢者は有権者の3分の1以上を占めており、その政治的影響力を無視できるはずがない。むしろ、高齢世代と現役世代（さらに潜在的には将来世代）の負担の不均衡が拡大し深刻な世代間対立を招くリスクの方が大きい。

それを防ぐためには、まだ比較的冷静に議論できるうちに、①高齢者の窓口一部負担、②高齢者自らが納める保険料、③若年世代からの支援金、④公費、の負担関係を可視化し、この世代間の負担の配分ルールの在り方について真摯に議論し合意を得ることが大切である。その際、白紙に絵を描くことはできないが、現行の制度にとらわれ過ぎることも適当ではない。ちなみに、現行制度が発足した際、激変緩和の名目で、各種の特例措置や経過措置（例：被用者保険の被扶養者であった者の保険料の9割軽減、予算措置による70歳から74歳の患者負担の1割据置き）が講じられ、国はこれらの特例措置や経過措置を本則に戻すことに汲々としてきたきらいがある。また、2008年に政権についた民主党が後期高齢者医療制度の廃止を掲げていたという経緯もあり、その後の自民党・公明党の連立政権下では、「寝た子は起こさない」として、この制度の根幹に関わる議論を避けてきた。しかし、2020年代に入り、ようやく本格的な見直しの動きが見え始めた。ただし、医療保険制度の持続可能性を確保するためにはこれで十分とは言えず、第10章で論じるように検討すべき課題が数多く残されている。

コラム⑨　経団連が独立方式を支持した理由

経団連が独立方式を支持し突き抜け方式に反対したため、健保連も独立方式に方針転換したと述べたが、経団連はなぜ突き抜け方針に反対したのだろうか。それは2000年度から導入された退職給付会計が関係していると考えられる。

退職給付会計では、退職金や給付建ての企業年金は賃金の後払いであり、将来の退職給付見込額は各勤務期間における労働の対価の総和として捉えられる。そして、退職給付見込額のうち当期発生分（当期の労働の対価分）の割引現在価値は企業の貸借対照表において「退職給付費用」、当期末までの既発生分（当期末までに累積された労働の対価分）の割引現在価値は「退職給付債務」として認識され、それぞれ企業の損益計算書、貸借対照表に計上しなければならない。

より正確に言えば、退職給付債務から積み立てられている年金資産の評価額を控除した額が会計上認識すべき退職給付の負債（ネットの退職給付債務）であり、仮に積立不足があれば企業はその補塡をすることが求められる。この年金資産は時価で評価されるが、2000年当時、景気は悪く株式市況は低迷しており、給付建て企業年金の積立不足の補塡に四苦八苦する企業が少なくなかった。

1984年の健保法改正により退職者医療制度が創設された際、一部の健保組合の強い要請を受け、衆議院の法案修正で特定健康保険組合制度が設けられた。これは、健保組合のうち一定の要件を満たすものは、厚生労働大臣の認可を受けて、被保険者であった退職者に対し、退職後も引き続き現役被保険者と同様の保険給付や保健事業を行うことができるという制度である。この制度は、健保組合と母体企業は別の法人であるという抗弁は可能であるが、退職給付に該当するのではないかという疑義が生じかねない。実際、特定健康保険組合の母体企業が米国で上場する際、そのような照会・指摘を受けることもあったようである。

要するに、経団連が独立方式を支持し、突き抜け方式に反対したのは、退職者に係る医療費見込額を退職給付債務として母体企業の貸借対照表に計上すべきだとの議論が生じるのを回避するためであったと考えられる。

Ⅲ部 展望

Ⅱ部では、国民皆保険の軌跡を辿るとともに、わが国の国民皆保険の制度設計をめぐる重要な論点について分析・考察を行った。そのなかで積み残した点を含め、Ⅲ部では、国民皆保険の展望について、①社会経済の変容と制約条件（第8章）、②医療提供制度をめぐる課題と改革（第9章）、③医療保険制度をめぐる課題と改革（第10章）の3つに分けて論じる。

最初に「社会経済の変容と制約条件」の章を設けたのは、その考察抜きに国民皆保険の将来は語れないからである。なお、診療報酬は医療保険制度の仕組みであるが、医療提供制度の改革手法との関係を中心に論じるので、第10章ではなく第9章で論じる。

第8章　社会経済の変容と制約条件

1　社会経済と国民皆保険の関係

政策は制約条件下での将来に向けた選択であるが、現在と未来の与件は同じではない。このため、将来を予測することが必要になる。その際、最も重要なのは人口構造の変化である。将来を完璧に見通すことは不可能であるが、人口については、20年程度先であれば、ほぼ確実に予測できる。また、人口は医療制度に直接的あるいは経済等のバイパスを通じ間接的に大きな影響を及ぼす。

わが国の国民皆保険は、1950年代半ばに政治課題に浮上し、1961年の実現を経て1973年頃まで拡充した。それが可能であった最大の要因は、1955年から第一次オイルショックが起きた1973年までの長期にわたる高度経済成長である。では、なぜ

図８－１　日本の人口の推移（年齢３区分）1872－2120年

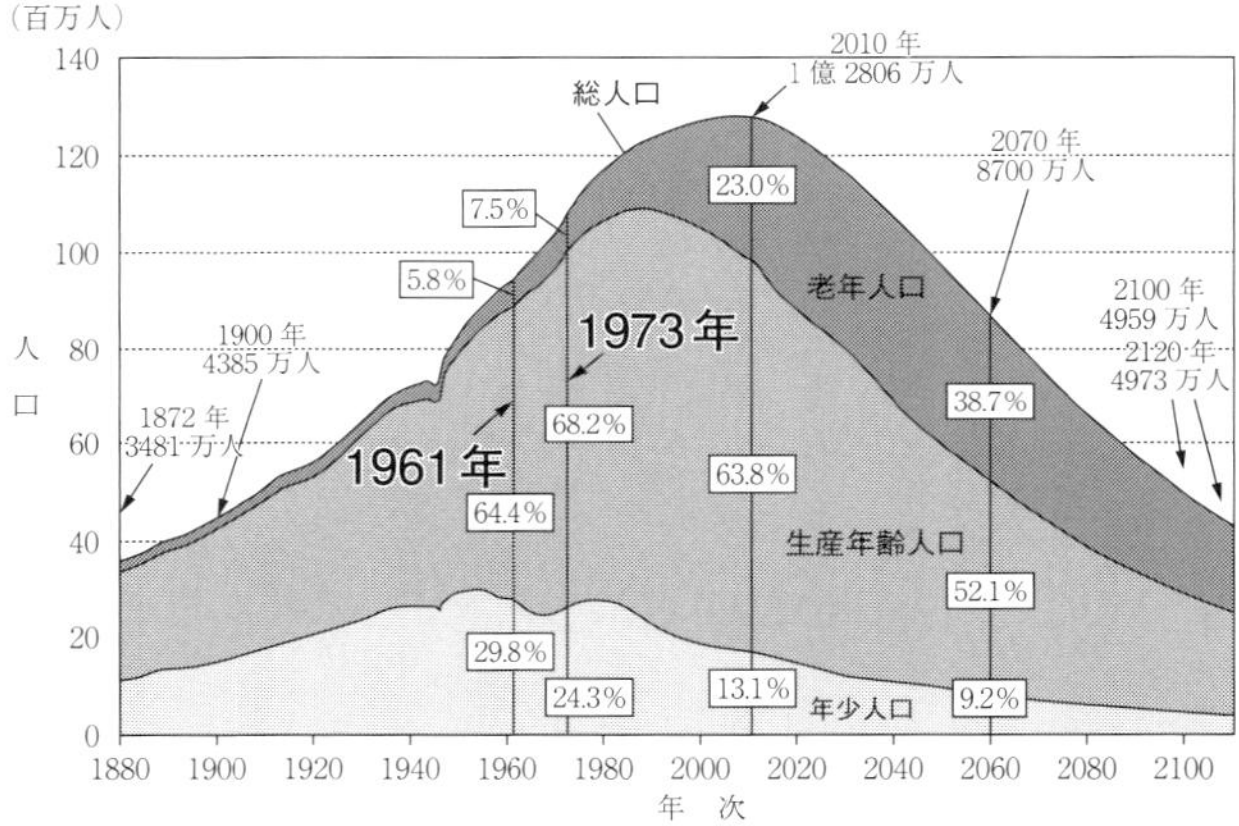

（出典）「国勢調査」、国立社会保障・人口問題研究所「日本の将来推計人口（2023年推計）」

わが国は高度経済成長を謳歌できたのか。固定相場制と自由貿易体制が維持されたという国際経済環境等も無視できないが、ファンダメンタルな理由としては、人口が増えていたことに加え、人口構造が「若かった」ことが挙げられる。
図８－１は、長期の日本の人口の推移である。１９５５年から１９７３年にかけて人口は約２千万人も増加している。また、２００８年ないし10年頃を軸に総人口は左右対称をなすが、人口構成はまったく異なっている。たとえば、２０２４年の高齢化率（65歳以上人口の総人口に占める比率）は29・３％と30％近いが、１９６１年は５・８％、１９７３年でも７・５％にすぎない。さらに注目される

のは、1973年の生産年齢人口比率（15歳から64歳人口の総人口に占める比率）が68・2％と3分の2を超えていることである。いずれにせよ、1961年に国民皆保険が実現し、さらに1973年にかけて給付の拡充等が可能であったのは高度経済成長があったからであり、高度経済成長を謳歌できた理由は人口構造が若く「右肩上がり」の社会であったからにほかならない。

これは「逆も真なり」のはずである。再び第5章の図5-1をご覧いただきたい。社会経済が「右肩下がり」になれば、国民皆保険はいわば1973年から1961年に遡る歩みを辿る可能性がある。すなわち、①国民全員をカバーすることの放棄（X軸の縮小）、②給付範囲の縮減（Y軸の縮小）、③給付率の引き下げ（Z軸の縮小）、の議論が生じ得る。もとより、このような国民皆保険が形骸化するシナリオが望ましいわけではない。また、①、②、③のいずれも人々の生活に直結するため安直な政策選択は許されない。さらに、図5-1は医療保険というファイナンスだけに着目しているが、その前に、超高齢・人口減少社会における医療の在り方を含め医療提供制度の見直しを行うことが不可欠である。

2　将来の人口構造の変容

†日本の総人口および人口構成の変化

図8－1は人口の長期的動態を視覚的に捉えることができるが、政策の検討を行うためには具体的な数字に基づいて議論する必要がある。表8－1は、国立社会保障・人口問題研究所の「日本の将来推計人口（2023年推計）」（出生中位・死亡中位）に基づき、基点となる2020年、20年後（2040年）、半世紀後（2070年）の人口の基本指標をまとめたものである。強調したい点は次の4つである。

第1は、総人口の減少である。注目すべきことは、日本の総人口が今後半世紀の間に約3割も減ることもさることながら、人口の減少幅が拡大することである。表8－1の2040年から2070年の総人口減少数を30年で割ると86万人となる。つまり、政令指定都市1つ分の人口が毎年失われていくということである。その影響が小さいはずがない。

なお、やや細かいことであるが、今回の推計では、合計特殊出生率の将来の仮定値（出生率中位）が前回推計の1・44から1・36に低下したにもかかわらず、人口減少のペ

表8－1　日本の人口の基本指標（2020年から2070年）

年　次		2020年	2040年	2070年
総人口（A）（単位：万人）		12,615 （100）	11,284 （89）	8,700 （69）
人口 3区分	年少人口（B） （15歳未満） （単位：万人）	1,503 （100）	1,142（76）	797 （53）
	生産年齢人口（C） （15～64歳） （単位：万人）	7,509 （100）	6,213 （83）	4,535 （60）
	老年人口（D） （65歳以上） （単位：万人）	3,603 （100）	3,929 （109）	3,367 （93）
（参考）（D）のうち 後期高齢者人口 （75歳以上）の再掲 （単位：万人）		1,860 （100）	2,228 （120）	2,180 （117）
（参考）（D）のうち 85歳以上の人口の再掲 （単位：万人）		613 （100）	1,006 （164）	1,117 （182）
高齢化率 （D/A）		28.6%	34.8%	38.7%
老年従属人口指数 （D/C）		2.1人で1人を支える	1.6人で1人を支える	1.3人で1人を支える
（参考）生産年齢人口を20～69歳、老年人口を70歳以上とした場合の老年従属人口指数		2.8人で1人を支える	2.2人で1人を支える	1.7人で1人を支える

（注）総人口、人口3区分のかっこ書きは、2020年を100とした場合の指数である。
（出典）「国勢調査」および国立社会保障・人口問題研究所「日本の将来人口推計（2023年）」（出生中位・死亡中位推計）に基づき筆者作成。

ースが緩んだ。その理由は、前回推計では外国人の入国超過数を年6・9万人と見込んでいたが、新推計では16・4万人と2倍以上に設定されたからである。この結果、総人口に占める外国人の割合は、2020年の2・2%から、2040年に5・2%、2070年には10・8%と1割を超すと見込まれる。ただし、新推計の16・4万人という仮定値は、コロナ感染拡大の影響を受けた2020年を除く2016年から2019年の入国超過数の平均値を将来に投影したものであり、他の推計指標に比べ確実性は劣る。

第2は、高齢化の進展である。老年人口（65歳以上人口）は2040年頃まで増加する。その主な理由は、「団塊ジュニア世代」（1971年から74年生まれ）が2040年にはすべて65歳以上となるからである。その後、老年人口は減少に転じるが、85歳以上の人口は横ばいないし増加傾向が続く。これは医療・介護の需要を考えるうえで非常に重要な点である。ちなみに、100歳以上の者の人口は、初めて全国調査を行った1963年にはわずか153人であったが、2024年に9・5万人、「団塊の世代」（1947年から49年生まれ）が100歳を超える頃の2051年には46・9万人に達すると見込まれる。この数字は2040年の鳥取県の総人口（約45万人：中位推計ベース）を上回る。

第3は、生産年齢人口（15歳から65歳未満までの人口）が、2020年の7509万人に比べ、2040年は6213万人と急減し、2070年には4535万人まで減少すること

コラム⑩　合計特殊出生率と出生率の低下要因

合計特殊出生率（Total Fertility Rate, 以下，TFR）は、15歳〜49歳の女性の年齢別出生率の総和（合計）であるが、これには、①ある年次における年齢別出生率の総和、②あるコーホート（同じ年次に生まれた集団）の年齢別出生率の総和、という2つの異なる概念がある。一般に報道などでは①のTFRが使用されるが、「1人の女性が一生に生む平均子ども数」という説明は、本来②のTFRを指している。また、仮にある年次に出産の先延ばしが起こり、翌年次に先延ばし分の出産があった場合、②のコーホートTFRには影響を与えないが、先延ばしが起きた時点における①の年次TFRは低下し翌年次には上昇する。したがって、①の年次TFRの短期的な変動に惑わされないよう注意する必要がある。

わが国の②のコーホートTFRの推移をみると、1950年生まれまでは2前後であったが、その後低下し、1970年生まれでは1.45（実績値）まで低下している。人口学的には、これは結婚要因（未婚・晩婚化）と出生要因（夫婦完結出生力の低下）の2つで説明できるが、問題はなぜ結婚行動および夫婦出生行動の変化が起きているのかである。これについては、様々な社会経済的要因が伏在しており、かつ、それらが相互に複雑に絡み合っているため、ある政策を打てばTFRが上昇するという単純な問題ではない。たとえば、TFRの低下要因としては、(1) 出産・子育ての費用（機会費用を含む）の増大、(2) 保育所や育児休業など就業と出産・子育ての両立支援策の不足、(3) 子どもの多い世帯向けの住宅の不足、(4) 雇用の非正規化や長時間労働、(5) 家族機能や地域コミュニティの変化、(6) 価値規範（男女共同参画意識、婚姻に対する意識）の変化、(7) 産業のサービス化や高度情報化、などが挙げられる。これらはTFRの低下との関係を一定程度説明できるにせよ、「寄与度」の分析は難しい。

これに関連して言えば、家族政策と出生率に関する研究成果をレビューしたOECD（2003）が、①施策の一貫性・継続性、②単発でない総合的なアプローチ、③社会全体に支持・合意された包括的な対策、④人口増加政策に対する過度な期待の抑制の重要性を強調していることが示唆に富む。

（参考文献）文中に挙げたもののほか、金子（2022）。

である。労働参加率が同じであれば、労働力人口は生産年齢人口に基本的に比例するため、生産年齢人口の激減は経済成長の大きな減速要因となるとともに、医療・介護の人材確保に甚大な影響を及ぼす。

第4は、年少人口（15歳未満の人口）の激減である。2020年の1503万人から、2040年には1142万人、2070年には797万人まで激減する。留意すべきことは、出生数が大幅に減少するのは、合計特殊出生率の低下が今後さらに進むと仮定しているからではないことである。実際、「日本の将来推計人口」の出生率中位の合計特殊出生率の仮定値は、2020年の1・33に対し、2040年1・33、2065年1・36とほぼ同じであるが、それにもかかわらず出生数は激減する。これは、1975年に人口置換水準（その合計特殊出生率が維持されれば総人口が維持される水準）を割り込んで以降、少子化現象が進んだ影響により、母数となる出産年齢人口（子どもを産む親の人口）がいわば「やせ細ってしまっている」からである。

もちろん、これはいわゆる少子化対策を講じる必要がないと言っているわけではない。出産・子育てと就労の両立支援や非正規労働者の正社員化など、結婚・出産・子育てをしやすい環境を整備することは非常に大切である。ただし、出生率を高めれば近未来の人口減少を回避できると考えるべきではない。

第5は、老年人口の生産年齢人口に対する比率（老年従属人口指数）の急騰である。老年従属人口指数の逆数をとると、高齢者1人を生産年齢人口（現役）何人で支えるかを表す指標が得られる。これをみると、2020年は現役2・1人で1人の高齢者を支えていたのが、2040年には現役1・6人で高齢者1人を、2070年には現役1・3人で高齢者1人を支える社会となる。なお、日本では高校・大学進学率は高く、高齢者の健康水準や就業意欲が高いため、生産年齢人口が15歳から64歳、老年人口が65歳以上というのは社会実態に合わない。そこで、表8－1では、参考として、生産年齢人口を20歳から69歳、老年人口を70歳以上とした場合の割合も掲げている。これをみると、老年従属人口指数の変化のピッチはやや緩和されるが、それでも相当な勢いで上昇することがわかる。

†都道府県別の人口構造の変容

医療政策を論ずるためには日本全体の人口指標をみるだけでは足りない。高齢化や人口減少の様相や要因は地域によって大きく異なるからである。以下では、紙幅の制約により都道府県レベルの分析にとどめざるを得ないが、実際に政策を展開するに当たっては、二次医療圏単位、市町村単位で分析する必要がある。なお、平成の大合併により面積が広大化した市町村がある。たとえば、岐阜県高山市の面積は香川県の面積を上回っているが、市町村の面積が大きい場合は旧市町村単位で分析することが必要になる。

図8－2は、総人口がほぼピーク時の2010年と高齢者数がピークを迎える2040年の都道府県別の高齢化率と人口増加率を表したものである。この図の見方であるが、たとえば、2010年の東京都の高齢化率は約20％であり、人口は5年前に比べ5％弱増加していたことを示している。まず気がつくのは、高齢化率が高い県ほど人口減少のピッチが速いことである。ただし、これは都市圏の都道府県が安泰であることを意味しない。2040年では東京都の人口は5年前に比べ0・3％と微増であるが、他の道府県はすべて人口減少となる。また、2040年時点の東京都や沖縄県の高齢化率は、2010年時点で最も高齢化率の高い秋田県とほぼ同じ水準に達する。

留意すべきことは、一口に高齢化率の上昇と言っても、その要因は都市部と農村部・中山間地では異なることである。たとえば、秋田県の75歳以上人口は、2020年の19・1万人から2040年には20・3万人と1・2万人しか増えない。それにもかかわらず、この間、75歳以上人口の総人口に占める比率は、19・9％から29・6％と10ポイントも跳ね上がり、2040年には秋田県のすべての市町村の75歳以上人口比率は25％を超えると見込まれる。その理由は、2020年から2040年にかけて、秋田県の総人口が96万人から69万人に激減（3割減）するからであり、医療・介護サービスをいかに効率的に提供す

図８－２　都道府県別の高齢化率および人口増減率
（2010年・2040年）

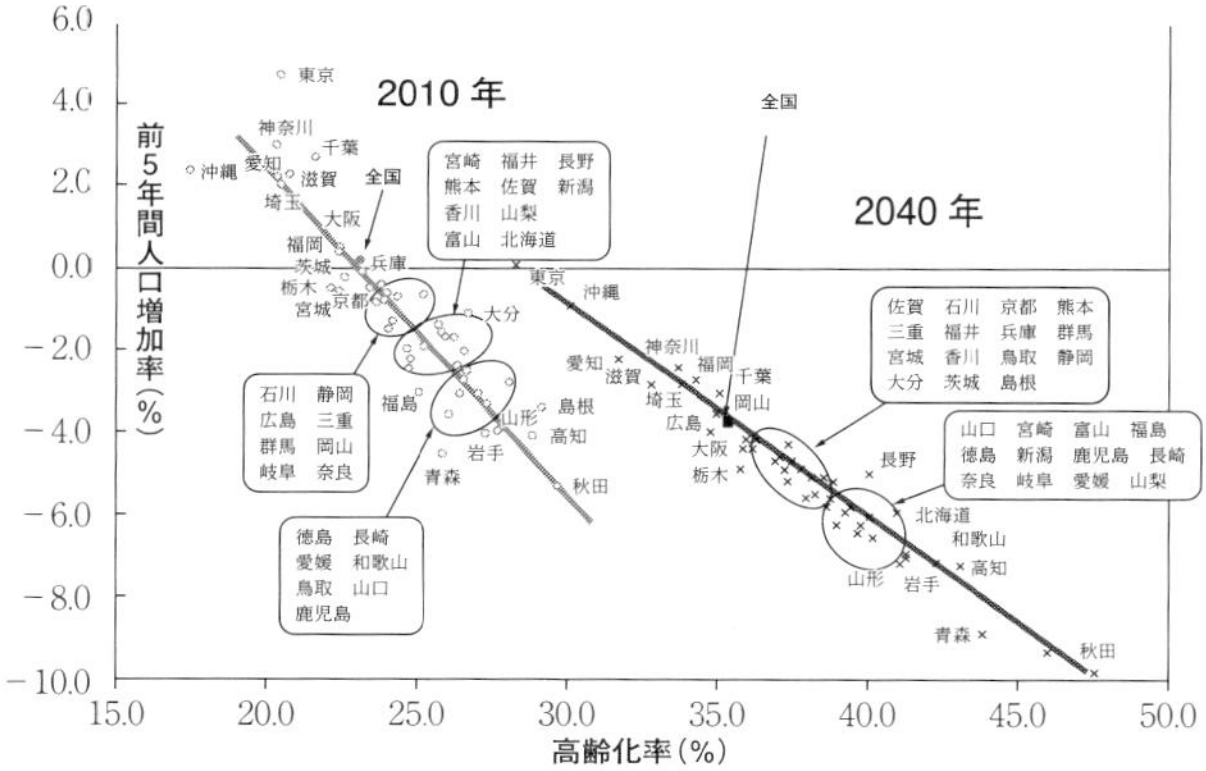

（出典）（注）2010年の人口増加率は2005年から2010年の増加率、2040年の人口増加率は2035年から2040年の増加率である。
（出典）「国勢調査」、国立社会保障・人口問題研究所「日本の地域別将来推計人口（2023年推計）」

るかが課題となる。
一方、東京をはじめ大都市圏の高齢化率が急上昇するのは、総人口はあまり増えないが、75歳以上の高齢者が激増するからである。具体的に数字を挙げると、2020年から2040年にかけて、東京都の総人口は1405万人から1451万人と微増であるが、この間、75歳以上人口は169万人から203万人に急増する（約2割増）。したがって、住まいの問題等を含め医療・介護需要の増加への対応が急務となる。

†世帯構造の変容

医療や介護の問題を考えるうえでは世帯構造の変容も重要である。国立社会保障・人口問題研究所の「日本の世帯数の将来推計（全国推計、2024年推計）」によれば、わが国の世帯は、三世代同居世帯が減り、単独世帯（1人暮らし世帯）や夫婦のみの世帯が増加する。特に世帯主が65歳以上の世帯数は、2020年の1041万から2040年には2412万に増加するが、このうち1人暮らし高齢者（世帯）は738万人（男性256万人、女性482万人）から1041万人（男性418万人、女性623万人）に急増し、世帯主が65歳以上の世帯数の43%に達すると見込まれる。平均寿命の相違や結婚の年齢差があるため1人暮らし高齢者は女性の方が多いが、増加率のみならず増加数は男性の方が多いことが注目される。これは男性の未婚が増えているからである。たとえば、生涯未婚率（推計上、50歳時の未婚率で代替される）は、女性が17・8%であるのに対し、男性は10ポイント以上も高く28・3%である。つまり、2020年の国勢調査で50歳の男性の約10人に3人は未婚だということであるが、今後この数字はさらに上昇すると見込まれている。

一般に、2人以上世帯に比べ単独世帯の方が経済的リスクや社会的に孤立するリスクが高い。また、一口に1人暮らしといっても、子どもが近居の場合、遠方に居住している場合、子どもがいない場合では、家族による支援の可能性や緊急時の対応はまったく異なる。たとえば、1人暮らしの高齢者が意識のない状態で入院した場合、子どもがいれば本人の延命治療の希望の有無を尋ねること（家族による意思の推定）ができるが、子どもがいなければそうした対応をとることもできない。こうした問題は、病院や施設に限らず居宅でも起こり得る。また、成年後見人をつければ済むという問題ではない。日常的な生活（例：買い物、ゴミ出し、郵便物の収受や対応）の支援を含め、家族の代替機能を地域の中で誰がどのように担うのかという難題が突きつけられている。

3　2040年頃の社会保障の将来見通しと視点

†厳しさを増す財政制約

人口構造の変容は医療をはじめ社会保障に甚大な影響を及ぼす。このため、将来推計が必要になる。直近の推計は、内閣官房、内閣府、財務省、厚生労働省が経済財政諮問会議（2018年5月21日）に提出した「2040年を見据えた社会保障の将来見通し」（以下、将来見通し）である。なお、この推計は旧人口推計（2017年に公表された推計人口）をベースにしたものであることに加え、コロナ禍による財政支出の増大や経済基調の変化、少子化対策の大幅な拡充など前提条件が変わっている。このため、将来見通しは改訂する必要があるが、本書の執筆時点ではまだ改訂されていないため、これを基に議論を進める。

将来見通しによれば、社会保障給付費は、2018年度の121・3兆円（対GDP比21・5％）から、2040年度は190・0兆円（同24・0％）に増加する。対GDP比24％への増加（1・1倍増）は、フランスやスウェーデンでは現在でも24％を上回っていること等を考えると、制御可能な範囲に収まっていると評価すべきであろう。ただし、子ども・子育て支援の拡充など社会保障給付費の増加要素がある一方、この推計以降に発生したコロナ禍の影響等もあって経済成長率を下方修正する必要があることから、2040年度の対GDPの社会保障給付費は上昇すると考えられる。さらに、①社会保障費などの財源不足を賄うために多額の赤字国債を発行しており、現状でも社会保障給付費はファイナンスできていないこと、②対GDP比の増加分2・5ポイント（24・0％－21・5％）は2018年度ベースで14兆円（消費税率換算で約5％）に相当し決して小さい数字とはいえないことに留意すべきである。

また、子ども・子育て支援との関係で医療・介護制度の見直しが迫られることも指摘しておかなければならない。すなわち、「子ども・子育て支援加速化プラン」の実施に必要となる3・6兆円（2028年度ベース）の財源は、①既定予算の最大限の活用等、②徹底した歳出削減、③子ども・子育て支援金、の3つから成るが、このうち②の歳出改革については2028年度までに1・1兆円程度の公費削減を図ることとされている。そして、この歳出改革は2023年末に閣議決定された「全世代型社会保障構築を目指す改革の道筋（改革工程）」に沿って行われることになるが、この改革工程に盛り込まれている事項をみると、薬剤患者負担、高齢者の患者負担の引き上げ、介護保険の2割負担の対象拡大など、高齢者にとって影響が大きい医療・介護制度関連が多くを占める。このため、社会保障給付費とりわけ医療・介護の給付費の伸びを抑制する圧力は高まると考えられる。

†深刻な人的資源制約

財政制約もさることながら、それ以上に深刻なのは人的資源の制約（人手不足）である。将来見通しの「医療福祉分野における就業者の見通し」によれば、2018年度から2040年度にかけて、介護需要の増加等に伴い医療福祉（介護を含む。以下同じ）の就業者数は823万人から1065万人に増加する。一方、就業者総数は、生産年齢人口の激減に伴い6580万人から5654万人に減少することから、就業者総数に占める医療福祉分野の就業者数の割合は、2018年度の12・5％から2040年度には18・8％と6・3

ポイント上昇すると見込まれる。煎じ詰めれば「お金の移転」だけの仕組みである年金制度と異なり、医療や介護・制度はサービスを生み出す人がいなければ成り立たず、人手不足が制度の持続性のアキレス腱になることが危惧される。

人手不足は介護以外の建設や農業等の分野でも深刻であり、国は2018年に出入国管理法等を改正し外国人労働力の受け入れ拡大に大きく舵を切った。しかし、外国人労働力に過度な期待を抱くべきではない。これは治安の悪化や賃金構造の二層化に対する懸念だけによるのではない。最大の理由は、外国人労働者は日本の都合に合わせて来てくれないことにある。UN（2024）による東南アジア諸国の2023年の合計特殊出生率をみると、シンガポールは0・94、韓国は0・72、台湾は0・87と1を下回っており、タイも1・21と日本と同等、ベトナムも1・91と2を割り込んでいる。こうした開発途上国を含む東南アジア諸国の出生率の低下や各国の今後の経済発展（国内成長）を考慮すれば、外国人労働力の供給自体が低下する可能性が高い。また、たとえば、ベトナムの労働者はオセアニアやヨーロッパ諸国を含め30カ国以上から引く手あまたであり、外国人労働力は今でも「買い手市場」ではない。製造業の場合は生産拠点を海外に移転することも経営の選択肢となるが、医療や介護の場合はそのような方策は採り得ず、国内で必要な労働力を確保することを基本に据えるよりほかない。

言うまでもないが、これは外国人労働者を受け入れるなという偏狭な主張ではない。わが国の経済は現在でも外国人労働者なくして成り立たない。これは、医療・介護も例外ではない。実際、介護分野では2023年現在、約4万人の外国人が就業している。ただし、外国人労働者は日本の都合に合わせて来日するわけではないし帰国してくれるわけでもない。「ドイツは労働力を呼び寄せたが、来たのは人間だった」という言葉があるが、来るのは生身の人間であり、労働力の調整弁のように捉えることは、その意味でも間違っている(1)。外国人労働者を受け入れるためには、賃金をはじめ労働条件の改善だけでなく、社会保障、子弟の教育、住宅環境の整備など検討すべき事項は山ほどある。同時に出入国の適正な管理や不法滞在の防止体制の強化を図ることも不可欠である。

†3つの重要な視点

財政制約も人的資源制約も厳しく八方塞《ふさ》がりのようであるが、それを打開するのが政策である。この後の第9章および第10章では医療提供制度と医療保険制度に分けて論じるが、総論として重要な視点を3つ述べておく。

第1は、医療をはじめ社会保障の役割・機能を正当に評価することである。かつて、小泉政権下の「骨太方針2006」では、社会保障費の増分を毎年度国費ベースで2200

億円（5年間では1・1兆円）抑制する方針が明示された。その背景にあるのは、社会保障費の増加は経済成長にマイナスの影響を及ぼすという考え方である。また、安倍政権下の「骨太方針2015」でも、2章「安心・安全な暮らしと持続可能な経済社会の確保」では社会保障に関する言及が一切なく、3章「経済・財政再生計画」では社会保障の給付の抑制が経済成長に繋がるという論理で終始していた。岸田政権下の「骨太方針2024」の基本認識も同様であり、「現役世代の消費活性化による成長と分配の好循環を実現していくためには、医療・介護等の不断の改革により（中略）保険料負担の上昇を抑制することが極めて重要である」と述べられている(2)。

筆者は、社会保険料を単なる負担と考える風潮や社会保障を経済成長の〝足枷〟のように捉える論調には強い違和感を覚える。社会保障は国民の「安心・安全な暮らし」を支え社会の安定にも寄与している。また、医療に即して言えば、国民皆保険は国民の健康を守るとともに、第2章で述べたとおり医療費の適正かつ効率的な使用にも貢献している。こうした社会保障の役割・機能を正当に評価しなければ、国民の反感・反発を招き、かえって必要な改革が進まない結果となろう。

また、社会保障の在り方は最終的には国民の選択に帰着するが、必要な給付が受けられるのであれば負担増もやむを得ないと思っている人は決して少数ではない。たとえば、厚生労働省の「令和4年社会保障に関する意識調査」は、今後の社会保障の給付と負担に関する考え方について尋ねている。その結果をみると、「社会保障の給付水準を維持し、少子高齢化による負担増はやむを得ない」との回答が最も多く32・7％、次いで「社会保障の給付水準を引き上げ、そのための負担増もやむを得ない」が16・9％となっている。つまり、国民の約半数は社会保障の給付水準を維持・向上するためには負担増はやむを得ないと思っているのである。もとより、これは税や社会保険料を引き上げるハードルが低いことを意味するものではないが、政治家は所要財源を含め政策の内容を吟味し、小細工を弄することなく国民にその政策の必要性を諄々《じゅんじゅん》と説き理解を得ることが求められる。
第2は、労働生産性および労働参加率を高めることの重要性である。国民1人当たりの経済的豊かさは、国民1人当たりの国内総生産（GDP／総人口）で表わされるが、これは次のように分解できる。

GDP／総人口＝（GDP／労働力人口）×（労働力人口／総人口）

したがって、国民1人当たりの経済的豊かさを高めるためには、①（GDP／労働力人口）すなわち労働生産性の向上、②（労働力人口／総人口）すなわち労働参加率の向上、の2つが必要となる。①の労働生産性の向上は医療・介護分野でも非常に大切である。これは厳しい労働実態にある病院勤務医や看護職員等に対しさらに過酷な労働を強いるということではない。多様な働き方を認めるとともに時間当たりの労働生産性の向上を図り、医療の付加価値（アウトプット）を増大させ、賃金の向上に繋げるという好循環を実現する必要がある。そのためには、ICTやAIの活用を含む医療DX（デジタル・トランスフォーメーション）の推進、ロボットの活用を図るほか、チーム医療やタスクシェア・タスクシフト（例：医師でなくともできる仕事は他の業種に委ねること）を推進するなど、あらゆる方策を総員することが求められる。また、医療現場の業務をセグメントに分け、働き方の多様化や職員の適性等を踏まえ適任者に割り振る（たとえば、この業務は常勤のA看護師、この業務は短時間勤務のB看護師、この業務は事務職の人にやってもらう）といったマネジメントが大切になる。さらに、医療分野で重要なことは、地域の人口動態や医療需要の将来を見据え医療機関の統合・再編や医療資源の再配置を行うことである。これは「地域全体の医療の生産性の向上」とでも言うべきものである。
②の労働参加率の向上は、高齢者や女性等の就業率を高めるということであるが、特に高齢者が働くことは社会との関わりを持ち続け孤立を防ぐという意味でも大切である。その前提になるのは健康であり、疾病予防や介護予防（フレイル予防等）を通じ健康寿命を伸

コラム⑪　医療DXとその進め方

医療DXとは、「保健・医療・介護の各段階（疾病の発症予防、受診、診察・治療・薬剤処方、診断書等の作成、申請手続き、診療報酬の請求、医療介護の連携によるケア、地域医療連携、研究開発など）において発生する情報に関し、その全体が最適化された基盤を構築し、活用することを通じて、保健・医療・介護の関係者の業務やシステム、データ保存の外部化・共通化・標準化を図り、国民自身の予防を促進し、より良質な医療やケアを受けられるように、社会や生活の形を変えていくこと」（2023年6月2日　医療DX推進本部決定「医療DXの推進に関する工程表」）と定義されている。

簡単に言えば、医療分野においてデジタル技術を活用して医療の質や効率を向上させる取組みであり、国は医療DXの重要な柱として、①マイナ保険証の普及の加速、②全国医療情報プラットフォームの構築、③診療報酬改定DXを掲げている。このうち②については、厚生労働省は、電子カルテ情報共有サービス（電子カルテ情報を医療機関・薬局等で共有するサービス）を法律上位置づけ、2025年度中に本格稼働させる方針を打ち出している。また、社会保険診療報酬支払基金を抜本的に改組し、医療DXに関するシステムの開発・運営主体として位置づけること等を内容とする法律改正も予定されている。

国と医療現場の医療DXの優先順位は異なる。やや誇張して言えば、国にとって医療DXは行財政の効率化という色彩が濃い。一方、医療機関にとって医療DXの主眼は、医療の質やサービスの向上、業務の効率化・生産性の向上である。とりわけ医療機関にとって切実な問題は、電子カルテの更新費用が高く経営の大きな圧迫要因となっていることであり、国としてそのコストダウンの方策の検討や標準型電子カルテの速やかな普及が望まれる。また、医療DXを進めるためには国民の理解と協力が不可欠である。その意味で、マイナ保険証の強引な進め方は反省すべき点が多い。医療DXに関する法律改正に当たっては、医療DXの全体像とスケジュール、国民にとってのメリット、全体の所要経費の見通しと誰がどのように負担するのか等について、国会で十分説明し審議を尽くす必要がある。

ばすことが重要である。ただし、健康寿命が延伸されても平均寿命も延びるため、平均寿命から健康寿命を差し引いた、いわば「不健康寿命」はほとんど変わらない[3]。また、生活習慣病等の予防は病気になるタイミングを先送りしているだけで、生涯にかかる医療費の総額が減少するという明確なエビデンスはない[4]。誤解がないように付言すれば、これは予防や健康寿命の延伸が不要であるとか無意味だということではない。健康はそのこと自体大きな価値がある。しかし、予防を徹底すれば医療費や介護費の増加を抑制できると安易に考えるべきではない。

第3は、医療の提供形態や人口の地域特性によって政策の舵の取り方が変わることである。マクロ的にみれば、人口減少が加速することに加え高齢者数も2040年頃には減少に転じることから、医療需要は2030年代半ば頃にはピークアウトすると見込まれる。したがって、医療提供体制はかつての「拡大再生産」ではなく「撤退戦」が強いられる。ただし、医療の提供形態（入院、外来、在宅医療）と地域（大都市、地方都市、過疎地域）の組合せによってピークアウトする時期は大きく異なる[5]。たとえば、外来は大都市およびその周辺を除くほとんどの地域で既にピークアウトしているが、在宅医療は2040年以降も増加する地域が少なくない。また、入院は今後10年以内にピークアウトする地域が多いが、大都市部やその周辺ではピークアウトの時期は2040年以降にずれ込むと見込まれる。

したがって、地域の実情を踏まえた丁寧な政策的対応が求められる。

さらに難しいのは「撤退戦」である。患者が減っているのであれば、医療機能を縮小すべきだというのは正論である。無理に現状の医療提供体制を維持しようとすれば、かえって傷は深くなる。しかし、医業は固定費用の比率が高い業種であり、たとえば病床数を半分にすれば医師や看護師等のスタッフ数も半減するというわけにはいかない。また、医療機能を縮小するにしても、現に受診している患者への対応をはじめ、計画的かつ円滑な移行措置が必要となる。「退く戦は攻める戦より難しい」という言葉があるが、これは医療の世界にも当てはまるどころか、医療であるからこそ一層難しい問題なのである。

第9章　医療提供制度をめぐる課題と改革

本章では、医療提供制度をめぐる課題と改革に関し、医療政策の理念から説き起こした後、医師の働き方改革、医師の偏在是正、地域医療構想をはじめとする主要課題について論じる。また、医業経営をめぐる最大の課題は、物価・賃金の上昇への診療報酬の対応である。診療報酬は医療財政制度のサブシステムであるが、医療提供体制の在り方に大きく関わるので、本章の最後で、物価・賃金が恒常化する時代における診療報酬の在り方について私案を提示する。

1　医療政策の理念

†自己決定権の尊重および個人の尊厳の確保

医療政策の理念は人間や社会の在り方に関わる。その理想像は時代や国によって異なるが、第7章で社会保険方式の採用の理由を説くなかで述べたとおり、近代市民社会ないしは自由主義社会の基本は自立・自助および自由である。では、これは憲法上どのように位置づけられるのか。

医療政策の理念を語るのに憲法まで持ち出すのは大仰に思われるかもしれない。しかし、医療政策の理念が人間像・社会像に関わるとすれば、国家と国民の関係を規律する最高規範である憲法にまで遡って考える必要がある。とりわけ国民皆保険の持続可能性が問われている今日、その考察を欠かすことはできない。

そこで憲法を眺めてみる。社会保障といえば直ちに思い浮かぶのは、憲法25条の生存権の規定である。すなわち、憲法25条は1項で「すべて国民は、健康で文化的な最低限度の生活を営む権利を有する」と規定し、その趣旨を実現するため、2項で「国は、すべての生活部面について、社会福祉、社会保障及び公衆衛生の向上及び増進に努めなければならない」と謳《うた》っている。この憲法25条の規定は、戦後わが国が福祉国家の道を歩む礎となっただけでなく、今後、財政制約や人的資源制約が強まるなかで国民皆保険を守る拠り所として重要な意味をもつ。

しかし、わが国の憲法には医療政策の理念を論じるうえでもう1つ大切な条文がある。

それは、「すべて国民は、個人として尊重される。生命、自由及び幸福追求に対する国民の権利については、公共の福祉に反しない限り、立法その他の国政の上で、最大の尊重を必要とする」という憲法13条である。この条文の前段は「個人の尊重」あるいは「個人の尊厳」原理、後段は幸福追求権と呼ばれているものであるが、なぜ幸福追求権が重要なのか。それは、「人間の一人ひとりが〝自らの生の作者である〟ことに本質的価値を認めて、それに必要不可欠な権利・自由の保障を一般的に宣言したものである」(佐藤、1995年、448頁)からである。幸福追求権が各種の権利・自由を包摂する基幹的な権利といわれることがあるのはそのためである。そして、幸福追求権が保障されることにより、個人の自己決定権や個人の尊厳が確保されるという構造に立つ。

このことを強調するのは、医療政策とりわけ医療提供制度に関する問題を考えるに当たって、一人ひとりの患者が〝生の作者〟すなわち生活者であることを基本に据える必要があると思われるからである。これは次に述べることと関係する。

†医療観・医療モデルの転換

医療という言葉を辞書で引くと、「医術で病気を治すこと」(大辞林)と記されている。この定義は感染症中心の時代や若人の疾患の場合には適合する。感染症であればその原因である細菌やウイルスを退治すれば治る。また、若人の疾患の多くは単一の臓器の急性障害として発現するため、その原因を医術で取り除けば治るのが通例である。しかし、超高齢社会になれば事情は異なる。高齢者の疾患の多くは加齢が関係しているため、1人の高齢者が複数の疾患・症候を抱えるとともに完治しない場合が少なくないからである。したがって、「病気を治す」という単一的な医療観や医療モデルの転換が必要になる。

これは医学の進歩や専門分化を否定しているのではない。治せなかった疾病を治せるようにすることは今後とも医学の重要な使命である。また、日進月歩の医療技術の革新に対応するためには医学の専門分化が進むことも当然である。しかし、専門分化が進めば包括的な医療の重要性も増す。とりわけ高齢者は複数の病気を抱えるだけでなく、身体機能の低下や認知症の発現に伴い介護需要も高まる。臓器別ではない全人的・包括的な医療、尊厳ある看取りまで含めた「治し、生活を支える」医療が大切になるゆえんである。

そして、これは医療政策の守備範囲の拡大を迫る。「生活を支える」と言った途端、医療政策の「視界」は、医療の隣接領域である保健、介護、福祉はもとより、住まい、就労、さらには〝まちづくり〟にまで一挙に拡大する。それはなぜか。医療は病をもつ人にとって欠かすことはできないが、医療は生活の一部として存在し、生活は介護・福祉等の関連サービスや生活の基盤となる住まいや地域と切り離して存立し得ないからである。

これを医療政策の越権や逸脱と考えるべきではない。「医療は医学の社会的適用である」と言われることがあるが、適用すべき社会の実態が変われば、医学はもとより医療の在り方自体の見直しが求められるのは当然のことである。

†国民の医療に関する意識

医療政策の理念として自己決定権の尊重を強調したが、それでは国民は一体どのような医療を望んでいるのだろうか。それについて考察するのに最も重要なのは、国民が人生の最期――〝生の作者〟として綴ってきた最終章――をどのように迎えたいと願っているかであろう。「人生の最終段階における医療・ケアに関する意識調査報告書」(2023年12月)を基に考察を行う。

この調査では、「病気で治る見込みがなく、およそ1年以内に徐々にあるいは急に死に至ると考えたとき」に望む医療について尋ねているが、そのうち「心臓や呼吸が止まった場合の蘇生処置」について、「望む」と回答したのは21%、「望まない」が54%、「分からない」が22%、無回答が3%となっている。この回答結果からは延命治療に対し消極的な国民意識が窺えるが、終末期医療の問題はそれほど単純ではない。

第1に、疾患のタイプにより終末期の態様は異なる。図9-1は、疾患別の死に至るパ

図9－1　疾患別の死に至るパターンの相違

①がん等：
死亡の数週間前まで機能は保たれ、以後急速に低下

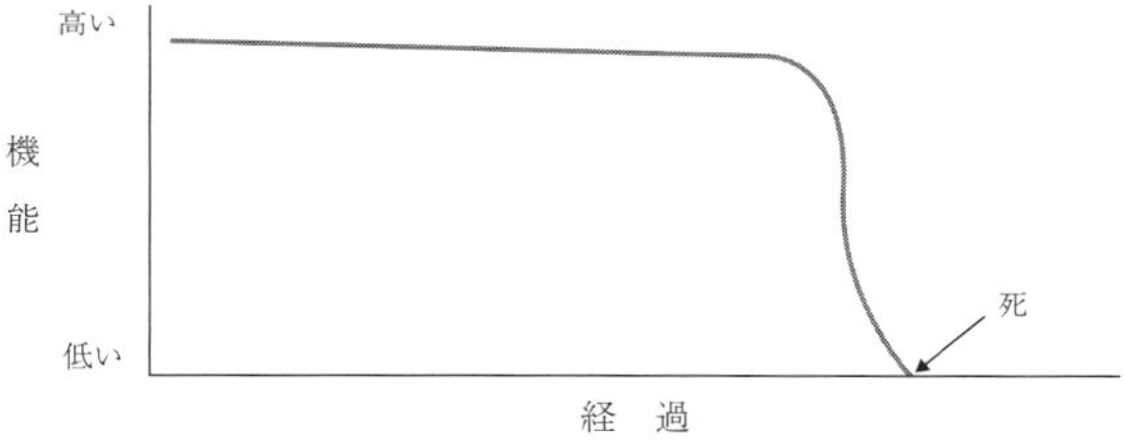

②心臓・肺・肝臓等の臓器不全：
時々重症化しながら、長い期間にわたり機能は低下

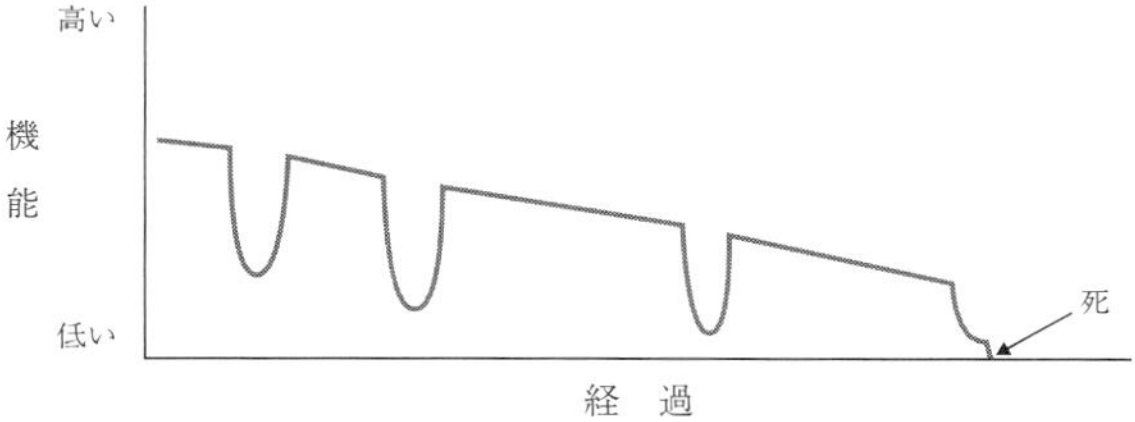

③老衰・認知症等：
長い期間にわたり徐々に機能は低下

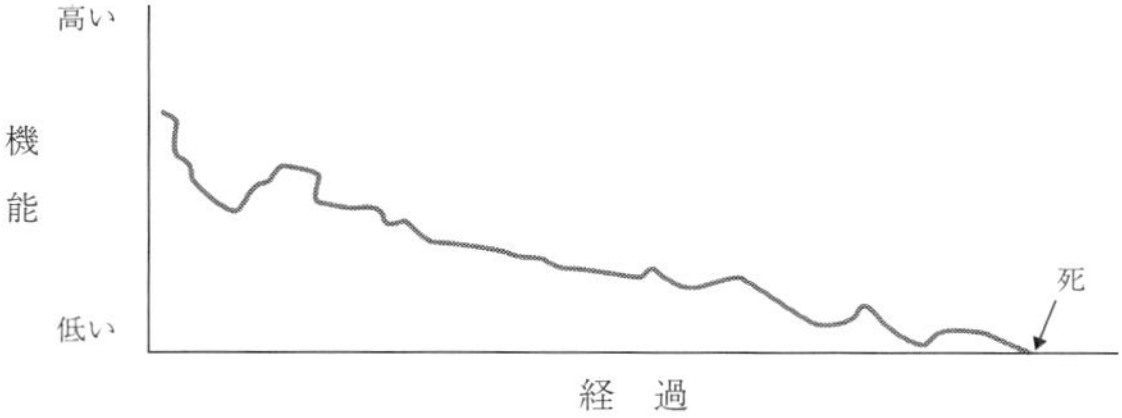

（出典）Lynn and Adamson: “Living Well at the End of Life”, WP-137, Rand Corporation, 2003.

ターンの相違であるが、特に「非がん系」では死期の予測は非常に難しい（池上、2014、147頁）。また、心臓・呼吸器・肝臓等の臓器不全のタイプでは急性増悪と小康状態を繰り返し機能低下するが、専門医であっても終末期と急性増悪の区分は困難な場合が少なくない（平原、2008、99頁）。これは後述する在宅医療における急性増悪時の不安やバックアップ体制の問題とも関係する。

第2に、患者本人の意思を確認できない場合は家族等による患者の意思の推定が重要になるが、意思の推定は容易ではない。一般に、自分自身の場合に比べ家族に対しては延命治療を望む割合が高くなる傾向がある。これは、肉親の死に関わる判断は回避したいという心理や親戚との関係など世間体を含め様々な思いが働くからだと推察されるが、理由はそれだけではない。この調査では、「人生の最終段階における医療」について家族等や医療・介護従事者とどのくらい話し合ったことがあるかとの質問に対し、「詳しく話し合っている」という回答はわずか1・5%にとどまっている。詳しく話し合っていなければ、家族等が意思の推定に躊躇を覚えるのは当然である。

筆者は、だから終末期医療の議論は不毛だと言いたいのではない。むしろ逆である。難しいからこそ「他人任せ」にしてはならないのである。これに関連して言えば、近年、アドバンス・ケア・プランニング（advance care planning：以下、ACP）の啓発・普及が進められている。ＡＣＰとは「人生の最終段階の医療・ケアについて本人が家族や医療・ケアチームと事前に繰り返し話し合うこと」であるが、その概念や普及に関し留意すべきことが４つある。１つは、ＡＣＰのＰはplanではなくplanningであり作成するプロセスに重点が置かれていることである。また、その目的は患者の考え方や価値観を共有することにある[1]。２つ目に、終末期医療の問題は患者の自己決定権の尊重や最善の利益とは何かという観点に立って議論すべきである。国家が個人の死生観に介入してはならない。医療経済的な観点からの議論を封じるつもりはないが、これを前面に押し出すことは適当ではない。３つ目に、延命治療か積極的治療か、あるいは終末期医療か一般医療かという二項対立的な議論の立て方は適切ではない。死期が近づいている患者の急性増悪を治療しＱＯＬの低下を防いでいくのも〝立派な〟高齢者医療であり終末期医療である（今井、２００２、１３５頁）。

ＡＣＰの啓発・普及は重要であるが、筆者は、それと並行してＡＣＰが確実に医療・ケアの内容に反映されることが大切だと考えている。その理由は、ＡＣＰの作成を勧めておきながら実際に活用されなければ国民に対する背信行為となるだけでなく、現に救急搬送の場で大きな問題となっているからである。たとえば、在宅医療の患者が延命治療を望んでおらず、その意思が家族や医療介護関係者と共有されていたとしても、患者の病状が急変し苦しんでいる場合、家族が対応に苦慮し救急車を呼ぶことがある。あるいは本人が痛みを緩和することを希望し救急搬送の要請を行うケースも少なくない。こうした場合とりわけ心肺蘇生が必要な場合、救急隊員はどのように対応するだろうか。実は、救急車を呼んだ以上は心肺蘇生等の延命行為を行うとする自治体(消防本部)もあれば、一定の条件の下で蘇生を中止する方針を採っているところもみられるなど、区々の対応となっているのが実状である。このため、総務省消防庁は「傷病者の意思に沿った救急現場における心肺蘇生の実施に関する検討部会」を設け、実態調査の実施を含めこうした問題にどう対応すべきか検討を進めてきたが、2019年7月、「事案の集積による、救急隊の対応についての知見の蓄積が必要である」として統一ルールの策定を見送った。しかし、人の生死に関わる問題に関する対応が自治体間で異なることは適当ではない。東京消防庁は2019年12月から家族の同意や医師への確認を条件に心肺蘇生や搬送を中止できる運用を開始し、それから5年の実績がある。総務省消防庁および厚生労働省はその検証を行い、ACPの内容が反映されるよう明確な指針を示すべきである(2)。

†在宅医療に対する意識

次に、在宅医療に対する意識をみてみよう。この調査では、「病気で治る見込みがなく、およそ1年以内に徐々にあるいは急に死に至ると考えたとき」に最期を迎えたいと思っている場所について尋ねている。これに対する国民の回答をみると、「医療機関」が42%、「介護施設」が10%、「自宅」が44%となっている。そして、「自宅」と回答した者に対し、その理由を尋ねたところ、「住み慣れた場所で最期を迎えたい」、「最期まで自分らしく好きなように過ごしたい」、「家族との時間を多くしたい」を挙げる割合が高い。一方、「自宅以外」を希望すると答えた者にその理由を尋ねた質問に対する回答（複数回答あり）をみると、「介護してくれる家族等に負担がかかる」が75%と最も多く、次いで「症状が急に悪くなったときの対応に自分も家族等も不安だから」が57%となっている。つまり、本当は住み慣れた自宅で家族に囲まれ人生の最期を好きなように療養したいと思っていながら、家族の負担や迷惑を考えると躊躇するという国民の意識像が浮かび上がってくる。そうであれば、在宅で療養することを希望していながらその選択を妨げている要因を取り除いていくことこそが「患者中心の医療」の実践ということになろう。

もっとも、以上の立論に対しては、家族が犠牲になってよいのかという反論があると思われる。在宅医療が家族依存度の高い医療形態であることは間違いないが、患者や家族からすれば、どのような医療や介護のサポートが受けられ、どの程度まで家族が介護等の負担をすれば在宅で療養することが可能なのか、具体的なイメージを摑めないというのが実状であると思われる。国民の老親扶養意識は必ずしも低いわけではないが、家族に多大な犠牲を強いることは非現実的であるだけでなく適切でもない。患者本人の意思が尊重されなければならないのと同様に、家族にはそれぞれの事情がありその意思も尊重されなければならない。しかし、それを単純に「患者と家族の意思の衝突」と捉えることは適当ではない。在宅医療の内容や質にもよるからである。在宅医や訪問看護・訪問介護のレベル、急性増悪時の受入体制を含め在宅医療の質が高ければ、家族の介護力への依存度は低くなる。また、在宅を狭義の自宅に限定して考えるべきではない。たとえば、集住系のケア付き住宅も在宅である。さらに言えば、最期は自宅に戻ること、あるいはその逆に最期だけ病院で看取るということもあり得よう。結局のところ、自宅療養か入院・入所かという二者択一ではなく、その間に多様な「住まい」の形態が用意されるとともに、様々な医療・介護サービスのメニューの中から患者のニーズや家族の実情等に応じ必要なサービスを選択できるという条件を整えることが肝要である。そうでなければ、在宅医療は地に足が付いたものにならない。

†地域包括ケアの沿革と本質

２０１４年６月に医療介護総合確保推進法（略称）が成立した。この法律は医療法や介護保険法など19本もの法律を一括して改正するものであるが、とりわけ重要なのは、「地域における公的介護施設等の計画的な整備等の促進に関する法律」の改正である。これにより同法は名称が「地域における医療及び介護の総合的な確保の促進に関する法律」に改められるとともに、改正後の法律に地域包括ケアの定義規定が設けられた。[3] すなわち、「この法律において、『地域包括ケアシステム』とは、地域の実情に応じて、高齢者が、可能な限り、住み慣れた地域でその有する能力に応じ自立した日常生活を営むことができるよう、医療、介護、介護予防（括弧内省略：引用者注）、住まい及び自立した日常生活の支援が包括的に確保される体制をいう」（2条）と規定された。この定義は地域包括ケアの対象を高齢者に限る必要はない（障害者や難病患者等でも重要）などの問題はあるものの、医療が地域包括ケアの構成要素として明記された意義は大きい。つまり、この法律により、医療と介護に「ブリッジ」がかけられたのである。

地域包括ケアは「植木鉢の図」を用いて説明されることが多い。「すまいとすまい方」は生活の基盤をなす〝植木鉢〟であり、それは「本人・家族の選択と心構え」によって支えられている。そして、「生活支援・福祉サービス」は養分を含んだ〝土〟であり、専門的なサービスである「医療・看護」、「介護・リハビリテーション」、「保健・予防」はその土壌から芽生える〝葉〟に譬えられる。筆者は「植木鉢の図」やその説明に異を唱えるつもりはないが、地域包括ケアの本質を理解するには、「地域」、「包括性」、「継続性」という言葉を用いて説明するのが適当であると考える。

人の生活は全体として成り立っているのであって部分の寄せ集めではない。したがって、医療や介護等のサービスの提供に当たっては、人の生活全体を支える視点すなわち「包括性」が必要になる。また、人の生活は時間軸の中で過去との連続性をもちながらも、絶えず変化し現在から未来に流れていく。このため、サービスの提供に当たっては一貫性を保ちながらも患者の状態の変化に応じた柔軟性が求められる。これが「継続性」である。そして、人の生活は住み慣れた場所で日常的・継続的に行われるものである以上、「地域」と無関係に存立するはずもない。

地域包括ケアの本質を以上のように捉えるならば、地域包括ケアは在宅医療と重なり合う部分が大きい。在宅医療の本質も「生活を支える」ことにあるからである。比喩的に言えば、地域包括ケアと在宅医療は、同じ山をケアの側から眺めるか、医療の側から眺めるか程度の違いでしかない。

2　医療機関の機能分化と連携

†医療機関の機能分化

欧米諸国に比べ日本は医療機関の機能分化が十分進んでいない。また、日本の病院は、①病床数が多い、②平均在院日数が非常に長い、③病床当たりの医師および看護スタッフが非常に少ない、という特徴がある。象徴的なのは、日本の人口当たりの病床数は先進諸国の中で際立って多いにもかかわらず、コロナ禍で病床の逼迫が生じたことである。逆説的であるが、その最大の理由は、病床が多すぎるため医療の人的資源が薄く広く分散しているからである。また、第1章の表1－3を再度ご覧いただくと、日本は病床が多いと言っても、人口当たりのICU（集中治療室）等の病床数は米国やドイツの半分以下であり、重症のコロナ患者の対応に支障を来たした地域が少なくない。

いずれにせよ、わが国の医療機関の機能分化は十分とは言えないが、これは、医療の質の維持・向上、医療資源の効率的な配分、患者の適切な処遇等の観点からみて好ましいことではない。急性期医療を例にとれば、日進月歩の医療技術の革新に対応するためには、医療スタッフを集積し医療密度を高める必要がある。また、急性期治療、回復期リハビリと慢性期リハビリでは、必要な医療やリハビリ等の内容および必要なスタッフ（OT・PT等）は異なる。急性期治療が終わった患者が引き続き急性期病院で診療を継続することは、他の患者の受診機会を奪うという問題を別にしても、患者に最善の医療を行うことにならない。さらに、病院は基本的に治療の場であって生活の場ではない。社会的入院は、限られた医療資源の配分が非効率であるだけではなく、入院・入所者の適切な処遇の確保という観点からみても適切ではない。今後高齢化が一層加速することを考えると、介護保険施設や居住系施設を含め医療機関の機能分化と連携を促進する必要がある。筆者の病床等の構成の将来像のイメージを図示すれば図9-2のようになる。3つだけコメントする。

第1に、病院の病床は、現在の地域医療構想の4区分（5節で後述する）では、高度急性期、急性期、回復期、慢性期に分かれるが、この図では回復期という用語を用いていない。その理由は、回復期という言葉は、回復期リハビリテーション病棟（床）に代表される「ポスト・アキュート」(post acute) だけを連想させるからである[4]。違う言い方をすると、地域医療構想でいう回復期とは医療資源の投入量が急性期に比べ少ない病期を指すのであり、熱中症、肺炎、骨折といった比較的軽度の傷病患者の受入れ、すなわち「サブ・アキュート」(sub acute) を担う病床も回復期に含まれる。

なお、この図で、「ポスト・アキュート」と「サブ・アキュート」の間に「包括医療ケア」を入れているのは、いわば双方の機能を併せ持つ病棟の類型が生まれているからである。具体的には、2014年度の診療報酬改定によって、「急性期治療を経過した患者及

図9-2　病床等の構成の将来像（イメージ）

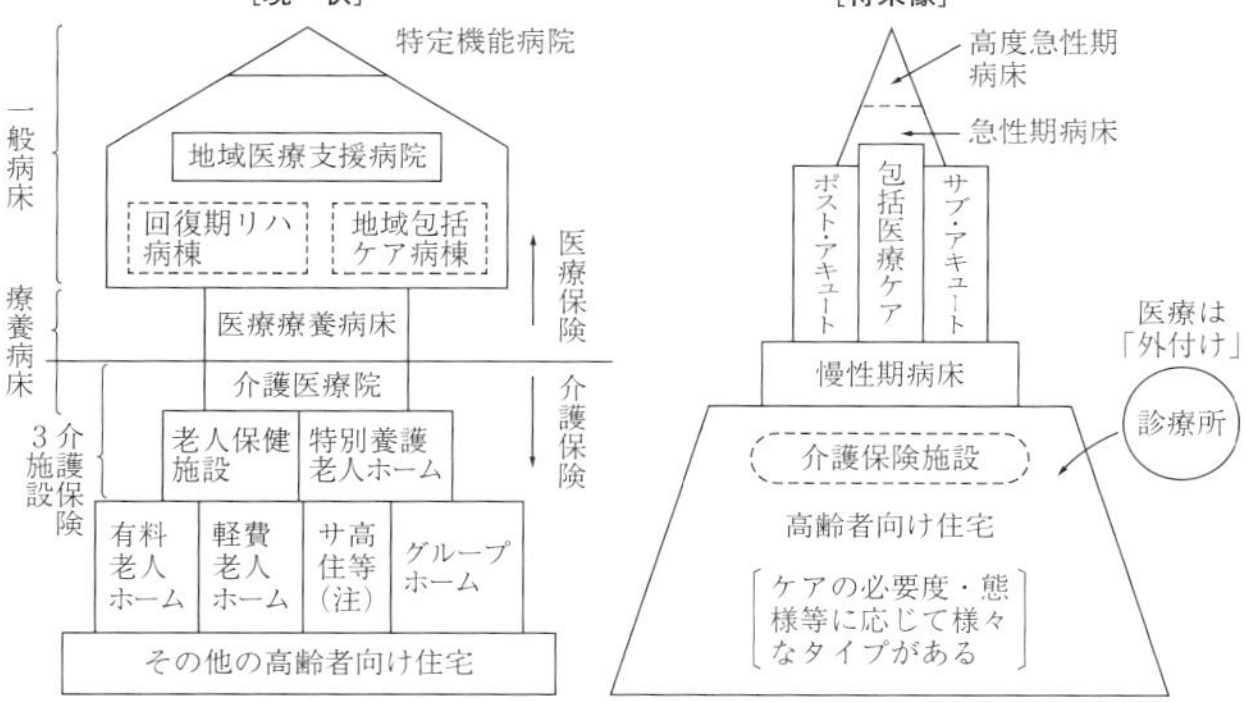

（注1）「サ高住」とは「サービス付き高齢者住宅」である。
（注2）現状の「特定機能病院」および「地域医療支援病院」は医療法上の概念である。これに対し、「回復期リハビリテーション病棟」および「地域包括ケア病棟」は診療報酬上の概念である（このため破線で囲った）。
（出典）筆者作成。

び在宅において療養を行っている患者等の受け入れ並びに患者の在宅復帰支援等を行う機能」を有する地域包括ケア病棟が創設された。また、２０２４年度の診療報酬改定によって、「救急患者等を受け入れる体制を整え、リハビリテーション、栄養管理、入退院支援、在宅復帰等の機能」を包括的に担う地域包括医療病棟が創設された。
第２に、都市部では高齢者（特に後期高齢者）の実数が増加するため、居住系施設・サービスを増やすことが必要である。ただし、施設といっても「住まい」である以上、〝箱物〟の機能を設定しそれに合わせ入所者を決定するという供給サイドの発想は改め、入所者の状態の変化に対応し医療・介護サービスを柔軟に提供できるようにする必要がある。たとえば、軽費老人ホームやグループホームなど高齢者向けの施設・住宅は法令により細分化されているが、以上の考え方に基づけば、居宅と同じように必要なサービス（特に医療）は外部から提供すること（サービスの「外付け」）が基本となる。[5] 誤解がないように付言すれば、これは介護保険施設も「住まい」だから医療は「外付け」でよいとか医療は手薄でよいと言っているのではない。たとえば、介護療養病床廃止の「受け皿」として2017年に介護保険法の改正によって創設された介護医療院は、「長期療養のための医療」と「日常生活上の世話（介護）」を一体的に提供する介護保険施設であるが、医療法上の医療提供施設でもあり（医療法1条の2第2項）、看取りまで担う施設として位置づけられている。また、老人保健施設や特別養護老人ホームでも、看取りを含め医療の必要度が高い入所者が多く、医療機関との緊密な連携を含め医療機能の強化が必要になろう。

第3に、（図9－2では十分書き表せていないが）病院の外来と診療所の機能の分化が必要になる。医療資源が乏しい過疎地の病院では、診療所の機能も持たざるを得ないなど地域の実情に応じた配慮は必要であるが、一定規模以上の病院は基本的に入院医療に特化し、外来は日帰り手術や専門性の高いものは別にして、一般的な疾病の診療は診療所ないしは中小病院が担うのがあるべき方向である。その場合、狭義の診療に限らず、疾病予防・介護予防、処方薬の一元管理、介護保険の主治医意見書の作成、在宅医療移行に関する相談対応、ACPへの関与などを包括的に行うことが望まれる。このことは、後述するかかりつけ医機能と関係する。

†医療の地域連携および多職種連携

医療機関の機能分化は医療の質の向上等を図るための手段であり、それ自体が目的ではない。換言すれば、医療機関の機能分化が医療政策の目標どおりワークするための条件の整備が必要になる。その多くは連携という言葉で括られる。機能分化は連携と一対のものとして論じられ、病・病連携（病院間の連携）、病・診連携（病院と診療所の連携）、医療と介護の連携、多職種による連携等が強調される理由である。しかし、連携が重要だということと現実に行われているかは別の問題である。連携の理想的な姿として「切れ目のない」連携が掲げられるが、このレベルまで連携が実現されている地域は稀である。それはなぜか。本質的な理由は2つある。

第1は、「インターフェース・ロス」の発生である。これは元来、機械の機種等が異なるために情報がうまく伝達できないことを意味する用語であるが、異なる組織・職種間の情報伝達でも同様の現象が起こる。たとえば、異なる職種が褥瘡《じょくそう》（床ずれ）のある患者を訪れたとしよう。多少誇張して言えば、医師は褥瘡の深さや治療の難易度に目が向くはずである。保健師はそのこともさることながら、患者と家族の人間関係（例：家族による適切な清拭の有無）が気になり、ケアマネジャーは介護サービス給付の必要性に関心が向くと思われる。つまり、職能・職責の相違のほか、受けてきた教育のバックグラウンドや思考のロジックが違うために、同じ患者をみても観察のポイントや必要な情報の〝切り取り方〟が異なってしまうのである。比喩的に言えば、異なる職種間では違う方言で会話をしているのと似たようなところがある。そしてその結果、互いに〝隔靴掻痒《かっかそうよう》〟の感を招くだけでなく他の職種・職能に対する不信さえ招きかねない。

第2は、属する組織体の間では意思統一や迅速な決定が難しいことである。組織や仕事の内容等が異なれば方針や考え方が一致しないことはしばしばある。同一職種であっても、病院勤務医と開業医、病棟看護師と訪問看護師が互いに相手方の無理解を非難することがあるのはその一例である。こうした理由もあって、異なる経営主体の間では連携の必要な調整等に時間や労力を要することが少なくない。さらに、組織間で利害が相反する場合、メリットや負担が一方に偏る場合には、そもそも連携は成立しない。これを回避するには、連携ではなく、同一法人あるいは系列化した事業体により統合するという方法がある。医療・介護関係者や行政関係者の中には、これは「患者や要介護者の囲い込み」だとして嫌悪感を抱く人が少なくないが、連携と統合は連続的な関係にあり、「連携か複合体か」といった二者択一的な問題設定の立て方は妥当ではない（二木、2004、97-106頁）。地域における連携や統合のあり方は、それぞれの地域の医療資源の分布、人口、地勢等の特性によって多様な形態とならざるを得ない。これには地域医療連携推進法人の設立による業務連携も含まれる。地域医療連携推進法人は「連携以上、統合未満」と言われることがあるように中途半端な形態であると批判されることもある。しかし、地域医療連携推進法人は、人事交流の促進、研修の共同実施のほか病床を融通できるという利点もあり、人口減少が激しい地方都市等で、かつ基幹的病院と周りの医療機関の信頼・連携の素地がある場合は検討を行う価値はあると思われる。

†かかりつけ医機能の充実・強化

医療提供体制は各国の歴史・文化・経済等を反映し固有の形態をとるが、特に国による相違が顕著に表れるのは、ファーストコンタクト（患者の医師や病院への最初の接触）の部分である。欧米諸国では専門医と総合医（あるいは家庭医）の明確な区分があるが、日本ではそのような区分がない。わが国でも、1985年に厚生省に「家庭医に関する懇談会」が設けられたが、医師の分断化（専門医と家庭医の二層化）と官僚統制による医療費削減（特に人頭払い制）を警戒する医師会等の強硬な反対に遭い頓挫した経緯がある。その意味では、2015年に「専門医の在り方に関する検討会」が、内科や外科など18の診療科別専門医と並ぶ「19番目の専門医」として総合診療専門医を位置づけた意義は大きい。ただし、2018年度（第1期）の専攻医のうち総合診療領域を選択した者は約2％にとどまり、その後もほぼ同程度で推移している。また、仮にこの率が多少高まっても超高齢社会に間に合わないため、それを代替・補完するものとして、かかりつけ医機能の強化が求められる。

かかりつけ医機能については、2023年5月に成立した全世代型社会保障法（通称）により医療法の一部改正が行われ、かかりつけ医機能は、「身近な地域における日常的な診療、疾病の予防のための措置その他の医療の提供を行う機能」と定義された。そして、①既存の医療機能情報提供制度を拡充し、国民・患者による医療機関の適切な選択に資するよう、都道府県がかかりつけ医機能に関する情報を提供するとともに、②かかりつけ医機能報告制度を創設し、地域ごとに、かかりつけ医機能の充足状況等を確認し、不足する機能を強化するための方策を検討することとされた。

ただし、かかりつけ医機能として何を重視するのかは人によって異なる。筆者は、①コモンディジーズ（一般的な疾患）を診療できる能力を有すること、②臓器別・疾患別でなく全人的な診療を行うことの2つが重要であると考える。これに対しては、1人ひとりの医師の診療能力ではなく、複数の医師が弱点を補完しチームあるいは医療機関として、かかりつけ医機能が発揮できればよいとする見解がある。しかし、前述した今後の診療所や中小病院の在り方を考えれば、かかりつけ医機能の中心的な役割を果たす医師は、上述の①および②の能力を有することが望ましい。もとより、これはグループ・プラクティスを否定しているわけではないし、個々の医師に総合診療専門医と同等のことを求めているわけでもないが、研修等を通じ対応能力の向上を図る努力は必要である。そうでなければ、在宅医療や医療・介護の連携の強化を含め、医療の質や効率性の向上にも繋がらない。

†救急医療における機能分化と連携

総務省消防庁「令和5年度 救急・救助の現況」によれば、図9-3のとおり、2002年から22年度にかけて、救急自動車（以下、救急車）による現場到着時間が6・3分から10・3分に延びるとともに、病院収容所要時間（入電してから医師引継ぎまでに要した時間）は、28・8分から47・2分に延びている。[6] その主因は、この間、救急車による搬送件数が433万件から622万件に増加していることにあるが、その内訳をみると、高齢者の伸びが顕著（173万件から386万件と2・2倍の増加）である。また、2022年の救急搬送患者を軽症（医師の診断の結果、入院加療を必要としないと判断された程度）と中等症以上別にみると、

軽症患者の割合が47％と半分近くを占める。(7)

日本の救急医療制度の体系は、初期、第二次、第三次の3層から成っている。初期救急医療は在宅当番医制（557地区）と休日夜間急患センター（550カ所）の2つから成り、第二次救急医療（入院を要する救急医療）は、病院群輪番制病院（387地区、2729カ所）および共同利用型病院（18カ所）から成る。第三次救急医療（救急救命医療）については救急救命センター（304カ所。そのうち高度救急救命センターが47カ所）が対応する。(8)なお、いわゆる「ドクター・ヘリ」の基地は57カ所となっている。

以上が救急医療の現況であるが、脳卒中や心不全等では一刻も早く治療を開始することが重要であり、現場到着時間や病院収容所要時間が延伸していることは非常に由々しき問題である。現行の救急医療体制の仕組みは、1960年代から70年代の交通事故多発を背景に構築されたものである。実際、1964年の救急出動件数は26万件、そのうち交通事故が31％を占めていた。しかし、2022年度は723万件のうち交通事故の占める割合は5％程度である。つまり、救急搬送の量や内容は当時とは一変しており、今後さらに増加する高齢者救急の増大に対応した仕組みの構築が求められる。これは2024年度の診療報酬改定でも大きな議論になった点であり、結局、①救急患者連携搬送料、②地域包括医療病棟、の2つが新設された。

図９−３　現場到着時間および病院収容所要時間の推移

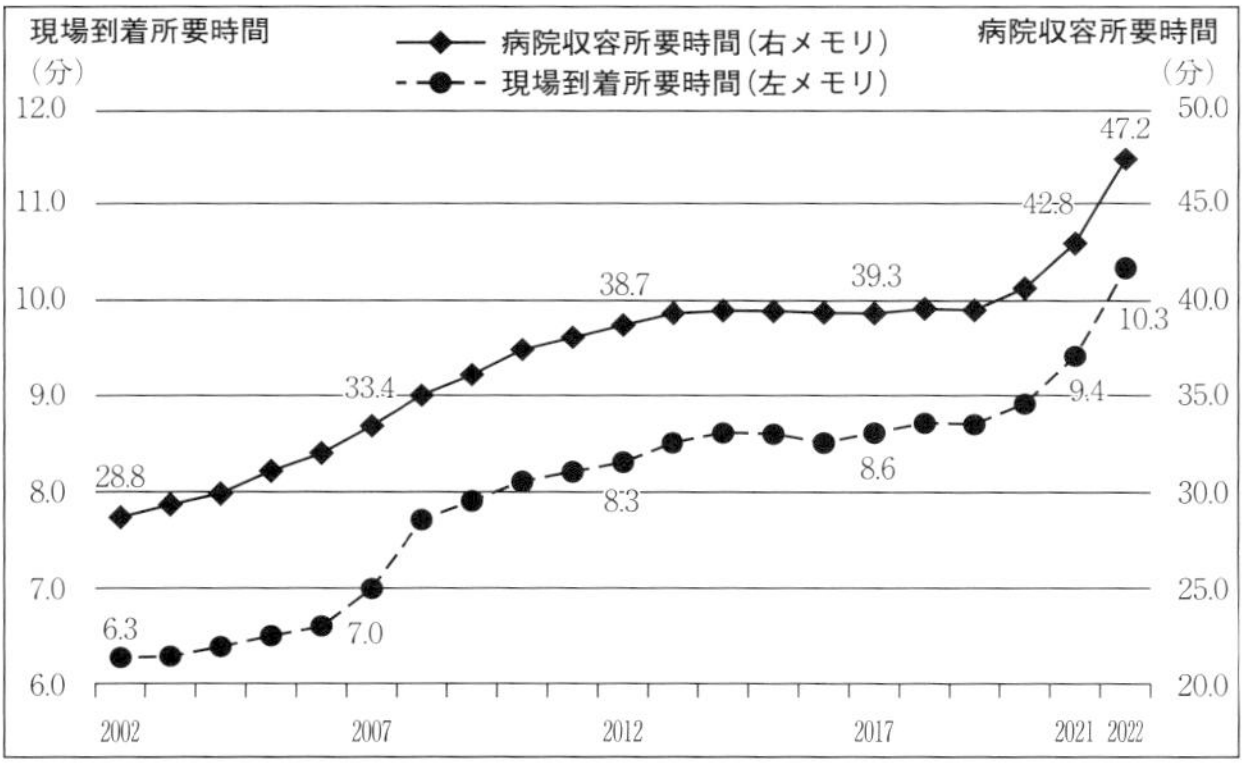

（注）東日本大震災の影響により、2010年および2011年の釜石市大槌地区行政事務組合消防本部および陸前高田市消防本部のデータを除いた数値により集計している。
（出典）総務省消防庁「令和５年版　救急・救助の現況」

①はいわゆる「下り搬送」の評価である。すなわち、第三次救急医療機関等に救急搬送された患者について、連携する他の医療機関（以下、連携医療機関）でも対応が可能と判断される場合であって、連携医療機関に看護師等が同乗し転院搬送する場合の評価を行うものである。
②の地域包括医療病棟の趣旨については既述したが、その算定要件・施設基準は看護配置が10対1以上（患者10人に対し看護師が常時1人以上）であることをはじめ、地域包括ケア病棟（看護配置は13対1以上）に比べハードルが高く、現状では届出件数はさほど多くはない。筆者は、高齢者救急の受け皿という意味では、（手術が少ない）内科系救急の病院でも算

定できるようにすること等の見直しが必要であると考えるが、いずれにせよ、超高齢社会に適合した救急医療体制の構築については様々な観点から検討を深めることが求められる。

3　医師の働き方改革

医師の時間外労働の上限規制

2024年4月から医師の時間外労働に関する規定が施行された。そのポイントは、勤務医の年間の時間外労働の上限が、①一般的な水準であるA水準では960時間、②救急医療など地域医療確保のために特例的に認められるB水準（地域医療確保暫定特例水準）では1860時間、③短期間に集中的に診療技術を修得するために必要な場合のC水準（集中的技能向上水準）では1860時間とされたことである。診療業務の特殊性に起因する規制内容の相違はあるものの、A水準は一般労働者の時間外労働の上限とほぼ同様である。これに対しB水準およびC水準の上限時間（1860時間）は、いわゆる「過労死水準」をはるかに上回る数字である。このため、B水準およびC水準では、追加的健康確保措置として、月の上限（100時間）を超える場合の面接指導と就業上の措置に加え、連続勤務時間制限および勤務時間インターバル等の確保が法律上義務づけられている。

B水準は「暫定特例水準」という名称のとおり、上限時間を段階的に縮小し2035年度末にはA水準に収斂させる必要がある。つまり、2024年度を凌《しの》げばすむわけではなく、2035年度というハードルが次に控えている。また、注意を要するのは、①本務のほかに副業・兼業を行っていれば、その労働時間も通算されること、②労働基準監督署から宿日直許可を得ている宿日直は原則として休息時間とみなされるが、そうでない場合は労働時間として扱われることである。このため、夜勤体制を大学病院等からの医師の派遣に依存している市中の医療機関にとって、宿日直許可を得られるかどうかは死活問題となる。大学病院等が自らの病院の勤務体制に支障を来たさないよう、宿日直許可を得られない医療機関への医師派遣を抑制するといったことが生じ得るからである。このように医師の働き方改革は、各医療機関の経営はもとより地域医療に非常に大きな影響を及ぼす。

わが国の医療は国民皆保険でフリーアクセスを認めていながら、病床当たりの医師数は他の先進諸国に比べ非常に少ない。なぜこのようなアクロバティックなことが可能であったのか。それは、多大な医療需要（需要に至らない欲求を含む）を医師や看護師をはじめとする医療従事者の過重労働で吸収してきたからである。比喩的に言えば、膨大な「水」（需要）を巨大な「スポンジ」（過重労働）で吸収してきたのである。しかし、働き方改革によって労働時間の上限が設定されれば、すべての「水」は吸収できず、市中に吐き出されることになる。考えられる対応策は、大別すれば、①国民（患者）が我慢する、②医師数を増やす、③生産性を向上させる、のいずれかしかない。

このうち①は相当程度必要である。たとえば、インフォームド・コンセントに関し患者の一方的な都合で休日等に主治医の説明を求めること、緊急を要しない軽い症状であっても休日や夜間の時間帯に救急外来を受診すること等は慎むべきである。ただし、働き方改革の影響を国民（患者）にすべてしわ寄せすることは適当ではない。②も採り得ない。人口減少の影響等により2035年頃には日本の医療需要自体がピークアウトすると見込まれるからである。したがって、本命は③であり、ICT、AIやロボット技術の活用、タスクシェア・シフトの推進（例：医師でなくともできる仕事を他職種に移譲）が求められる。さらに医療分野で大切なことは、個々の医療機関の取組みだけでなく、医師の配置や医療機関の再編・集約化を含め医療機関の役割分担と連携を強化し、地域全体の医療の生産性を高めることである。

このため、厚生労働省は、図9-4のように、①地域医療構想、②医師偏在対策、③医療従事者の働き方改革、の3つを一体的に推進することを強調しているが、「一体的推進」とはこの3つを同時に行うということではない。理想的なのは、地域医療構想が進み医療

図9-4　2040年の医療提供体制を見据えた改革

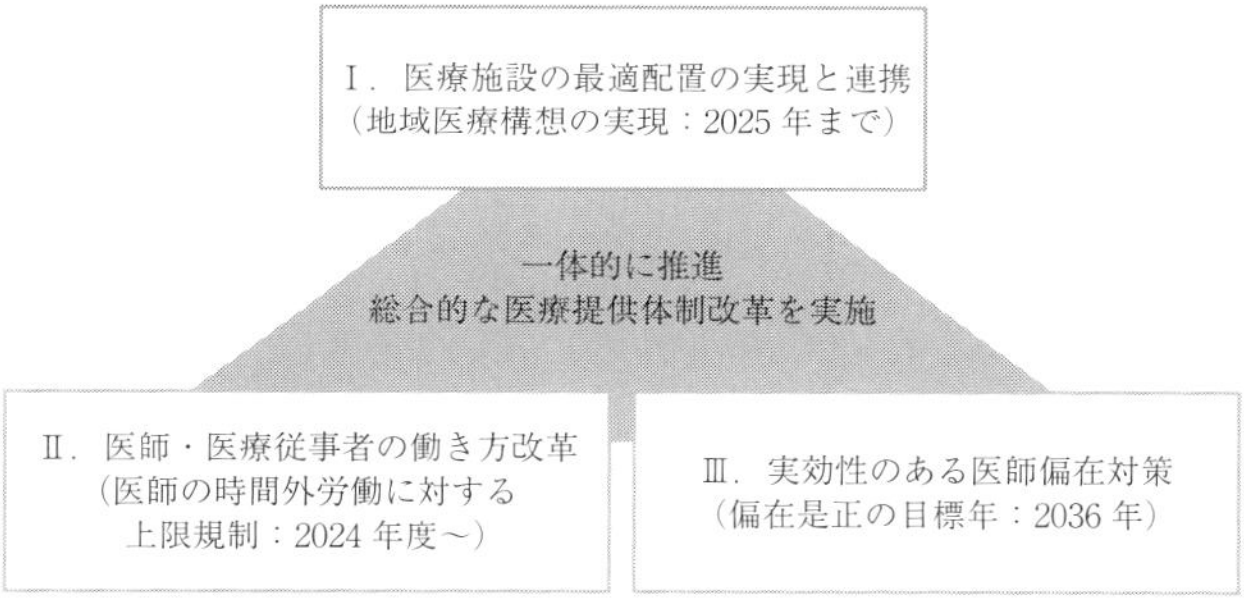

（出典）社会保障審議会医療部会（2020年8月24日）資料。一部筆者加工。

資源を重点的に配分する対象が決まり、医師の偏在の是正の目途も立ち、２０２４年度の医師の働き方改革を迎えるという順番であった。ただし、多くの地域では医師偏在対策はもとより地域医療構想も進んでいない。したがって、むしろ医師の働き方改革による供給制約が「引き金」となって地域医療構想や医師の偏在是正を促していく格好になると思われる。それはちょうど、コロナ禍を機に、必要に迫られ医療機関の役割分担と連携の話し合いを行った地域が少なくないのと似ている。
いずれにせよ、医師をはじめ医療従事者の働き方改革が地域医療に及ぼす影響は甚大である。また、２０２４年度を凌げば事足りるわけではない。したがって、医師の働き方改革の影響等を注意深く見守るとともに、地域構想や医師の偏在是正と一体的に取り組むことが肝要である。

医療政策の目標（評価基準）は、①医療の質、②医療へのアクセス、③コストである。この3つは完全なトレードオフの関係にあるわけではないが、3つを同時に達成することは至難でありトリレンマの関係にある。人口構造の変容に伴い、この問題が最も深刻な形で表れるのが産科である。すなわち、少子化に伴い分娩数は減少しているが、ハイリスク分娩の増加等を踏まえると産科医数を減らすことはできない。また、産科医療の効率化だけでなく質の確保という観点からも分娩施設の集約化を図る必要がある。しかし、それは妊産婦の立場からすれば、産科医療へのアクセスが低下することを意味する。

医師の働き方改革は、こうした産科医療をめぐる問題に甚大な影響を及ぼす。たとえば、産科の医師全員が当直等を均等に負担すること、時間外診療を産科医1人の体制で対応する等の一定の仮定を置き試算すると、24時間365日対応可能な分娩施設の産科医師数は、A水準の場合は7人、B水準が適用される場合でも4人が必要になる[9]。

この試算は、過疎地はもとより都市部でも、広域的な観点から産科関連医療機関の役割分担と連携の強化が必要になることを示唆する。それでは、産科へのアクセスの低下の問題はどのように考えればよいのか。医療の安全性や医師の働き方改革との両立を図るため

図9－5　産科セミオープンシステムの例

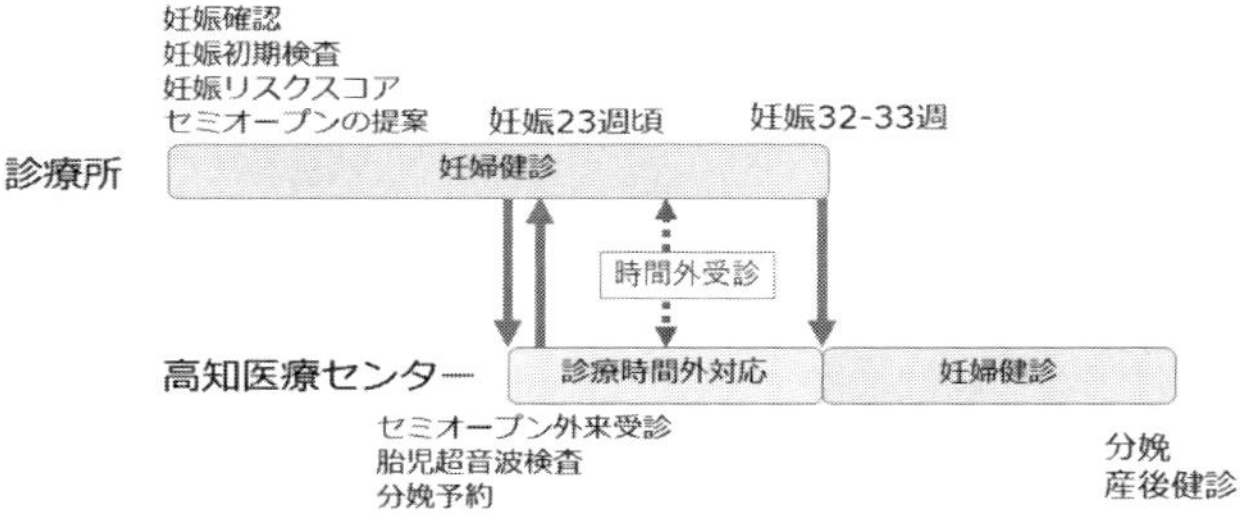

（出典）高知医療センターHP。一部筆者加工。

には、たとえば、①産婦人科診療所ではローリスク妊娠の管理・分娩を行うことを原則とし、ハイリスク妊娠は二次・三次の周産期センターで対応すること、②母体救急症例は短時間で三次の周産期センターに搬送する体制を整備することの検討が求められよう。
図9－5は、高知医療センターの産科セミオープンシステムの例である。このポイントは、ハイリスク妊娠（例：多胎妊娠、前置・低置胎盤、子宮内胎児発育不全）については早期から周産期センターで対応し、ローリスク妊娠の場合は妊婦健診を自宅や職場近くの産婦人科診療所・病院で受け、できるだけ分娩直前まで自宅で暮らせるようにすることにある。また、このような役割分担を行うことにより、周産期センターでは外来診療の負担が減り、ハイリスク妊娠への対応に集中することが可能となる。

4　医療従事者の確保と偏在是正

†医師の養成数と診療科・地域偏在

図9－6は医学部入学定員の推移である。医師数の増減は医学部卒業者数（正確には医師国家試験合格者数）から死亡・リタイア等の差し引きで決まるが、現在、年平均で約4000人増加している。2024年度から医師の働き方改革が施行されると、医師を増やすべきだという議論が起こる可能性があるが、医師の養成方針の影響は長期に及ぶことに留意すべきである。医師の養成は開始（医学部入学）から臨床研修・専門医研修の終了まで10年以上のタイムラグがあるとともに、医師は臨床研修修了後40年以上も稼働する。また、わが国の医療需要は人口減少の加速等により、2030年代にはピークアウトすると見込まれること等を考えると、少なくとも現在の養成数（医学部入学定員数は2024年度で9403人）を増やすことは適当ではない。ちなみに、医学部入学定員が同じだとしても、少子化の影響により18歳人口に対する医学部入学者の比率が高まるが、これは貴重な人的資源の適正な配分という観点からも好ましくない。

図9-6　医学部入学定員の推移（1965～2024年度）

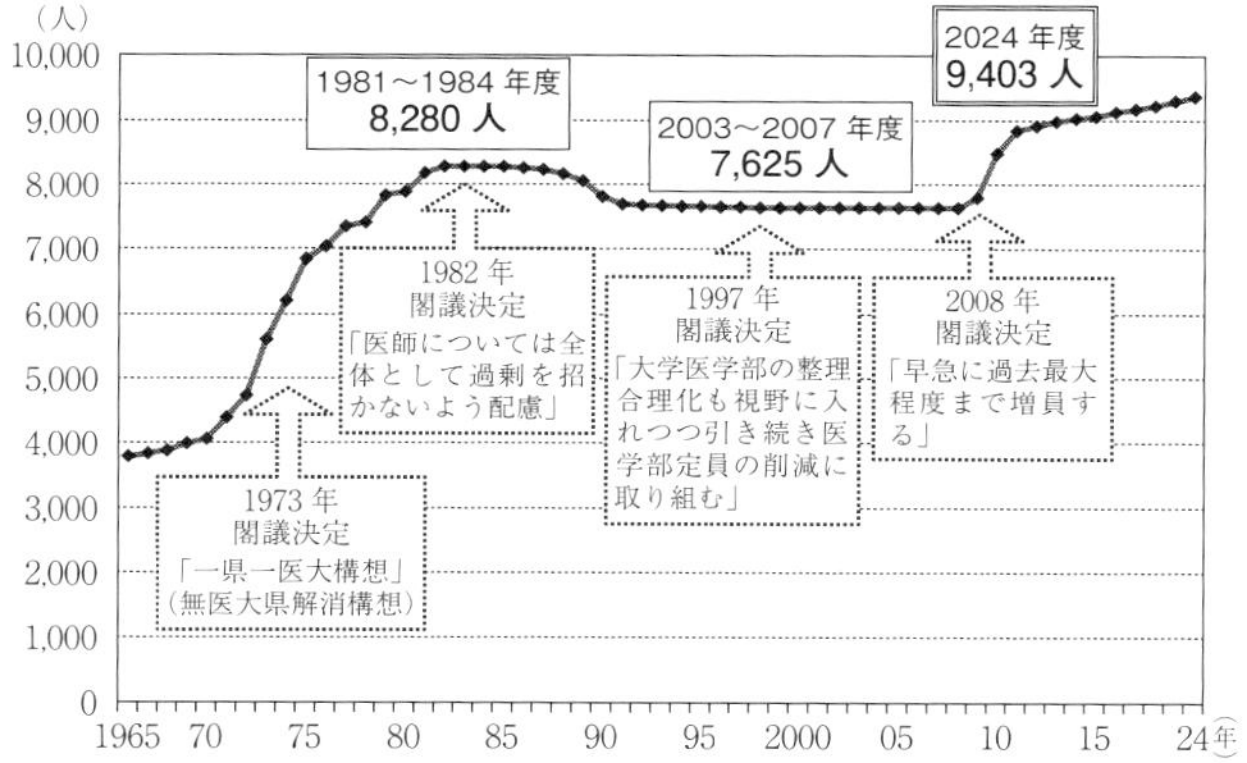

（出典）社会保障審議会医療部会（2024年9月5日）資料

医師数が増加すれば、医師は相対的に不足する地域や診療科に就職することを通じ、地域偏在や診療科偏在が是正されると考えられがちであるが、事実はこれに反する。つまり、医師数は増えても、その多くは都市部の病院に吸収され、医師の地域偏在は是正されるどころか拡大している。また、診療科についても、麻酔科、精神科、放射線科等の医師数が増加する一方、外科や産科は横ばいであり、診療科間の格差が広がっている。医師の偏在是正については、2018年7月に医療法及び医師法の一部改正法が施行された。これは医師の偏在対策に特化した法律改正であり、①医師少数地域での勤務を促す環境整備、②医師確保のための都道府県の体制整備、③医師養成プロセスに着目した確保対策、④外来機能の偏在・不足への対応、の4本の柱から成る。

医師の偏在是正に関しては、戦前の国民医療法による勤務指定制のような強制的手法、市場メカニズムに委ねる手法を両極端として多くの政策手法があるが、わが国の歴史を振り返っても、また、世界各国をみても、決め手がないのが実状である。そうしたなかで、2018年の法改正による偏在対策は、客観的な情報を開示し賢明な選択を促しつつも、都道府県に一定の権限を付与する計画的手法が組み合わされており、必要な「道具立て」は概ね盛り込まれている。これに対しては実効性が乏しいとの批判があるが、方向性が間違っていないのであれば、まず実行し、そのうえで施策の検証・評価を行い必要な取り組みを強化するというステップを踏むことが適当である。

国（厚生労働省）は2024年末、「医師偏在の是正に向けた総合的な対策のパッケージ」（以下、医師偏在対策パッケージ）を取りまとめたが、これも文字どおり様々な方策から成っている。すなわち、その内容は、(1)医師確保計画の実効性の確保：早急な取組みが必要な「重点医師偏在対策支援区域（仮称）」（以下、支援区域）を設け、支援対象医療機関や必要な取組み等を内容とする「医師偏在是正プラン（仮称）」を策定すること、(2)地域の医療機関の支え合いの仕組み：①医師少数区域等での勤務経験を求める管理者要件の対象医療機関を地域医療支援病院だけでなく国立・公立病院等へ拡大すること、②外来医師多数区域における新規開業希望者への地域で必要な医療機能の要請の実効性を確保すること、③保険医療機関の管理者を設定し、保険診療に一定期間従事したことを要件とすること、(3)経済的インセンティブ：支援区域に派遣される医師および従事する医師の手当の増額、派遣元の中核病院等の医療機関の支援を行うこと、(4)その他：医師不足地域で働くことに関心をもつ中堅・シニア世代の医師を対象とする全国的なマッチング機能の支援を行うこと、リカレント教育を支援すること、都道府県と大学病院等との連携パートナーシップ協定の締結を促進すること、等で構成されている。

各々につき議論を要する点があるが、ここでは総論として過去の経験から引き出せる教訓を4つ取り上げ論じる。自由開業医制を採るわが国において医師の偏在は宿痾《しゅくあ》のような問題であり、歴史から謙虚に学ぶ姿勢が大切だと思われる。

第1は、医師派遣や連携の重要性である。産業組合は医療過疎であった東北地方等を中心に医療社会化運動や農村医療事業を展開していたことは第4章で述べたが、今日に通用する先駆的な事業展開がみられる。たとえば、図9－7は産業組合活動の指導者の1人であった黒川泰一の著書からの引用である。黒川は、秋田県を例にとり、「地勢上、交通上1ブロックをなす地区の中心に、近代医学の粋を集めた完全なる総合病院を設置し、ここに多数の優秀なる人的要素を擁する。かくて之を「基地」として、ここより区域内僻地《へきち》に支所として分院、診療所、出張所等を配置し、またはこれらを置くことの出来ない地域には巡回診療班を派遣する」と述べたうえで、医療過疎地の医療を確保するにはこうした方法しかないと断じている（黒川、1939年、168頁）。これは戦後WHOが開発途上国に対し勧奨した三層制による地域医療確保構想の先取りであり、今日風にいえば、「コンパクト・アンド・ネットワーク」そのものである。

都道府県立病院の中には県庁所在地等に立地し基幹病院として位置づけられているものが少なくないが、単に高度な医療を行っていればよいと考えるべきではない。医師の地域偏在等が深刻化するなかで、こうした基幹的な公立病院や地域医療支援病院は大学の医局等とも連携し医師を集積し、へき地をはじめ医師不足地域等への医師の派遣元としての役割を果たすことが求められる。

第2は、強制的な手法や規制的な手法は概して奏功しないことである。強制的な手法の典型例は1942年の国民医療法に盛り込まれた勤務指定制であり、これについては第4章のコラム④で紹介した。ただし、その中でも指摘したように、厚生省はこの勤務指定制の運用については慎重な姿勢を示していたのであり、画一的な運用が意図されていたわけではなかった。勤務指定制については、医師の強制配置の規定が存在したことに関心を抱く者もいよう。しかし、営業の自由など憲法上の制約の相違を別にしても、むしろ、この

図９−７　医療利用組合の先駆性

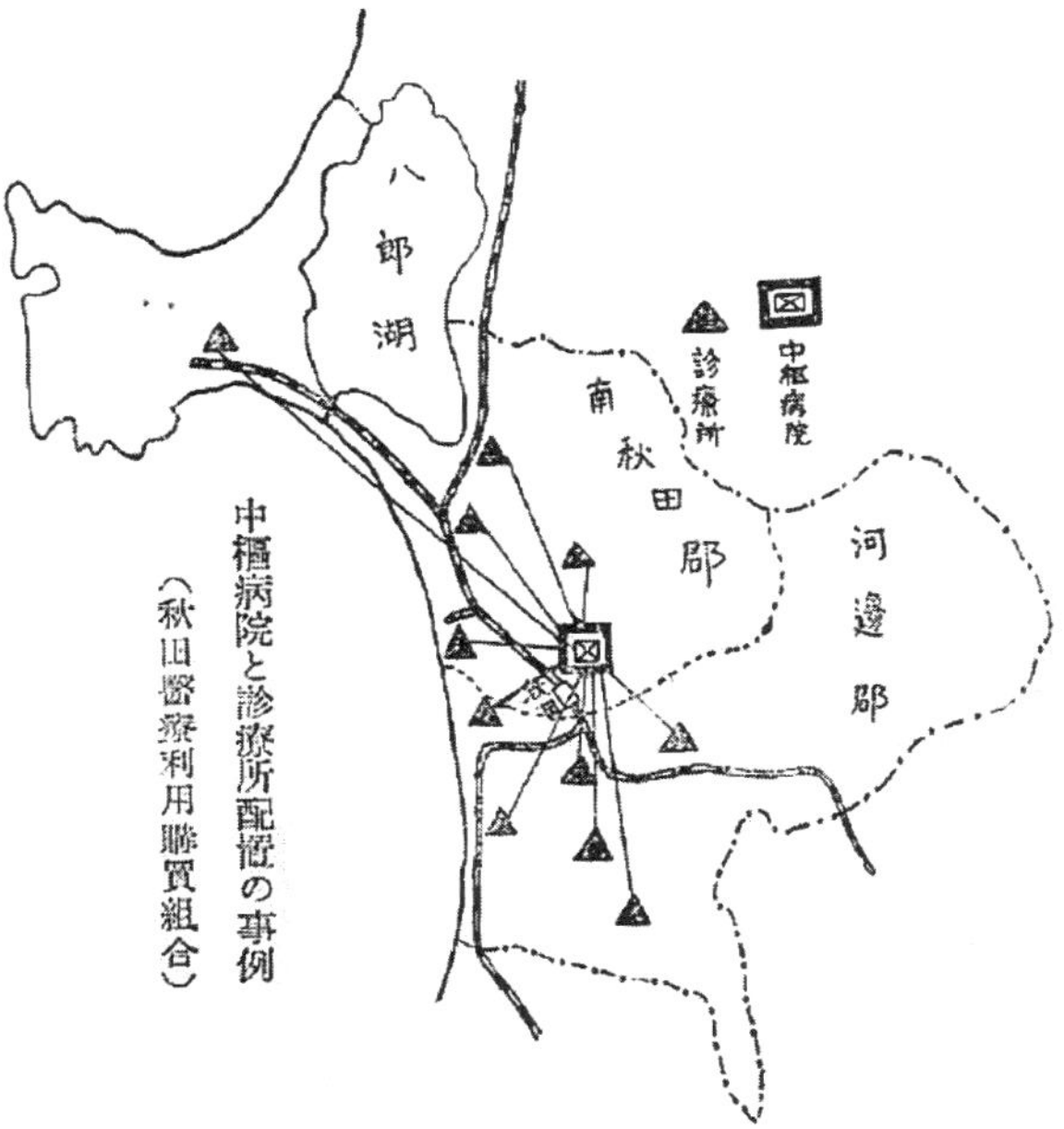

（出典）黒川（1939）167 頁（原図引用）。

ような規定がありながら、やみくもに運用されていなかったという事実の方が強調されるべきである。
また、後者の規制的な手法の典型例は病床規制であるが、これは新規参入障壁であり競争制約性が強い手法である。端的に言えば、「新陳代謝」が起こらない。実際、特定診療科の専門病院が不足していながら病床過剰地域であるために開設ができない、あるいはやむなく有床診療所として開設するケースがみられる。また、稼働病床数は減少しているが医療法上の病床数はそのままにしているなど許可病床が既得権化しており、地域医療の高度化や病床集約化の阻害要因となりかねない。さらに言えば、1985年に実施された病床規制は「駆け込み増床」という政策意図と正反対の行動を引き起こしたことも銘記されるべきである。

第3は、医師偏在是正に対する医療界の役割と責任である。1940年に公表された医療制度改善方策には、医療の国家統制策としておよそ人間が思いつきそうな案が網羅されている。これは単に戦時体制下であったからではない。本質的な理由は、医療資源の制約が厳しいなかで配分の適正を図る必要があったからである。それは、必需物資が欠乏すれば戦時に限らず国が優先順位をつけ配給するのと同じ理屈である。誤解がないように言えば、筆者は国家統制が望ましいと考えているわけではない。特に医療のように専門性や個別性が強い分野においては、専門家の裁量性や自律性は基本的に尊重すべきであると考えている。ただし、自由は責任を随伴する。さらに言えば、プロフェッショナル・フリーダム(専門職の自由)は、言論の自由のような自然権とは異なる。あくまで国民の負託に基づき政策的に認められたものである。したがって、専門家や専門職能集団が国民の信頼に応えられなければ、国家の介入・統制を招くことに留意すべきである。

このことを強調するのは、今般の医師偏在対策パッケージは地域偏在に重点が置かれ、診療科偏在については最後の方で少し述べられているだけだからである。しかし、診療科の偏在とりわけ医学部新卒者の専門領域の選択の偏りは、ボディブローのように将来の医療提供体制に極めて深刻な影響を及ぼす。この問題は、医師偏在対策パッケージが言うような「外科医師が比較的長時間の労働に従事している等の業務負担への配慮・支援等の観点からの手厚い評価」だけで到底片づくものではない。それこそ医学教育や学会の在り方をはじめプロフェッショナル・オートノミー（専門職による自己規律）の発揮が期待される問題であり、大学医学部（医局）や大学病院、医学に関する各学会が大局的な見地から真剣に取り組むことが望まれる。

第4は、医療不足地域に対する財政支援の規律である。医師偏在対策パッケージは、新たな地域医療構想等に関する検討会による「医師偏在対策に関するとりまとめ」がベースになっているが、保険者の反発を呼んだのは経済的インセンティブである。その関係部分を引用すると、「支援区域の医師への手当増額の支援については、医師の人件費は本来診療報酬により賄われるものであるが、特定の地域に対して診療報酬で対応した場合、当該地域の患者負担の過度の増加をまねくおそれがあることから、診療報酬の対応ではなく、全ての被保険者に広く負担していただくよう保険者からの拠出を求めることも考えられる」と書かれている。

つまり、①医師の人件費は診療報酬により賄われるものであり、これは過疎地など医師不足の地域でも同様である、②しかし、こうした地域の医師の手当を診療報酬によって増額すると当該地域の患者の自己負担が増えてしまう、③このため、診療報酬で対応するのではなく、全ての被保険者から広く負担してもらうよう保険者から拠出を求める、というロジックである。しかし、このうち正しいのは②だけで、①は不正確、③は論理が飛躍している。

医師不足の地域の医師であれ、その人件費が診療報酬の対象であるのは事実である。しかし、へき地など医療過疎地は医師が不足しているだけでなく患者数が少なく割高になってしまう。そこで、こうした地域の医療を確保するため国や自治体が補助金を交付するほか、消費税財源を基にした地域医療介護総合確保基金によって必要な措置が行われてきたのである。また、へき地医療など不採算の医療には民間医療機関は手を出さず、公立医療機関が対応せざるを得ない場合が多いので、一般財源（税金）で不採算部分の補塡を行うとともに地方交付税で財源手当てが講じられてきたという歴史がある。これは先人が考え抜いたうえでの知恵と言ってもよい。率直に言って、こうした公費財源による過疎地の医療の確保や医師不足対策との関係を十分整理しないまま、保険者の拠出を求めることには賛成できない。

また、医師偏在対策パッケージには、「診療報酬において、医師偏在への配慮を図る観点から、どのような対応が考えられるか、さらに必要な検討を行う」との記述もみられる。

しかし、診療報酬は医療政策の遂行のために国がフリーハンドで使える「財布」ではない。これは、後述する２０２４年度診療報酬改定で新設されたベースアップ評価料にもみられる問題であるが、診療報酬は診療の対価であるという認識が欠落しているのではないかと思われる。

†看護師および介護職員等の確保

医療は医師、歯科医師、薬剤師、看護師、ＰＴ（理学療法士）、ＯＴ（作業療法士）など多くの医療関係職種により成り立っており、介護施設では介護福祉士をはじめとする介護職員が多くを占めている。また、病院等では患者の介護等を行う看護補助者（看護助手）も大切な役割を担っている。現状でもこれらの職員の確保に苦労している病院や施設・事業所は少なくないが、今後、人手不足が一層進むことが危惧される。重要な施策を３つに絞って述べる。

第１は、養成数の適正化である。医療関係職種が行う行為のほとんどは業務独占行為である。また、その費用は保険料や租税を財源とする公的医療保険によりファイナンスされる。したがって、医療関係職種の養成については、医師ほど厳格ではないにせよ一定の計画性が求められる。このことを強調するのは、多くの医療関係職種で需要と供給のアンバランスが生じているからである。たとえば、世界的にみて日本の人口10万人当たりの薬剤師数は際立って多い[10]。PT・OTもかつては不足していたが、現在は供給が上回っており、2040年頃には供給数が需要数の約1・5倍になると推計されている[11]。養成数の抑制は職業選択の自由や営業の自由との関係で微妙な問題をはらむが、必要数以上に養成することは貴重な人的資源の無駄遣いであるだけでなく、賃金水準の低下を招き、養成された者にとっても不幸である。

なお、需給の推計や対策の検討に当たっては、養成の総数だけでなく領域別や地域別の分析等も行うべきである。たとえば、人口10万人当たりの薬剤師数は多いが、都市に集中する傾向がみられるとともに病院に勤務する薬剤師は不足している。医薬分業や調剤報酬のあり方を含め検討する必要がある。また、人口当たりの歯科医師数は先進諸国に比べ遜色ないが、無歯科医地区数は無医地区数を上回っているなど地域偏在が著しい。

第2は、看護師の養成・確保である。看護職員の確保方策としては、①養成数の確保、②離職の防止（定着促進）、③潜在看護師の活用、が3本柱である。新卒看護師（5・5万人）の多くは病院に就職するが、病院は「大量採用・大量離職」する職場である。今後、18歳から22歳人口の減少を考えると、数を増やすことは難しいだけでなく適当でもない。

また、潜在看護師の活用も重要であるが、一度辞めて年数が経てば復職は難しくなる。したがって、最も重要なことは離職の防止であり、①個々の看護師の能力・適性や労働可能時間等を考慮し、適切な働き方のマネジメントを行うこと、②「働きがい」(ワーク・エンゲイジメント)を高めることである。②については、看護能力の向上を通じキャリアパスを構築できるよう、各種研修(例：認定看護師研修、特定行為研修)に積極的に参加させるとともに、資格取得者に対する適切な処遇を行うことが重要である。

第3は、介護職員の確保である。介護関係職種の有効求人倍率は都市部を中心に際立って高い一方、介護福祉士養成施設は大幅な定員割れが生じている。介護職員の賃金については、2012年度以来、介護報酬における処遇改善加算により引き上げられてきた。ただし、本来は、介護職員の専門性や生産性を高め、それが労働市場で評価されることにより賃金が上がるというのが望ましい姿であり、介護職員の確保策の正攻法でもある。そのためには、①意欲のある者のキャリアアップの道を用意すること、②介護福祉士を単なる名称独占資格ではなくし、(限られた範囲であれ)業務独占の領域を設けること、の2つが重要である。このうち①については、民間資格であるが認定介護福祉士という資格が設けられ、介護職にグループリーダーが育ちつつある。②については、一定の条件の下で介護福祉士等も喀痰《かくたん》吸引や経管栄養を行えるよう法律改正が行われたが、その定着を図るとともにに対象業務の拡大について検討する必要がある。

5　地域医療構想の推進

†地域医療構想の意義

医療提供体制の改革で難しいのは、それを実現する方法である。特にわが国は民間セクター中心の医療提供体制であり、憲法で保障された営業の自由や財産権の保護との兼ね合いもあって、強制的な合併や高額医療機器の共同利用といった強権的な手法を採ることが難しい。このため、医療提供体制の改革は診療報酬による経済的誘導に依拠してきた。しかし、診療報酬は万能ではない。診療報酬は診療の対価であり医療機関の統合・集約化等にはなじみにくい。また、診療報酬による政策誘導は医療を拡大する場合はうまく機能するが、縮小の方向には効きが悪い。したがって、「診療報酬一本足打法」ではなく、計画的な手法など他の政策手法との組み合わせ（ポリシー・ミックス）が必要となる。計画的な手法の代表例は地域医療構想である。

地域医療構想とは、各構想区域における病床の機能区分ごとの将来（現行では2025年）

の必要量を推計し策定される構想である。この病床の機能は、患者に対する診療行為を診療報酬の出来高点数で換算した値（医療資源投入量）の多寡により、高度急性期・急性期・回復期・慢性期の4つに区分される。そして、地域医療構想と各医療機関が都道府県に対し報告する病床機能報告を突き合わせ、病床の機能分化および連携を推進することとされている。

筆者は地域医療構想を進めることには賛成である。今後、地域医療をめぐる状況が激変するなかで、医療関係者や住民が地域医療の将来像と課題について共通認識を持つことは非常に大切だからである。ただし、地域医療構想については、筆者はかねてから次のような問題があることを指摘してきた。

第1は、医療機能の区分および病床機能報告制度との関係である。地域医療構想の病床の必要量は、2025年に必要となる病床数を4つの医療機能区分ごとに推計し、その機能別の患者数を病床数に置き換えたものである。これに対し病床機能報告制度は病棟単位であり、様々な病態の患者が混合している病棟であっても、最も適する機能1つを選択して報告する。このため、たとえば急性期と報告された病棟にも回復期に相当する患者は存在する。そもそも地域医療構想の病床の必要量と病床機能報告制度の集計結果は捉え方が異なる以上、単純に比較対照すべきものではない。また、既述したように、高度急性期、急性期、回復期の区分は、診療報酬による資源投入量の多寡で区分されているにすぎず、回復期にはポスト・アキュート（例：回復期リハビリテーション）とサブ・アキュート（例：比較的軽易な手術や在宅医療のバックアップ機能）という異なる機能が混在する。

第2は、医療圏域の線引きおよび範囲の妥当性である。地域医療構想の構想区域は原則二次医療圏とされている。この二次医療圏は1985年の医療法改正により病床規制が導入されたときに設けられた概念であるが、保健所等の行政管轄区域や郡市医師会のエリアを考慮し設定した都道府県が少なくない。それに加え、その後の人口動態や交通事情の変化を踏まえた見直しがほとんど行われていない。その結果、生活圏や患者の流れと適合していない二次医療圏が多い。また、地域（圏域）は医療の内容によっても異なる。がんの予定診療のように専門性が高く「待てる医療」の場合は必ずしも二次医療圏で完結させる必要はなく、基幹病院に高次の医療機能を集積させる方が医療の質や効率性が高まる場合が多い。

第3は、病床機能と在宅医療等の関係である。地域における入院医療の需要や病床機能は在宅医療等の推進状況と独立して決まるわけではない。実際、地域医療構想のガイドラインでも、慢性期病床は在宅医療等と一体的な区分となっており、療養病床の医療区分1の患者の7割は在宅医療等に移行するなどの仮定が置かれている。しかし、これは「割切り」であって7割という数字の根拠は乏しい。また、在宅医療等の「等」の場所は、狭義の居宅のほか、サービス付き高齢者住宅等による集住形態、介護保険施設等を含むが、居宅の訪問診療と入所施設系で対応するのでは、必要となるリソース（人材や施設設備）が異なる。したがって、都道府県は市町村と協議し、退院後の受け皿となる在宅医療等の需要や実現可能性について、いわば「ミクロからの積上げ」を行う必要があるが、現実はペーパープランとなっている地域が多い。

†地域医療構想の見直しの方向性

地域医療構想については、達成目標年次（2025年）が迫っていること等から、2024年3月に「新たな地域医療構想等に関する検討会」（以下、検討会）が設置され、見直しの検討が進められてきた。図9-8は見直しの基本的な方向性である。要は、現行の地域医療構想は病床の機能分化・連携を目的とするものであったが、外来や在宅医療はもとより介護との連携を含め、医療提供体制全体の課題を解決するためのものに変えるということである。雑駁な言い方になるが、医療提供体制に関する課題をすべて地域医療構想が受け止めるようなものである。象徴的なのは、医療法上、地域医療構想は地域医療計画の一部であると位置づけられていたのが、見直し後は、逆に地域医療構想が上位概念となる（地域医療計画が地域医療構想の一部となる）ことである。

†地域医療構想の実効性の確保

地域医療構想の守備範囲が広がると関係者の調整や合意はこれまで以上に難しくなるが、これは地域医療構想調整会議の運営方法の改善といったことで解決できる問題ではない。本質的な理由は、地域医療構想が「チキンレース」の構図になりがちなことにある。たとえば、急性期機能病床が過剰な地域において、将来「共倒れ」のリスクがあってもそれぞれの急性期病院の経営者は病床転換に踏み切らない。他の急性期病院が先に病床転換してくれれば、自院は生き延びられると思うからであり、その結果、根比べ・消耗戦に陥ることとなる。では、どうすればよいのか。重要な点が3つある。

第1は、経営判断に資するデータを提供することである。社会保障制度改革国民会議報告書には「データによる制御」という有名な言葉がある。たしかに関係者の尽力によって、DPCデータやNDPデータをはじめ様々なデータの提供が行われ地域医療の問題点の分析の精度は高まった。ただし、意思決定を行うのは経営者であり、データが自動的に決定するわけではない。経営判断など意思決定を行うのに必要なデータの提供が行われなければ、地域医療構想調整会議をいくら行おうとも時間の無駄である。介護との連結データ、詳細な医療機能別の入院元と入院先のデータ等が必要になろう。また、DPCデータ等は

図9-8 「新たな地域医療構想に関するとりまとめ」の概要

(1) 基本的な考え方
・2040年に向け、外来・在宅、介護との連携、人材確保等も含めたあるべき医療提供体制の実現に資するよう策定・推進
(将来のビジョン等、病床だけでなく医療機関機能に着目した機能分化・連携等)
・新たな構想は27年度から順次開始
(25年度に国でガイドライン作成、26年度に都道府県で体制全体の方向性や必要病床数の推計等、28年度までに医療機関機能に着目した協議等)
・新たな構想を医療計画の上位概念に位置づけ、医療計画は新たな構想に即して具体的な取組を進める

(2) 病床機能・医療機関機能
①病床機能
・これまでの「回復期機能」について、その内容に「高齢者の急性期患者への医療提供機能」を追加し、「包括期機能」として位置づけ
②医療機関機能報告(医療機関から都道府県への報告)
・構想区域ごと(高齢者救急・地域急性期機能、在宅医療等連携機能、急性期拠点機能、専門等機能)、広域な観点(医育及び広域診療機能)で確保すべき機能や今後の方向性等を報告
③構想区域・協議の場
・必要に応じて広域な観点での区域や在宅医療等のより狭い区域で協議(議題に応じ関係者が参画し効率的・実効的に協議)

(3) 地域医療介護総合確保基金
・医療機関機能に着目した取組の支援を追加

(4) 都道府県知事の権限
①医療機関機能の確保(実態に合わない報告見直しの求め)
②基準病床数と必要病床数の整合性の確保等
・必要病床数を超えた増床等の場合は調整会議で認められた場合に許可
・既存病床数が基準病床数を上回る場合等には、地域の実情に応じて、必要な医療機関に調整会議の出席を求める

(5) 国・都道府県・市町村の役割
①国(厚労大臣)の責務・支援を明確化(目指す方向性・データ等提供)
②都道府県の取組の見える化、調整会議で調った事項の実施に努める
③市町村の調整会議への参画、地域医療介護総合確保基金の活用

(6) 新たな地域医療構想における精神医療の位置付け
・精神医療を新たな地域医療に位置付けることとする

(出典)新たな地域医療構想等に関する検討会「新たな地域医療構想に関するとりまとめ」(2024年12月18日)

2年遅れて提供されているが、迅速なデータ提供も大きな課題である。

第2は、診療報酬上、医療機関の経営者に対し、地域の医療需要の将来動向を見据え、適切なポジションをとる決断を促すことである。実は、2018年度の診療報酬改定の入院医療の新しい評価体系は、このような考え方に立っている。すなわち、この改定では、①急性期医療、②急性期医療から長期療養、③長期療養、の3つの類型ごとに、「基本部分」（看護配置や平均在院日数など基本的な医療の評価部分）と「実績部分」（診療実績に応じた段階的な評価部分）を組み合わせた報酬体系に再編する方針が示された。この3つの類型のうちいずれを目指すかは各医療機関の経営判断による。ただし、これは地域の医療需要を無視しても採算が取れるということではない。たとえば、地域の医療需要に適合しない医療機能を選択すれば、その対象となる患者は集まらず、「実績部分」の報酬を確保することはできない。今後の診療報酬改定に当たっては、こうしたメッセージを強力に伝達し「賢明な経営判断」を促すことが重要であると考えられる。

第3は、地域医療構想を病床の削減や再編に矮小化せず、自治体の総合計画など大きな枠組みの中に位置づけることである。地域医療構想はいわば「地域総合生活構想」として捉えるべきものである。人口構造の急激な変容は、医療・介護だけでなく地域の社会経済そのものに甚大なインパクトを及ぼす。大都市圏では高齢者の急増に対応した住宅等のインフラ整備が求められる。一方、人口が急減する農村部や過疎地では、地域医療構想を、地域の経済・産業・雇用・住宅・交通等まで含め地方創生の事業に組み込むといった戦略的な発想が求められる。

6　地域特性に応じた取組み・実践事例

これまで人口構造や医療資源の分布の相違など地域の実情を踏まえた対応が必要であると述べてきたが、抽象的で理解しにくいかもしれない。このため地域特性に応じた具体的な取組み・実践事例を3つ取り上げ考察したい。

†二次医療圏唯一の病院である長野県立木曽病院の取組み

長野県立木曽病院（以下、木曽病院）は、地方独立行政法人長野県立病院機構（以下、病院機構）が運営する5つの病院のうちの1つであり、木曽郡の6町村からなる木曽二次医療圏に所在する。この二次医療圏の面積は東京都の総面積の約7割と広大であるが、病院は木曽病院以外に1つもない。また、医科診療所は10あるが、いずれも無床診療所である。

したがって、木曽病院は木曽二次医療圏唯一の有床医療機関である。木曽郡の人口は20

10年から25年にかけて約3・1万人から約2・4万人に減少し、40年には約1・8万人になると見込まれる。2025年の65歳以上人口割合は43％、75歳以上人口割合は27％であり、日本全体の2060年頃の人口構成に近い。高齢者の割合は高いが、2010年から23年にかけて、木曽病院の外来患者は2割強、入院患者は4割強も減少している。これは人口自体が減少していることに加え、医師や看護師をはじめとする職員の減少等により診療機能や病床数を縮小してきたからである。

たとえば、木曽病院は二次救急医療の指定病院であるが、脳神経外科や循環器内科の医師がいない。このため、腹膜炎等の手術は可能であるが、脳卒中の脳神経外科の手術や心臓カテーテル検査・治療を行うことはできず、これらの患者は約40分から1時間かけて、近隣の基幹病院の伊那中央病院、松本市内の病院、岐阜県の中津川市民病院等へ搬送される。また、看護師も慢性的に不足しており、看護の人員配置基準の確保等にも支障を来たしている。こうした事情もあり、病床機能報告が開始された2015年の病床数は259床（うち急性期は211床）であったが、21年に195床（うち急性期は93床）、24年には149床（急性期78床、地域包括ケア48床、療養19床、感染症4床）まで減少した。

職員の不足という厳しい状況にもかかわらず、木曽病院は二次医療圏唯一の病院であるため、二次救急医療以外にも様々な負荷がかかっている。たとえば、災害拠点病院に指定されているため、2024年1月の能登半島地震発生に当たっては、長野県のDMAT（災害派遣医療チーム）の第一次隊13チームの一員として、発生の翌日、医師1名を含む6名が派遣された。木曽病院は第2種感染症指定病院でもあり、2020年から23年にかけて、新型コロナウイルス感染症の発熱外来受診患者7237人（5類移行まで）のほか、入院患者延べ2357人（うち他の二次医療圏からの入院患者28人（実数）を含む）を受け入れた。木曽病院は職員の確保に手を拱《こまね》いてきたわけではない。また、地域の診療所や薬局等との連携にも積極的に取り組んでいる。その例としては、①医師をはじめ職員確保対策（当直明けやオンコールで呼ばれた場合の代休等の確保、単身赴任者のための居住環境の整備等）、②若い世代から選ばれる病院になるための取組み（産科病棟の一部を割き女性専用ゾーンの設置、児童思春期発達外来の開設等）、③病院と診療所の連携強化（「信州メディカルネット」という医療連携システムの活用による診療所との患者情報の共有）、④クラウドファンディングの活用（DMAT専用の緊急車両等の確保）、⑤電子処方箋の導入等が挙げられる。ちなみに、⑤については、木曽病院が地元薬局への働きかけを含め率先して取り組んだことにより、2024年11月現在、木曽地域の調剤薬局全9薬局のうち、8薬局で対応済となっている。

木曽病院の経営は厳しい。毎年、長野県から約10億円の運営費負担金の繰入れがあるほか、コロナの病床確保料等により2022年度まではかろうじて黒字であったが、202

3年度は赤字となった。人口減少のインパクトは甚大であり診療機能の見直しは避けて通れないが、その際、木曽地域で完結できる（すべき）医療とそうでない医療を峻別することが必要になると考えられる。たとえば、木曽病院の分娩数は2019年度から年間100件を切っているが、地元町村からは産科の維持を求める声が強い。その気持ちは分からないではないが、そのためには、産科の常勤医が最低でも3人必要であるうえ麻酔科医や小児科医の確保も求められる。産科医療の安全性の確保、医師の働き方改革、医療の効率性を考えれば、産科機能は伊那中央病院か松本市内の病院に移管し、当該病院との連携の下に木曽病院は妊婦健診の充実等を図ることを検討すべきだと思われる。

ただし、人口減少にいわば「身を任せ」ダウンサイジングを繰り返せばよいわけではない。木曽地域で完結できる（すべき）医療をいわば「防御ライン」として設定し、それを維持する方策を真剣に考える必要がある。その検討に当たっては、木曽病院や病院機構任せにするのではなく、木曽郡の6町村のほか長野県も積極的に関与し、木曽地域の都市機能の維持・集約化の観点から現地建替の是非やその費用負担の在り方等についても議論し、コンセンサスを得ることが求められる。

コラム⑫　長野県におけるオンライン診療の取組み

長野県におけるオンライン診療の取組みとして全国的に有名なのは、伊那市のモバイルクリニック事業である。これは、オンライン診療のための専用車両に看護師が同乗し通院困難な高齢者等の自宅付近へ出向き、車内でビデオ通話を使用したオンライン診療を行うものであるが、過疎地を多く抱える長野県では、これ以外にも様々な取組みがみられる。

長野県立木曽病院は常勤医が23名と少ないなかで無医地区への巡回診療も行っているが、2023年度からはオンライン診療も併用している。具体的には、木曽郡上松町の無医地区の集会所に出向き、原則毎月、診療および処方を行っているが、2023年9月から隔月でオンライン診療を実施している。また、木曽郡の認知症グループホーム（3施設）の入居者への訪問診療を3カ月に1回行っていたが、訪問頻度の増加の要請に応えるため、2023年12月からオンライン診療を導入し、3か月に2回の診療日を確保している。さらに、毎月診療を行っている小児（医療的ケア児）の在宅医療について、2024年7月から隔月でオンライン診療を実施している。

木曽病院の先行事例は長野県立阿南病院の取組みである。同病院は長野県の最南部に立地する65床の病院である。同病院の診療圏である下伊那郡南部地域（5町村）の人口は、2020年から40年にかけて1.1万人から0.7万人に減少すると見込まれている。同地域には阿南病院以外に病院はない。また、5町村のうちの売木村の診療所の医師が2021年に退職した。このため、阿南病院が週1回、往復1時間以上をかけて医師派遣を行ってきたが、地元住民からの診療回数を増やしてほしいとの要望に応えるため、2022年5月からオンライン診療を併用し週2回の診療を確保した。

特定医療法人新生病院は長野県北東部の小布施町に位置する155床のケアミックス型の病院である。新生病院は機能強化型在宅療養支援病院であり、車で往復1時間以上かかる山間地域の在宅緩和ケアの需要にも応えているが、医療の質と効率性の両立が課題となっている。このため、遠隔モニタリングシステム（患者のベッドマットにセンサーを設置し患者の呼吸・心拍や睡眠の状態をモニタリング）を活用したオンライン診療の実施に向け検証・検討を行っている。

†山形県酒田市の公立病院の統合再編および地域医療連携法人への発展

山形県酒田市所在の県立日本海病院（以下、日本海病院）は北庄内地域（庄内二次医療圏の北部）の急性期病院であったが、多額の不良債務を抱えるなど経営課題を抱えていた。一方、酒田市立酒田病院（以下、酒田病院）は黒字経営を確保していたが、施設の老朽化が激しく病院の建替えが迫られていた。酒田病院は当初は急性期病院として単独改築を考えていた。しかし、両病院は2kmしか離れていないうえ機能も競合しており、「共倒れ」を危惧する声が上がり、2006年9月、山形県知事と酒田市長は両病院の統合再編に合意した。これを受け統合再編協議会が設置され、2007年3月に統合再編の基本構想が策定された。また、同年7月、運営主体は非公務員型の地方独立行政法人とすることが決定された。

そして、2008年4月、地方独立行政法人山形県・酒田市病院機構（以下、病院機構）の下で、日本海総合病院および日本海総合病院酒田医療センターが開設された。基本的なコンセプトは、急性期機能（高度医療や救急機能を含む）は前者に集約化し、後者は回復期機能等を担うという役割分担を徹底することであった。これにより、2007年度から11年度にかけて病床数は974床から692床に減少、直近の17年間では389床、約4割削減されている。一方、医師や看護師などのスタッフ数はむしろ増加し、手術件数が増加するなど診療内容が充実しただけでなく、当時の公立病院改革プランとして要求されていた改革内容であったことから関連財政支援措置も受け、設立後の当期目標を大幅に上回る経営改善を実現し、その後も16年間継続して健全経営を実現している。

病院機構の取組みはこれで終わらない。地域の医療機関の連携強化を図るために、2010年に酒田地区の関連機関による地域協議会を立ち上げ、電子化された医療情報の共有システムの構築を企画した。こうして完成したのが「ちょうかいネット」という連携ネットワークである。この最大の特徴は、参加病院に診療情報・診療録の全開示を義務づけていることである。その結果、たとえば参加病院（搬送元）で大動脈解離などの緊急搬送症例が発生した場合、基幹病院（搬送先）が患者情報を即時に取得できることにより、患者が搬送されるまでに手術室の対応準備を完了させることが可能となった。

こうした連携の実績をベースとして、2018年4月、地域医療連携推進法人として「日本海ヘルスケアネット」（以下、HCN）が発足した。当初は、酒田地区の三師会を含め9法人でスタートしたが、その後、隣接する鶴岡市の2つの医療法人が加わったほか、独立地方行政法人の開設者である酒田市も参加し、直近でさらに酒田市から1社会福祉法人が参加したことから、2024年末現在、13法人・1自治体で構成されている。その背景にあるのは人口減少に対する医療関係者の危機感である。庄内二次医療圏の人口は、20

15年の28万人から、25年に24万人、40年には19万人に減少すると見込まれている。そうしたなかで、個々の医療機関のみならず地域全体の医療・介護の提供体制を早急に「少子高齢化仕様」に再構築していく必要がある。

HCNは、①病院機構から参加法人への医師派遣をはじめ人事交流・派遣や職員の共同研修、②慢性維持透析機能の集約化、③高額医療機器の共同利用、④訪問看護ステーションの再編統合、⑤病床の融通などを行っているほか、2018年から地域の医師会や薬剤師会の協力を得て医薬品の地域フォーミュラリにも取り組んでいる。これは、医薬品の有効性・安全性等の科学的根拠と経済性を総合的に評価したうえで、推奨される医薬品の使用指針を作成し、標準薬物治療を推進することを目指すものであり、薬剤費削減効果を含め成果が注目されている。

†都市部に立地する右田病院および東山病院の地域包括医療病棟への転換

右田病院は東京都八王子市に立地する「地域のホームホスピタル」を理念に掲げる医療法人立の病院である。八王子市は南多摩二次医療圏に属するが、八王子市・日野市と町田市・多摩市・稲城市は丘陵等で隔てられており、二次医療圏としての一体性は乏しい。八王子市の人口（約58万人）は同医療圏の人口（約144万人）の4割を占めるが、2040年にかけて約55万人に減少すると推計されている。しかし、高齢者は増加し、とりわけ85歳以上人口は1・9倍に増える。2023年の八王子市内の救急患者数は約3万人にのぼるが、70歳から79歳が18%、80歳から89歳が25%、90歳以上が9%と、70歳以上が過半を占めている。高齢救急患者の対応は今後ますます地域医療の重要課題になると見込まれる。

右田病院は、2024年6月、全病床（2病棟）を地域包括ケア病棟から地域包括医療病棟に転換した。地域包括医療病棟は2024年度診療報酬改定において新設されたものであり、「地域において、救急患者等を受け入れる体制を整え、リハビリテーション、栄養管理、入退院支援、在宅復帰等の機能を包括的に担う病棟」である。地域包括医療病棟の入院料は地域包括ケア病棟に比べ高く設定されているが、届出件数はさほど多くはない。これは、地域包括医療病棟の施設基準のハードルが高いからである。具体的には、①看護配置が10対1以上であること、②所定の「重症度、医療・看護必要度」を満たす患者割合が一定割合以上であること、③平均在院日数が21日以内であること、④24時間救急搬送の受入れ体制が構築されていること、④当該病棟に常勤の理学療法士等が2名以上、専任の常勤管理栄養士が1名以上配置されていること、⑤ADL（日常生活動作）が入院時と比較して低下した割合が5%未満であること、⑥在宅復帰率が80%以上であること、など細かい要件が数多く設けられている。

右田病院がこうした基準（要件）を比較的容易にクリアできたのは、①2023年度の救急車搬送件数が2200件以上あり、手術件数も整形外科・消化器外科を中心に年間600件程度にのぼること、②リハビリテーションや在宅復帰支援にも、必要な職員を確保し力を入れてきたこと等による。ただし、このような体制が一朝一夕に生まれたわけではない。地域住民が必要とする医療や自院の果たすべき役割を突き詰めて考え、長年にわたり実践を重ねてきた結果である。たとえば、右田病院は急性期一般入院料4を算定していたが、患者層が高齢化し在宅復帰に要する入院期間の長期化に対応するため、2018年に地域包括ケア病棟へ全床転換していた。これは、元々右田病院は大腿骨頸部骨折等の救急患者が多く、その治療からリハビリテーションを介して在宅復帰まで一貫して実施するのに地域包括ケア病棟は相性がよかったからである。また、コロナ禍において、右田病院は新型コロナウイルス感染症重点医療機関の役割を担い、東京のすべての地域からコロナ患者を受け入れるなど、急性期型の地域包括ケア病棟の機能で地域医療に貢献してきた。

右田病院の取組みから得られる示唆は、地域包括医療病棟の施設基準をいかにクリアしたかという技術的な面もさることながら、明確な経営理念の下で地域の医療需要の変化に対応した経営戦略を展開することの重要性である。

もう1つ、東京都下の病院を紹介する。調布東山病院は京王線調布駅の駅前に立地する

83床の病院である。関連施設として、透析クリニック2カ所（合計66床）、訪問看護ステーション・居宅事業所および健診施設がある。調布市は世田谷区に隣接する市であり、武蔵野市、三鷹市、府中市、小金井市、狛江市とともに北多摩南部二次医療圏を構成している。2020年から40年にかけて、調布市の人口は約27万人から約25・5万人に減少するが、高齢化率は19・5％から28・3％に上昇し、特に85歳以上人口は1・6倍に増加する。また、北多摩南部二次医療圏全体では、同期間において、人口は106万人から110万人に微増、高齢化率は22％から27・8％に上昇し、85歳以上人口は1・5倍に増加する。

北多摩南部二次医療圏には、三次救急指定病院が杏林大学医学部附属病院、武蔵野赤十字病院、都立多摩総合医療センターがある。調布東山病院はこれらの病院と連携しつつ、1982年の創業以来、「質の高い医療をもって、いつでもどんなときでも、病気のみを診るのではなく、全力で全人的な医療とケアにあたる」ことを理念に掲げ、一貫して地域密着型急性期病院としての役割を果たしてきた。具体的には、①質の高い急性期医療、②廃用症候群にならないよう入院時から始める急性期リハビリ、③多職種で関わる入退院支援、④認知症対応力の強化、⑤訪問診療も35年継続し可能な限り自宅など入院前に暮らしていたところへ戻す取組み等を進めてきた。調布東山病院の2023年度の救急車受入れ台数は約3000台を誇る。また、地域の医療機関や介護施設との連携を駆使すること等により、同年度の平均在院日数は約12日、在宅復帰率は94％、病床稼働率は90％を達成している。なお、コロナ禍において、調布東山病院は83床と小規模ながらコロナ専用病床（2床）を確保し患者の受入れに当たり、大部屋も使い同時に15人のコロナ患者が入院していた時期もあった。

都市部では85歳以上の高齢者人口が増えるため、疾病による救急搬送は今後も増える。したがって、救急医療と包括的サービスを一体的に提供する機能は重要であり、地域包括医療病棟の創設もそのような期待が込められていると思われる。調布東山病院も2024年10月に2病棟中1病棟を地域包括医療病棟として届け出たが、2棟同時の届出はできなかった。その理由は、1病棟2名の専従要件が課せられている理学療法士等の確保ができなかったからである。また、地域包括医療病棟の施設基準のうち「重症度、医療・看護必要度」の要件は手術件数が多いほどクリアしやすく、調布東山病院のように内科系中心の急性期病院にとっては不利に働く。高齢救急患者は大腿骨頸部骨折のような外科系の患者ばかりではなく肺炎や尿路感染症など内科系の患者も多い。調布東山病院は、毎日予定外入院が6割にのぼる。また、内科系急性期病院は、重症感染症、低酸素、意識障害、循環動態が不安定であることにより、入院期間の途中で重症化することにも対応することが求められる。外科系に比べ内科系の患者の対応が必ずしも容易なわけではない。次期診療報酬改定に当たっては、こうした観点も踏まえ地域包括医療病棟の施設基準の見直しが必要であると思われる。

7　物価・賃金の上昇と診療報酬の対応

†ベースアップ評価料の問題点と望ましい診療報酬の条件

2024年度の診療報酬改定の最大の目玉は賃金の引上げへの対応であった。実際、診療報酬本体の改定率（0・88%）のうち0・61%分は「看護職員、病院薬剤師その他医療関係職種」の賃上げに充当することとされ、「ベースアップ評価料」（以下、ベア評価料）が新設された。また、生活習慣病の管理料の再編による医療の効率化・適正化により財源を捻出したうえで、0・28%分は「40歳未満の勤務医師や事務職員等」の賃上げ分として初再診料や入院基本料等が引き上げられた。このうち特に問題なのはベア評価料である。診療行為と直接関係のない診療報酬が設けられたからである。また、ベア評価料は、対象職員の賃上げに必要な見込み額を実績ベースで算出し、それがベア評価料に確実に充当されるよう、多段階かつ細分化された区分（例：入院ベア評価料では165通り）が設定されるとともに、「賃金改善計画書」および「賃金改善実績報告書」を提出することとされた。つまり、ベア評価料は対象職員の賃上げに紐づけられており個別診療報酬の補助金化である。

医療界の中には、診療報酬のプラス改定を確保するためには、このような手法もやむを得ないという見方がある。また、ベア評価料を算定した医療機関から「梯子を外さない」よう存続を求める声もある。しかし、ベア評価料は非常に問題のある手法であると言わざるを得ない。

第1に、繰り返しになるが、診療報酬が診療の対価であるという基本的な性格に反する。このことは、診療報酬の一部を負担する患者の納得・理解が得られるかを自問自答してみればよい。たとえば、診療の内容は同じでありながら、ベア評価料を算定する医療機関に受診した場合、算定していない医療機関に比べ患者の一部負担はなぜ高くなるのか（患者にとってどのような受益があるのか）は説明に窮するであろう。

第2に、経営判断・裁量に対する国の過剰な介入である。本来、職種・能力等による差異を含め従業員の賃金水準の設定は、自院の経営状況や地域の医療職種の需給等を検討したうえで、労働組合との交渉等を踏まえて行う高度な経営判断である。また、こうした経営の裁量権は、特に民間医療機関が創意工夫を凝らし医業展開を図るうえで重要であるが、

コラム⑬　公立病院・診療所の職員の給与改定と人事院勧告

公立病院・診療所の職員は地方公務員であり、その給与改定は一般の地方公務員と同様に給与条例の改正が必要になる。より正確に言えば、通常8月上旬に人事院勧告（以下、人勧）が公表されるが、自治体でもそれを踏まえ給与改定方針が決定され、給与改定条例を11月議会に提出し、改正案が成立すれば4月1日に遡及して施行されるのが通例である。

2024年8月8日に公表された人勧は、民間給与の状況を反映し、2.76%と約30年ぶりの高水準のベースアップを勧告した。ちなみに、この率は全職員の平均であり、初任給の大幅引上げをはじめ若年層の引上げ率は高く設定されていることから、比較的若手の職員が多い公立病院・診療所では、これよりも高い引上げ率となる。いずれにせよ、人勧のベースアップ率はベア評価料のデフォルトである2.3%より高い数値であり、また、ベア評価料と異なり、人勧の対象は全職種に及ぶ。人勧は、労働基本権制約の代償措置として、公務員に対し社会一般の情勢に応じた適正な給与を確保する機能を有するものであり、当然遵守しなければならないが、問題は大別して2つある。

第1は、公立病院・診療所の経営がこれに耐え得るかである。公立病院・診療所の2022年度の決算状況をみると、コロナ禍前の経営状況に戻らず、診療報酬臨時特例や病床確保料の縮小・終了により経営状況は悪化しており、賃上げの余力のある公立病院・診療所は一部に限られると思われる。また、2025年の人勧の勧告が2024年に引き続いて高水準であれば、さらに経営状態は悪化する。

第2は、官民格差の発生である。ベア評価料はすべて対象職種の職員の賃上げに使用することとされているが、民間の病院・診療所は、ベースアップした場合の将来の経営への影響等を考慮し、ベースアップ率はデフォルトの2.3%にとどめたところが多い。また、経営状態や対象外職種とのバランス等を考慮し賃上げを見送った民間病院・診療所もある。このため、人勧に準拠し給与改定を行った公立病院・診療所との賃金格差（官民格差）を生じさせる結果を招いた。

対象職種を切り分け、その賃上げと個別の診療報酬を紐づける手法は医業経営の自律性を阻害する。

第3に、ベア評価料は対象職員の賃上げに全額充当しなければならないが、国が期待する対象職員の賃上げが診療報酬によりすべて賄われるわけではない。実際、厚生労働省の説明資料において、賃上げは診療報酬改定のほか医療機関の過去の実績や賃上げ促進税制の活用により行う旨が記されている。ちなみに、厚生労働省は、対象となる職員について、2024年度は2・5％、2025年度は2・0％（前年度の2・5％を合わせると4・5％）のベースアップを行うよう要請した。これを2年間でならす（2024年度にまとめて引上げを行う）と3・5％となるが、ベア評価料で賄われるのは2・3％相当にすぎない。

以上がベア評価料の主な問題点であるが、今般の診療報酬改定では、光熱水費など物価の上昇の影響が改定率に適切に反映されていない。医業経営が厳しさを増すなかで、医療界から診療報酬の期中改定を求める声が上がるのは当然である。

約30年続いたデフレ経済から脱却するためには一定程度の物価上昇と賃金の引上げが必要であるが、以上述べたことを裏返すと、物価・賃金の上昇に対応した診療報酬の望ましい条件を導き出せる。すなわち、①賃金の引上げについては、診療報酬改定の都度、ベア評価料の点数や算定要件や施設基準の見直しのような形で対応するのではなく、明確かつ不変的なルールを定め対応すること、②医業経営の自律性を阻害しないよう、個別の診療報酬による職種の切り分けや紐づけを行わないこと、③他産業を含め直近の賃金動向等を的確に反映させるため、診療報酬の賃上げへの対応は隔年ではなく毎年行うこと、④物価の上昇についても賃金の引上げと同様の対応を行うこと、の4つを満たすことである。

†スライド制をめぐる議論とその政策的示唆

では、どうすべきかであるが、過去の経験から示唆が得られないだろうか。この約30年間は参考にならない。物価や賃金が伸びていないからである。参考になり得るのは、物価も賃金も伸びていた1970年代における議論である。この時期は、日本医師会が保険医辞退をちらつかせながら、中医協を舞台に診療報酬の大幅な引上げを政府に迫り、支払い側がこれに強く反発するという構図が続いた。そうしたなかで日本医師会が診療報酬の改定ルールとして導入を求めたのがスライド制の導入であった[12]。これは、医業費用を、①医師給与、②医師以外の医療従事者給与、③医薬品を除く物件費に分け、①は1人当たりGNP、②は1人当たり雇用者所得、③は消費者物価指数、で伸ばし診療報酬改定率を決定するという方式である。要は、薬価調査により市場実勢価格を反映すべき医薬品を除外した医業費用を人件費と物件費に分け、それぞれにつき適切な指標でスライドさせ診療報酬の改定率を決めるものである。図9‐9は、その概念図である。なお、筆者は人件費を医師と医師以外とを区分する必要はないと考えているので、この図では人件費は一括りにしている。

このスライド制はシンプルでわかりやすい方式であり、一見、合理的で紛争の防止に役立つと思われるかもしれない。けれども、これは医療界にとって虫の良い提案であった。なぜなら、売上（収入）は単価（P）×量（Q）で決まるが、スライド制は単価（P）だけに着目しているからである。この当時は社会経済が「右肩上がり」で、人口の増加や高齢化の進展等による患者数の自然増が大きかった時代であり、スライド制は診療側に有利に働くことになる。スライド制は明確な改定ルールとされたわけではないが、1974年の診療報酬改定以降、実質的にはその考え方を採り入れた改定が行われた。けれども、1981年の診療報酬改定ではスライド制の見直しが行われ、診療報酬の改定幅の設定に当たっては、医療機関のコスト増から医療費の自然増を差し引けば足りるという考え方が採用され今日に至っている。

しかし、その当時と今日では医業経営をめぐる環境は大きく変わっている。すなわち、医療費の自然増は小さく、地域によってはむしろ自然減が生じているのが実状である。したがって、診療報酬の改定率についてスライド制の考え方を採り入れる余地は十分あると

図9-9　診療報酬の物価・人件費スライド制

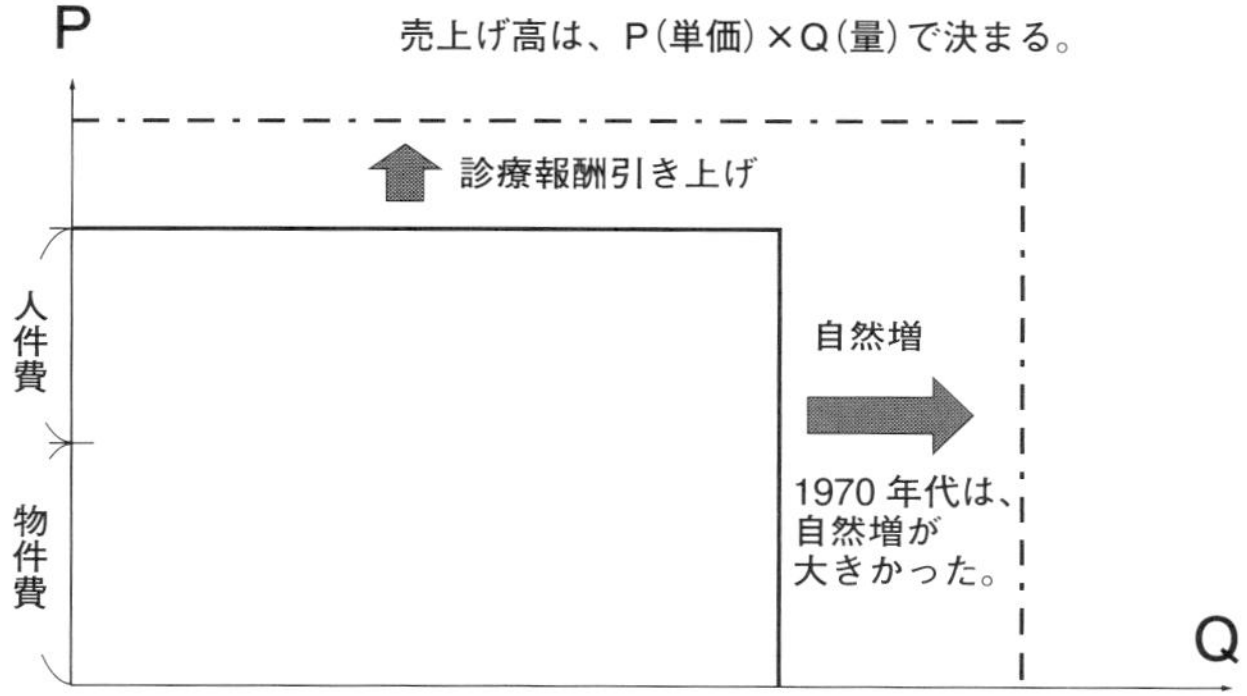

（注）イメージ図につき簡略化している。
（出典）筆者作成。

思われる。ただし、これだけだと、改定のたびに診療報酬の点数を組み替える大作業となり、毎年、診療報酬改定をするのは勘弁してほしいということになろう。したがって、もう一工夫が必要となる。これについては、筆者は１点単価変動制を採り入れたらどうかと考えている。

†1点単価固定制が採られた経緯

現行の診療報酬は１９５８年に作られた新医療費体系が基になっているが、１９５８年以来今日に至るまで診療報酬の１点単価は10円で固定されている。しかし、本来、点数は医療行為の難易度等に伴う相対的指標、１点単価は物価・賃金水準を反映した経済的指標である。実際、外国の例をみると、米国のメディケアのパートB（医師診療部分）の支払方式であるRBRVS（Resource-Based Relative-Value Scale：資源利用度による相対評価尺度）では、相対評価要素（医師の医療密度・時間、診療費用、訴訟費用）に変換係数（わが国の1点単価に相当）を乗じ診療報酬を算定する仕組みとなっている。また、日本の医療保険制度をモデルにした韓国では1点単価固定制が採られてきたが、2001年度から1点単価変動制が導入され、毎年の物価・人件費の変動は換算指数（日本の1点単価に相当）で調整されている。[13]
実はわが国でも、診療報酬点数制が導入された1943年4月から1948年10月までは、1点単価は頻繁に引き上げられ、1951年10月にも1点単価の引上げが行われた。また、新医療費体系の立案者も1点単価は変動され得ることを想定していたはずである。なぜなら、将来にわたり1点単価を固定すると考えていたならば、点数制ではなく実額を表示すればよいからである。この点につき、新医療費体系導入時の厚生技官（医師）であった大村潤四郎は座談会のなかで、「点数単価式というのは非常に複雑だという考えが、ことに時の保険局長の高田正巳さんなんか、「単価は10円、いいな、簡単で…」。そういう調子で、（中略）単価を10円にして固定しよう、そういうような空気でした。それまでの考え方では点数は医療行為間のバランスを、単価は物価や賃金を反映した経済価値を表したんだけれども、それを簡単に料金表にしてしまった」と憤懣《ふんまん》口調で述懐している（小山、

1985、175頁)[14]。

また、大村の発言を受け橋本寿三男(元厚生省病院管理研究所長)も、「経済的な問題を、医療問題にすりかえた結果になったと思うのですね。単価を0・5円上げれば問題解決するものを、どの点数につけるかということで、もらう人は非常に違ってくるわけですからね。それが医療政策と結びついてしまうのですから、経済問題を医療問題にすりかえた結果になっていると、私は思うのです」と述べている(小山、1985、175-176頁)。

筆者も基本的に橋本の見方に同意する。すなわち1点単価固定制が採られてきた最大の理由は、点数操作を通じた政策誘導の裁量性を確保することにあったと考えている(島崎、2020、450頁)。実際、2年に1度の診療報酬改定の都度、(本来は相対的な配分係数であるはずの)個々の点数を全面的に見直しの対象とすることにより広範な政策誘導を行ってきた。そして、このことは「右肩上がり」の時代にはあまり問題にならなかった。診療報酬改定率が物価・賃金の上昇より低くても自然増があったからである。また、バブル崩壊から今日までの30年間は物価や賃金が上がらなかったため問題視されることもなかった。むしろ、厚生省(厚生労働省)や医療界からすれば、1点単価を変動させることは、医療費の経済成長率に連動した総額予算制の導入や地域別診療報酬の導入につながりかねないという警戒心が働いたと思われる。しかし、物価・賃金の上昇が常態化する時代になれば、

物価・賃金スライドによる１点単価変動制の骨格

1. 薬剤費を除く医業費用を人件費分と物件費分（人件費以外）に大別し、人件費分と物件費分の比率は直近の数字を用いる。制度スタート時の１点単価 10 円を人件費分と物件費分に分ける（例：人件費分 5.7 円、物件費分 4.3 円）。
2. 人件費分は毎年の適切な賃金上昇率、物件費分は消費者物価指数（CPI）で伸ばし、毎年の１点単価を算出する。
3. 通常の診療報酬改定が行われない年度は、各点数はそのままとし、2 で算出された１点単価を乗じて診療報酬を算定する。
4. 通常の改定年度の診療報酬改定は、基本的にこれまでと同様の手法で行うが、その際、賃金の引上げ状況を含め医業経営の実態を検証し改定率を設定する。

①物価・賃金の上昇分、②医療政策による改定分、の2つに分け、①については毎年、1点単価を変動することで対応するのが適当だと思われる。⑮

†物価・賃金スライドと1点単価変動制を組み合わせた私案

具体的な私案の骨格（イメージ）を示すと上記のとおりである。ポイントは、通常の診療報酬改定とは切り離し、物価・賃金の引上げについては、ベア評価料のような個別診療報酬ではなくマクロ的な指標を用い、毎年、1点単価で調整することである。

この私案については、たとえば、賃金上昇率に用いる指標、実績と見込みが異なった場合の調整方法など、技術的に詰めるべき事項が数多くある。また、それぞれの立場から危惧や批判があり得ることも承知している。したがって、筆者はこの案に固執するつもりはないが、べア評価料は既述したように非常に大きな問題を抱えていることは間違いない。また、コラム⑬で指摘した官民格差の問題があることに加え、ベア評価料は算定要件や施設基準を変えることにより様々な応用（悪用）が可能であることに留意すべきである。たとえば、今般のベア評価料が許容されるのであれば、医師不足地域の医療機関に限定した評価料、特定の診療科の医師の賃金引上げを算定要件とする評価料の設定も可能である。懸念されるのは、次期診療報酬の改定率を決定する二〇二五年の年末の（ドタバタの）予算編成過程で、このような議論が持ち出され政治的に決まってしまうことである。それを防ぐには、これまでとは異なり物価や賃金の上昇が常態化する時代における診療報酬の在り方について、早急に議論を開始し適切な方策を考えることが必要である。

第10章 医療保険制度をめぐる課題と改革

国民皆保険制度は医療サービスの費用を調達・決済する医療財政制度がしっかりしていなければ持続できない。わが国は医療財政制度の仕組みとして社会保険方式を採っているので、医療財政制度は医療保険制度と言い換えられる。本章では、医療保険制度に関する重要な論点である、①医療保険制度の体系論（二本建て体系の是非、被用者保険の適用拡大、被扶養者制度の在り方、国民健康保険制度改革、後期高齢者医療制度の見直しなど）、②医療費の財源論（社会保険料、公費、患者負担）、③混合診療解禁論の是非について論じるが、①の体系論は議論を要する点が多いので5つの節に分け論じる。

1 被用者保険と国民健康保険の二本建ての体系の是非

†被用者保険と国民健康保険の一本化論の是非

わが国の国民皆保険の最大の特徴は被用者保険と国民健康保険の二本建てにより成り立っていることにある。被用者保険はカイシャ、国民健康保険はムラという共同体を基礎に成立したが、今日の国民健康保険の実態は、制度発足時はもとより国民皆保険実現当時と比べても様変わりしている。第6章の表6－1を再度ご覧いただきたい。2020年度の「世帯主の職業」の欄を見ると、無職（年金受給者等）が4割以上を占め、農林水産業と自営業の合計は2割に満たず被用者より少ない。国民健康保険に加入する被用者がいるのは奇異であるが、ここでいう被用者とは被用者保険の被保険者に該当しない短時間労働者を指す（2節で後述する）。いずれにせよ、国民健康保険はかつての「ムラ」保険とは到底言えず、いわば「寄合所帯保険」というのが実状である。また、働き方の多様化やデジタル技術の進歩によりギグワークと呼ばれる新しい就業形態が登場するなど、被用者保険と国民健康保険の境界が曖昧になっていることも間違いない。二本建ての体系を改め一本化すべきだという議論が生まれる背景であるが、次の3つの理由により筆者は賛成できない。

第1は、稼得形態の本質的な相違である。自らの権限と責任で事業を営む自営業者と異なり、生産手段を持たず他人に雇われ賃金によって生計を維持せざるを得ない被用者（労働者）については、その稼得形態の性格上、労働保険（労災保険および雇用保険）だけでなく医療保険においても一定の配慮を必要とする。被用者保険の法定給付として傷病手当金が設けられているのはその例である。また、事業主が保険料の一部（原則労使折半）を負担するのも、人はモノではなく、労働者を雇用する以上、その健康管理に対する配慮義務が根底にあると考えられる。仮に医療保険制度を一本化するならば、国民健康保険に一本化するよりほかないが、その場合、事業主は保険運営に関わらないため保険料の事業主負担（折半負担）の根拠は失われる。これは、被用者の負担増（事業主負担分の負担増）が現実的かということもさることながら、被用者を使用することに伴う事業主の責任や被用者に対する社会政策の在り方の根本に関わる問題である。事業主負担に代えて雇用税を徴収すればよいとか、事業主負担分を廃止する代わりに従業員（被用者）の給与に上乗せすればよいといった技術論で片づけられる問題ではない。

第2は、被用者と自営業者等の所得捕捉率の相違である。この問題は、①収入そのものの捕捉の問題、②必要経費の捕捉の問題に分けられる。①の問題については、賃金が支払われた時点で100％捕捉され、それを賦課ベースとして保険料が源泉徴収される被用者と、それが不可能な（申告によらざるを得ない）自営業者等とは同じではない。また、マイナンバー制度が普及しても、あらゆる収入の発生について、その情報を法定調書として税務署に報告することを義務づけ、かつ、その履行が確実になされない限りこの問題は解消されない。さらに難しいのは②の問題である。給与所得者の場合には必要経費は原則として給与所得控除により一律に計算される。これに対し、自営業者等の場合には個々の収益構造が異なるため画一的に処理することはできず、しかも必要経費が営業用か個人消費（家事）用かという識別・認定を税務署が完璧に行うことは困難である。要するに、所得捕捉率の相違の問題は完全に解消されることはない。

第3は、原則と例外の関係である。2022年3月末の医療保険の加入者の内訳は、被用者保険が7734万人、国民健康保険が約2537万人となっており、被用者保険の加入者数は国民健康保険よりはるかに多い。また、社会保険方式では被保険者の適用の管理や保険料の徴収を確実に行うことが重要であるが、被用者保険の方がこれらを的確かつ効率的に行うことができる。雇用関係を基礎にした適用管理が可能であるとともに、賃金から源泉徴収できるからである。したがって、行うべきことは原則を例外に合わせることではない。被用者保険と国民健康保険の二本建ての体系は維持したうえで、被用者保険の適用拡大など必要な見直しを行うことである。

†被用者保険の一本化の是非

被用者保険と国民健康保険の一元化が適当ではないにしても、被用者保険（健保組合、協会けんぽ、各種共済組合）については、稼得形態は同じであり保険者の分立を解消し一本化すべきだという議論があり得る。共済年金等の被用者年金は2015年度に厚生年金に一本化されたではないか、保険料は賃金という共通の「物差し」により賦課されるにもかかわらず保険間で保険料率の差異があるのは不公平ではないか、といった疑問・批判もあろう。たしかに、公的医療保険において公平は重要な規範である。しかし、公平が唯一絶対の規範だというわけではない。また、年金制度との比較論については、所得移転だけの仕組みである年金制度と医療サービス給付（保健事業を含む）を行う仕組みである医療保険制度は同一には論じられない。わが国が被用者医療保険において保険者の分立を認めているのは、被用者医療保険は基本的に企業単位で成り立っており、その職域連帯を基盤として、保険料率の決定や保険事業の実施等について自律的に保険者機能を発揮できるという利点があるためである。強制加入制の下で被保険者は自由に保険者を選べないため保険者間の著しい保険料率の格差は是正する必要があるが、保険料率の格差をなくすために保険者を一本化するというのは、「角を矯めて牛を殺す」ことになりかねない。

2 働き方の多様化と被用者保険の適用拡大

†短時間労働者の適用拡大

被用者医療保険の被用者（被保険者）とは適用事業所で働く常用労働者である。具体的には、2カ月以上の雇用期間が定められ、かつ、原則として当該事業所において所定労働時間および所定労働日数の4分の3（週40時間勤務であれば30時間。以下、4分の3基準）以上就労する者が被用者となる。そして、被用者保険の適用にならない者は国民健康保険に加入する。ただし、第1章3節で既述したとおり、被用者保険の親族等で生計維持要件等を満たす場合は被用者保険の被扶養者となる。図10-1は、被用者保険の配偶者で収入がある場合の適用関係の図解である。

4分の3基準は、被用者保険は強制加入による職域保険であることから、職域（保険集団）におけるメンバーシップ制を重視したものと考えられる。簡単に言えば、「同じ釜の飯を食っている」という仲間意識を持てるかどうかということである。しかし、かつての短時間労働は家計補助的なものが多くを占めていたのに対し、近年、働き方やライフスタ

図10－1　4分の3基準による医療保険の適用関係

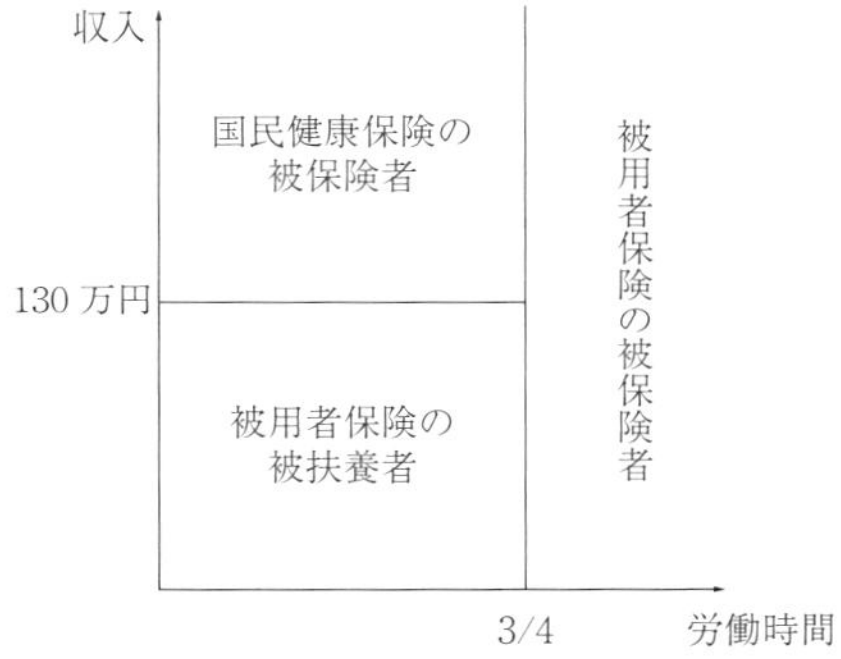

イルが多様化しており、短時間労働者であっても主たる生計維持者である場合が増えている。このため、就労形態は区々であっても、被用者である以上、被用者保険の対象とすべきという考え方の下に、被用者保険の適用拡大が進められている。
すなわち、2012年の年金機能強化法（略称）により、4分の3基準を満たさない短時間労働者であっても、①労働時間が週20時間以上であること、②勤務期間が1年以上見込まれること、③賃金が月額8・8万円以上であること、[1]④学生でないこと、⑤従業員501人以上の企業で使用されていること、の5つの要件を満たせば被用者に該当することとされ、厚生年金保険法だけなく健保法も改正された（健保法3条1項9号、年金機能強化法附則2条）。その後も2016年および2020年に法改正が行われ、上述の②の要件は撤廃されるとともに、⑤の企業規模要件については従業員人数が段階的に引き下げられ、2024年10月から従業員51人以上の企業まで適用拡大が図られた。けれども、これで議論が終焉したわけではない。被

用者保険の適用拡大は2025年の年金制度改正の大きな柱の1つである。そして、これまで同様の加入要件を定めてきた医療保険制度についても検討が迫られる。

残された要件のうち、学生除外要件は廃止する必要はない。学生は学業が本務であることに加え、就業年限が限られた学生を被用者保険の適用対象とする意義は乏しいからである。企業規模要件については、企業規模によって被用者保険の適用の有無が異なることは好ましいことではないことから、速やかに完全に撤廃すべきである。

月額8・8万円という賃金要件は、いわゆる「106万円の壁」の議論と関わる。月額8・8万円は年額換算すると106万円となり、賃金がこの金額に達すると厚生年金や健康保険の社会保険料の負担が生じ手取り収入が減るため、賃金が106万円以上とならないよう就業時間を調整するという問題が指摘されている。しかし、この賃金要件は最低賃金が上昇すると意味が失われる。具体的に数字を挙げれば、週20時間労働で年収106万円となる時給を計算すると1016円となるが、これは2024年度の全国平均の最低賃金1055円を既に下回っており、最低賃金が低い県でも数年のうちに1016円を超えると見込まれる。したがって、賃金要件は実質的に無意味となり、週20時間という時間要件の問題に収斂《しゅうれん》する。

まず指摘しておくべきことは、「106万円の壁」であれ、「週20時間の壁」であれ、これを「壁」と呼ぶのは適当でないことである。なぜなら、これを超えると厚生年金や健康保険の社会保険料負担が生じるのは事実であるが、年金は厚生年金分が増え、健康保険では傷病手当金等の支給対象となるからである。比喩的に言えば、これは「壁」ではなく「階段」を1つ登る（ステップアップする）と捉えるべきものである。また、一定の仮定を置いて計算すると、労働時間をさらに週4時間増やし24時間働くと週20時間働いた場合と手取り額はほぼ変わらなくなる。したがって、この問題の対応の「王道」は、年金制度や医療保険制度に関する正しい知識の広報・啓発を徹底することである。その場合、抽象的な説明ではなく、公的年金シミュレーターを活用し労働時間を増やした場合の各人の年金増加額を具体的に示すことが重要である。また、広報・啓発の対象は事業主（企業）を含む。就業調整は短時間労働者の意向だけでなく、事業主が社会保険料の事業主負担を回避するために、短時間労働者の年収や労働時間を抑制する勤務体制を組んでいる場合が少なくないからである。

こうした議論に対しては、現に手取り収入の減少を「壁」として意識する者がいる以上、何らかの制度的な対応を図るべきだという意見が強い。そしてその方策として、労働者の手取り額が減少しないよう社会保険料負担を軽減する措置（事業主の負担割合の変更を含む）も提案されているが、このような措置は好ましくない。一部の対象者（就業調整を行う可能性がある者）のみを優遇するものであり不公平であることに加え、負担が生じない方がよいと考える労働者や事業主がいる限り就業調整はなくならないからである。したがって、いわゆる「壁」を解消しようと思えば、週20時間という時間数を就業調整が生じる意味が乏しくなる程度まで引き下げるよりほかない。ちなみに、週1時間でも働ければ、その分だけ給付額に結びつけるといった議論が可能な年金制度と異なり、医療保険制度では、収入であれ、時間であれ、どこかで被用者保険の対象者を画する基準を設けざるを得ない。

その具体案としては、雇用保険の適用対象を週の所定労働時間が10時間以上の労働者まで拡大する雇用保険法の改正が2024年5月に成立した（施行は2028年10月）こと等を理由に、被用者保険の適用基準を週10時間に引き下げるという提言もみられる（高橋、2024、136‐137頁）。たしかに、この程度まで労働時間の基準ラインを下げると労働者側も使用者側も就業調整を行う意味は薄れるが、強制加入による相互扶助の制度である被用者保険とりわけ医療の現物給付を行う医療保険制度において、ここまで適用基準を引き下げることに筆者は躊躇を覚える。前述した企業規模要件を撤廃し週20時間基準への移行をまず完遂させ、その後、雇用保険法の施行後の適用状況の検証を行うとともに、医療保険制度と雇用保険制度の性格の相違等も踏まえつつ検討すべき課題だと思われる。

†個人事業所の従業員の適用をめぐる問題

個人事業所の従業員の適用をめぐる問題は、①従業員5人未満の個人事業所の従業員に対する被用者保険の適用の可否、②個人事業所の非適用業種の撤廃の可否、の2つに分けられる。第7章で述べたように、従業員5人未満の零細事業所で働く者の適用問題は国民皆保険の検討に当たって大きな論点の1つであったが、事業所の的確な把握など実務の対応が困難であることや家族従業員が少なくないといった理由から、被用者保険ではなく国民健康保険の対象とされた。その後、1984年の健保法改正（厚生年金保険法改正については1985年）によって、法人事業所の場合は従業員が1人でもいれば被用者保険を適用することとされたが、逆に言えば、従業員5人未満の個人事業所で働く者の適用問題が残されている。これが①の問題である。また、②の問題は、健保法は工場法や鉱業法の適用事業所の労働者を対象に創設され、その後、対象となる適用事業所を拡大してきた経緯があり、法定17業種の適用業種以外の業種（非適用業種：農業、宿泊業、飲食サービス業、理美容業など）の個人事業所では、従業員が5人以上であっても被用者保険は適用されないという問題である。

零細個人事業所が社会保険の事業主負担に堪えられるかといった問題はあるが、4分の

3基準にせよ、週20時間基準にせよ、所定労働時間を満たす労働者でありながら、働く場所が零細個人事業所であるという理由により被用者保険が適用されないのは適当ではない。したがって、これらの者を被用者保険の適用対象とすることは真剣に検討すべき課題であるが、最大のネックは個人事業所の設立・廃止の正確な捕捉が難しいことである。実務の対応可能性の検討を疎かにし、こうした者が国民皆保険の網から脱漏する結果を招いてはならない。そこで、まず②の問題の解消を優先させ、その過程で得られた適用実務のノウハウや課題等を検証し、次に①の解消を図るという順番を踏むことが適切だと思われる。

†マルチワークの適用をめぐる問題

個々の事業所（企業）での就労時間は20時間（あるいは現行では4分の3基準）要件を満たさないが、各々の労働時間を通算するとその要件を満たすケースがある。たとえば、複数の事業所でアルバイトを行っているケース、複数の大学で非常勤講師を行っているケースなどがこれに該当する。こうしたマルチワーカーは労働により生計を維持している場合が多く、被用者保険による保護の必要性が高い。また、労働基準法38条は「労働時間は、事業場を異にする場合においても、労働時間に関する規定の適用については通算する」と規定しており、「事業場を異にする場合」とは事業主を異にする場合をも含むとの解釈が示されている（昭和23年5月14日基発769号）。したがって、被用者保険の適用についても労働時間を通算して判断すべきであるが、最大の課題は実務処理である。これについては、社会保障審議会年金部会（2024年11月15日）において実務の改善案が提示されているが、それでも相当複雑・煩瑣であることは否めない。また、労働時間を通算し社会保険料も各事業主に割り振ると、マルチワーカーが雇用されにくくなるという問題が生じかねない。結論として言えば、マルチワーカーは被用者保険の適用の必要性は高いが、実務処理や雇用差別回避等の課題について更に検討する必要がある。

†フリーランス・ギグワークなど雇用類似の働き方への対応

この問題は古くて新しい問題である。「古くて」という意味は、被用者保険と国民健康保険の「境界」に関しては、零細事業所の従業員をめぐる問題のほか、日雇労働者や一人親方の取扱いをめぐって政策の紆余曲折があったからである。一方、「新しい」という意味は、フリーランス（実店舗がなく雇人もいない自営業者）が増えており、その中にはギグワークと称される就業形態も登場しているからである。ギグワークとは、プラットフォーマーと呼ばれる発注者からスマートフォンのアプリ等を介して単発で仕事を請負う形態である。ギグワーカーを含めフリーランサーは、事業主（企業等）に雇用されているわけではないが、生産手段を持たないという点では労働者に類似する。このため、被用者保険の適用を図るべきだという議論がある。

フリーランサーについては、就業環境の整備を図ることを目的とする「フリーランス・事業者間取引適正化法」（通称）が2024年11月に施行されるとともに、所定の要件を満たす者には労災保険への特別加入が認められたが、指摘すべきことが2つある。

1つは、こうした新たな法整備が求められる労働保険等の分野と異なり、社会保険については国民健康保険・国民年金というセーフティネットが存在していることである。特に医療保険については、傷病手当金等の有無を除けば被用者保険と国民健康保険の給付の差異はない。また、制度的には国民健康保険の保険者が傷病手当金の支給を行うことも可能である。つまり、被用者保険と国民健康保険とは別箇の医療保険制度を創設する必要性は必ずしも高いとは言えない。

もう1つは、健保法における被用者とは「使用される者」であり、請負や委託の契約形態であっても、事業の独立性の程度が低く使用関係が認められれば被用者に該当することである。たとえば、特定の企業の仕事だけを請け負う個人事業主は、経済的従属性や人的従属性が強いことから被用者に該当する場合が少なくないと考えられる。また、個人事業主が業務の進め方等について委託元の企業から詳細に指図される場合は、健保法上も「使

用される者」として適用の可否を検討すべきである。(2)

いずれにせよ、フリーランスやギグワークについては、労働行政との連携を強化しつつ、被用者保険の適用を可能な限り図り、それでも被用者性（労働者性）が認められない者は国民健康保険サイドで受け止め、いかなる対応が可能なのか検討するという順番になろう。その際、国民健康保険組合の新設や傷病手当金の支給の可否も議論の対象にのぼると思われるが、国民健康保険の他の被保険者（特に零細事業者）とのバランスに留意する必要がある。また、フリーランスやギグワークについては、正確な所得捕捉が難しいといった問題があることから、実務の対応可能性も十分検討する必要がある。

3 被用者保険における被扶養者をめぐる政策課題

被用者保険に関しては適用拡大以外にも論じるべき事項は少なくないが、ここでは被扶養者制度をめぐる政策課題について論点を3つに絞り考察する。

第1は、被扶養者の人的範囲の縮小である。これは保険の給付や負担を個人単位とするか世帯単位とするかという問題でもある。筆者は、医療費の支出は家計単位で行われるのが通常であり完全に個人単位とすることは適当ではないが、扶養の観念を過度に強調することも好ましいとはいえず、被扶養者の範囲は基本的に配偶者および未成年の子に限定すべきであると考える。(3) 特に直系尊属の老齢年金受給者(たとえば子である被保険者に扶養される老齢年金受給者。以下、高齢被扶養者)は、被扶養者から外し、自ら保険料を拠出することを原則とすべきである。その理由は、①今日では公的年金制度が整備されており高齢被扶養者も一定の負担能力はあること、②被用者保険の被扶養者になると老齢年金等を受給していてもその収入は保険料の賦課の対象にならず、他の高齢者との負担の公平を欠くこと、③高齢被扶養者も75歳に達すると後期高齢者医療制度の適用対象となり自ら保険料を負担することとのバランスを欠くこと、の3つによる。なお、現行では被扶養者に該当すると保険料を自ら負担することはないが、国民健康保険の保険料においては世帯人員割が賦課されていることとのバランス等を考えると、被用者保険でも家族保険料(被扶養者分の割増)を徴収することも議論の余地があると思われる。

第2は、生計維持要件の基準である「年間収入130万円」の適否である。(4) これについては、年収がこの金額以上になると被扶養者から外れるので就業調整が行われるという問題が指摘されている。いわゆる「130万円の壁」と称される問題であるが、週20時間基準の適用拡大を図れば、年収130万円に到達する前に被用者保険の被保険者本人になるので、実質的に就業調整は解消される。より正確に言えば、現状では従業員が50人以下の企業では、週20時間基準ではなく4分の3基準が適用されるので就業調整の問題が生じ得るが、既述したとおり、この企業規模要件は撤廃されるべきものである。なお、会社の顧問やフリーランスの医師など時間当たりの賃金単価が高い場合は、週労働時間が20時間未満でも年収130万円を超えることがあり得るが、生計維持要件の基準は（労働時間ではなく）いずれかの年収で線引きせざるを得ない。

第3は、被扶養者認定に関する規定の明確化である。[5] 健保法は扶養者を被保険者に「従属」するものとして扱っているだけでなく、両者の法の規律密度が大きく異なっている。たとえば、被保険者の資格の得喪は「保険者等（中略）の確認によって、その効力を生じる」（39条）ことが規定されているが、被扶養者については、その認定や効力発生に関する規定を一切設けていない。このため、たとえば、被扶養者の認定の効力発生日が被扶養に関する事実発生日か届出日か等が定かではなく、保険者によって取扱いは区々となっている。ちなみに、国家公務員共済組合法53条および地方公務員等共済組合法55条では、効力発生日は事実発生日であるとしつつ、事実の生じた日から30日以内にされない場合には、組合が届出を受けた日から被扶養者として取り扱われ短期給付を行う旨が定められている。被扶養者の認定は権利・義務に関わる問題であり、健保法においても被扶養者の認定に関する根拠規定を設けるとともに認定の効力発生日等に関する規定を整備すべきである。

4　国民健康保険制度

†都道府県を財政運営の責任主体とする改革とその評価

国民健康保険については、2015年の法律改正により、2018年度から都道府県を国民健康保険の財政運営の責任主体とする制度改革が行われた。図10－2はその概念図であるが、まず確認しておきたいことは改革の目的・意図である。

国民健康保険の関係者の中には、この改革の目的は、人口規模が小さい市町村（保険者）では大数の法則が十分働かないため保険者を広域化することだと考えている人が少なくない。しかし、それが目的であれば、一定額以上の高額医療費は都道府県単位で一種の再保険事業を仕組めば解決できるのであり、都道府県を保険者に加えた真のねらいはそれ以外にあると考えるべきである。そこで、この改革を提唱した社会保障制度改革国民会議報告書をみると、「国民健康保険に係る財政運営の責任を担う主体（保険者）を都道府県とし、更に地域における医療提供体制に係る責任の主体と国民健康保険の給付責任の主体を都道府県が一体的に担うことを射程に入れて実務的検討を進め、都道府県が地域医療の提供水準と標準的な保険料等の住民負担の在り方を総合的に検討することを可能とする体制を実現すべきである」（傍線は引用者）と書いてある。

つまり、医療のデリバリーとファイナンスは表裏の関係にあり、この制度改革は、都道府県を国民の財政運営の責任主体とすることによって、医療提供体制の改革に本腰を入れさせるという政策意図がある。これは、図10－2において、「財政運営責任」の括弧書き（提供体制と双方に責任発揮）にアンダーラインが付されていることと符合する。また、この図の最下段の「なお書き」は、所得水準の格差など保険者の責任に帰さない要素については国の調整交付金の対象とするが、医療提供量が多いため医療費が高い分については国の調整交付金の対象とせず保険料に反映させるという含意がある。換言すれば、この改革は都道府県ごとに医療費管理（医療費適正化）を徹底させることに主眼があり、現在、国が都道府県内の国民健康保険の保険料率の統一を強く促しているのもそのためである。筆者はこの改革について次のように評価している。

第1に、都道府県が国民健康保険の財政運営の責任を負うことや医療提供体制の改革に積極的に関わることには賛成である。しかし、それは医療提供体制の均霑《きんてん》化の努力も求められるということである。そのような努力を怠ったまま保険料率の統一を打ち出すのは、医療過疎であるために保険料率が低い市町村から、医療サービスが潤沢で保険料率が高い

図10－2　国民健康保険の改革

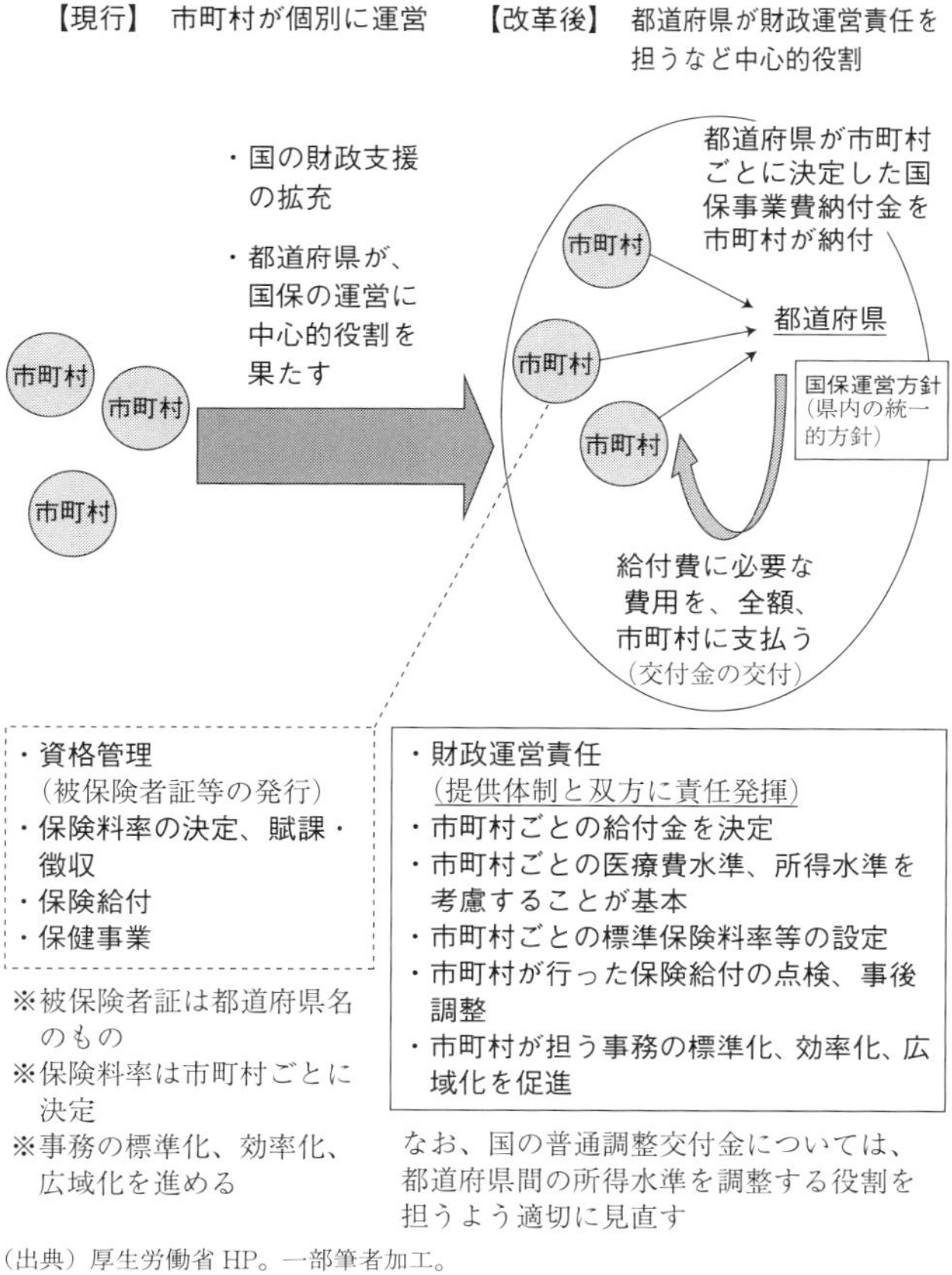
【現行】　市町村が個別に運営
【改革後】　都道府県が財政運営責任を担うなど中心的役割
・国の財政支援の拡充
・都道府県が、国保の運営に中心的役割を果たす
市町村
市町村
市町村
都道府県が市町村ごとに決定した国保事業費納付金を市町村が納付
市町村
市町村
市町村
都道府県
国保運営方針（県内の統一的方針）
給付費に必要な費用を、全額、市町村に支払う（交付金の交付）
・資格管理（被保険者証等の発行）
・保険料率の決定、賦課・徴収
・保険給付
・保健事業
※被保険者証は都道府県名のもの
※保険料率は市町村ごとに決定
※事務の標準化、効率化、広域化を進める
・財政運営責任（提供体制と双方に責任発揮）
・市町村ごとの給付金を決定
・市町村ごとの医療費水準、所得水準を考慮することが基本
・市町村ごとの標準保険料率等の設定
・市町村が行った保険給付の点検、事後調整
・市町村が担う事務の標準化、効率化、広域化を促進
なお、国の普通調整交付金については、都道府県間の所得水準を調整する役割を担うよう適切に見直す

（出典）厚生労働省 HP。一部筆者加工。

市町村に財源移転が行われる結果を招くため適当ではない。

第2に、この改革は成案を得るまで様々な議論があり、その過程では都道府県のみを保険者とする案も検討されたが、結局、財政運営の責任主体は都道府県としつつ被保険者の関係の事務は市町村で行うこととなったこと（都道府県・市町村の共同保険者化）は、妥当な「着地点」であったと思われる。市町村関係者の中には、今般の制度改革によって市町村は国民健康保険の責任を免れると思っていた人が少なくない。しかし、国民健康保険の保険関係の成立要件は住所であり、その管理を行っているのは市町村である以上、市町村は国民健康保険から逃れることはできない。また、超高齢社会では医療と介護の連携が重要になるが、介護保険の保険者は市町村であり、その意味でも市町村に軸足を残しておくことは適切であったと評価できる。

†生活保護受給者を国民健康保険の対象とすることの是非

第7章で述べたように、国民皆保険達成当時は、国民健康保険の被保険者が被保護者になっても、生活保護移行後3カ月を経るまでは被保険者資格は失わないこととされていた。しかし、国民健康保険の財政負担に加え、被保険者資格の得喪や医療機関の診療報酬の請求事務の複雑化を招いたため、1963年の法改正により、生活保護受給の開始日から国民健康保険の適用を除外することとされ今日に至っている。これについては、生活保護の受給者（以下、被保護者）も国民健康保険の適用対象とすべきだという見解がある。その理由としては、国民皆保険は国民統合の象徴という意味合いがあり被保護者を排除することは望ましくないという理念やスティグマの除去のほか、介護保険では被保護者も対象としていること（介護保険料相当分は生活保護費として支給）等が挙げられる。これらはいずれも一考を要するが、次の理由により被保護者を国民健康保険に取り込むことは適当ではないと筆者は考えている。(6)

まず介護保険の類推については、介護は基本的に生活サービスであり給付額も自ずと限度があるのに対し、医療保険の場合は給付額に限度を設けるのが困難であるという基本的な相違があり必ずしも同一には論じられない。また、医療扶助が全額公費（患者の自己負担なし）であることを悪用する「貧困ビジネス」事例が後を絶たないことを考えると、事前のチェック（例：要否意見書による医療の必要性の確認）をなくしてしまうことの弊害も考慮しなければならない。さらに、生活保護の医療扶助費（2020年度実績ベースで約1・8兆円）の国民健康保険財政に及ぼす影響、国民健康保険と生活保護の国と地方の負担割合の相違（生活保護は国が4分の3を負担）、町村（福祉事務所の設置義務がない）に住所を有する被保護者に対する国民健康保険と生活保護の一体的な指導・自立支援の確保といった問題も十分検討する必要がある。

5　高齢者医療制度

高齢者医療制度については、全世代型社会保障法（通称）により高齢者医療確保法等の改正が行われ、①後期高齢者の保険料負担の現役世代との調整規定（後期高齢者負担率）の見直し、②後期高齢者の保険料賦課限度額の引き上げ等、③被用者保険に係る前期高齢者納付金の報酬調整が導入された。ただし、高齢者医療制度の見直しはこれで終わりではない。特に見直しを要する点が3つある。

第1は、後期高齢者の窓口一部負担である。2022年10月から一定以上の所得者について2割負担が導入された。しかし、本来は3割負担（それが無理でも2割負担）を原則とすべきである。また、70歳以上の「現役並み所得」者の一部負担は3割であるが、その判定基準の見直しも必要である。現行の判定基準は、①課税所得145万円以上、かつ、②世帯収入合計520万円（1人世帯の場合は383万円）以上である。問題は、①は公的年金等控除が効くこと等から高齢者に有利に働くとともに、②はどのようなモデル世帯を設定するかによって世帯収入額が大きく変わることである。たとえば、②の520万円は夫が給与収入も年金収入もあり給与所得控除と公的年金等控除がダブルで効くように高齢モデル世帯の設定が行われているため、現役世代に比べ高齢者に有利に働いている。公的年金等控除のあり方の見直し（後述する）を行うとともに、実態に近いモデル世帯（例：夫婦ともに年金収入のみ）を設定し世帯収入を算定するなど、現役並み所得の判定基準の見直しを行うべきである。

第2は、支援金および公費である。後期高齢者医療制度の財源構成は給付費の50％を公費で負担するのが原則であるが、現役並み所得者の給付費は公費負担の対象外とされ、その分だけ支援金が増える結果となっている。上述したとおり、現役並み所得の判定基準の見直しが必要であるが、それにより単に公費が減り支援金に振り替わる（現役世代の負担が増える）ことがないよう、給付費の50％は公費で負担するよう改正すべきである。

第3は、後期高齢者医療制度の運営主体（保険者）である。現行制度では広域連合が運営主体であるが、被保険者による事業運営への参加が制度的に保障されておらず、ガバナンスが働いていない。そもそも、広域連合の長や議員の固有名詞を知っている後期高齢者は皆無に等しいであろう。広域連合の長は通常は間接選挙で有力市の長が持ち回りで務めるのが通例であるとともに、広域連合の議員は被保険者による公選制でない上に多くは「宛て職」であるからである。また、都道府県は広域連合に参加しておらず都道府県の関与が弱い。したがって、国民健康保険が都道府県と市町村の共同保険者となったことを踏まえ、後期高齢者医療制度も広域連合を廃止し国民健康保険と同様の仕組みとすべきである。これは後期高齢者医療制度と介護保険制度の連携を強化する観点からも重要である。(7)

6　医療保険の財源論

2022年度の国民医療費(約46・7兆円)を財源別にみると、保険料23・4兆円(50％)、公費17・7兆円(38％)、患者の自己負担(一部負担)5・4兆円(12％)となっている。社会保険方式とはいいながら、保険料で賄われている割合は約半分であり、公費が約4割近くを占めている。また、患者の自己負担が12％にとどまっているのは、第1章で述べたとおり、70歳以上の高齢者や就学前児童の自己負担割合が低く抑えられているほか、高額療養費制度(一部負担の「頭打ち」)があるためである。

†保険料

社会保険方式を採る以上、保険料は今後とも最も重要な財源である。保険料については3点述べたい。

第1は、保険料と租税の相違である。医療の高度化や超高齢化が進むなかで国民皆保険を維持するためには負担を増やさざるを得ないが、国民の間では負担増に対する忌避感が非常に強い。これを乗り越えるためには、給付と負担のあり方の意思決定に国民が自らの問題として参画する必要がある。社会保険方式を強調したゆえんであるが、重要な点は、保険料の拠出と給付が結びついていることが社会保険の本質だということである。租税ではこの結合関係がない。したがって、社会保険の意義を貫こうとするのであれば、医療費の財源は社会保険料でも租税（公費）でもよいのではなく、主たる財源は保険料でなければならない。

これに対しては、民間保険と異なり社会保険では「給付・反対給付均等の原則」は成り立っていない。また、社会保険には多額の公費が投入されており保険料だけで賄われているわけでもない。それならば給付と負担の結合とは一体何なのかという疑問が生じよう。さらに、社会保険料も租税と同じように強制徴収されるのだから両者を区分する意味はないという反論もあると思われる。こうした疑問・反論に関わる重要な判例がある。それは、国民健康保険の保険料に関する憲法84条（租税法律主義）の適用の可否が争われた最高裁判決である。その概要はコラム⑭に載せたが、要は、税と異なり、国民健康保険の保険料は保険給付を受けることの反対給付として徴収されるものであることが重視されている。

そして、最高裁判決は、概念がやや曖昧な「対価性」という用語を避け「けん連性」(漢字で書くと「牽連性」)という言葉を用い、公的資金で賄われる部分が多くても、保険料と給付を受け得る地位との「けん連性」は切断されないと判示した。つまり、保険料の拠出と給付の結合とは、保険料の拠出と保険給付を受け得る地位が個人単位で結びついているかどうかが重要だということである。したがって、このような照応関係があれば、名目が税であれ本質的には保険料である。たとえば、国民健康保険の事業を賄うのに保険料ではなく税として徴収している市町村が多いが、拠出と保険給付を受け得る地位が個人ベースで対応している以上、国民健康保険税の性格は保険料である。[8] それでは、特定財源として目的税を徴収する場合、たとえば、(現実的な仮定ではないが)消費税の使途を医療に限定し医療目的税とした場合はどうか。これは保険料ではない。使途が医療に限られていても、拠出と給付を受け得る地位が個人単位で結びついているわけではないからである。

第2は、社会保険における応能負担の意味である。近年、保険料の賦課上限の大幅な引上げが行われている。たとえば、後期高齢者医療制度の保険料の上限額は、2023年度は66万円であったが、24年度は73万円、25年度は80万円に引き上げられる。ちなみに、この限度額に該当する者の年収は1000万円程度である。また、国民健康保険の保険料の上限額も2025年度には89万円から92万円に引き上げられる。その背景にあるのは、負

コラム⑭　保険料に関する租税法律主義の適用の可否

事案は、国民健康保険の被保険者（原告）が、生活が困窮しているので旭川市長に保険料の免除を求めたが認められなかったため、保険料賦課処分の取消し等を求め訴えたものである（被告は旭川市および旭川市長）。主たる争点は、保険料に関する憲法84条の租税法律主義の適用の可否である（ちなみに条例についても憲法84条は適用される）。旭川市の国民健康保険条例では保険料の算出基準を定めるのみで、保険料率は条例ではなく告示の方式で定めていた。これが憲法84条に反しないかが争われたのである。

1審は原告が勝訴したが、2審では敗訴し上告した。最高裁は上告を棄却した（最大判平成18年3月1日、最高裁判所民事判例集60巻2号587頁）。最高裁の判旨を要約すれば、①国民健康保険の保険料は保険給付を受けることの反対給付として徴収されるものであり、租税法律主義は直接適用されない、②ただし、保険料は強制徴収されるので租税法律主義の趣旨は及ぶ、③しかし、保険料の使途は限定されており、賦課要件の規律の程度は、国民健康保険の目的、特質等を考慮し判断すべきものである、④本件条例は賦課総額の算定基準を明確にしたうえで、収入・支出の見込額や専門技術的な細目を市長に委ねたものであり、見込額等の推計は予算・決算の審議を通じて民主的統制が及ぶ、⑤したがって憲法84条の趣旨に反しない。

この最高裁判決は社会保険の本質をわきまえた妥当な判決であると思われるが、保険者自治との関係で付言すべき点がある。本判決は、社会保険について「治外法権」を認めているわけではない。しかし、租税と異なり保険料の使途は限定されているので、最高裁は租税とまったく同等の規律の程度・方法を求めていない。そして、最高裁は、その判断に当たって、民主的な統制が適切に及ぶかどうかを重視している。ただし、判旨の④の部分はやや疑問である。市町村議会の議員は国民健康保険の被保険者以外の者（後期高齢者医療制度や被用者保険の被保険者）もなり得るからである。これに比べ健保組合は、事業主代表と選挙により選出された保険者代表半々から成る組合会で保険料率の決定等を行っていることから、制度的に民主的な統制がとられていると解される。

担能力に応じた負担を求めるという考え方である。しかし、応能負担は強制加入の実効性を確保するための政策的配慮であって、社会保険だから応能負担が必然だというわけではない。たとえば、保険料はフラットにしたうえで低所得者に対しては保険料を軽減するという設計もあり得る。また、現行の社会保険における応能負担は、収入・所得に(同じ保険者であれば)同一の比例した保険料率を乗じるものであり、所得税のような累進税率(所得が高くなると税率自体が高くなる)とは異なることに留意すべきである。筆者は、だからと言って社会保険における応能負担に反対しているわけではないが、保険料と保険給付の対応関係(対価性)を著しく損なうことは適当ではない。また、結果として所得再分配効果が生じることと、所得再分配を目的にすることとは意味が異なる。社会保険なのだから所得の高い人から取るのが当然だという発想で対応すると、そうした者の公的医療保険制度ないしは国民皆保険に対する内発的な支持を失わせかねない。

第3は、年金税制とりわけ公的年金等控除および老齢遺族厚生年金の非課税の見直しである。公的年金等控除は給与所得控除のような必要経費の概算控除ではない。「経済的稼得力が減退する局面にある者の生計手段とするため公的な社会保険制度から給付される年金であること等を考慮すれば、他の所得との間で何らかの負担調整措置が必要とされる事情があると認められる」として設けられた政策的な所得控除である(9)。筆者は、公的年金等

図10－3　年齢階級別1人当たり医療費、自己負担額及び保険料の比較（年額、2021年度実績に基づく推計値）

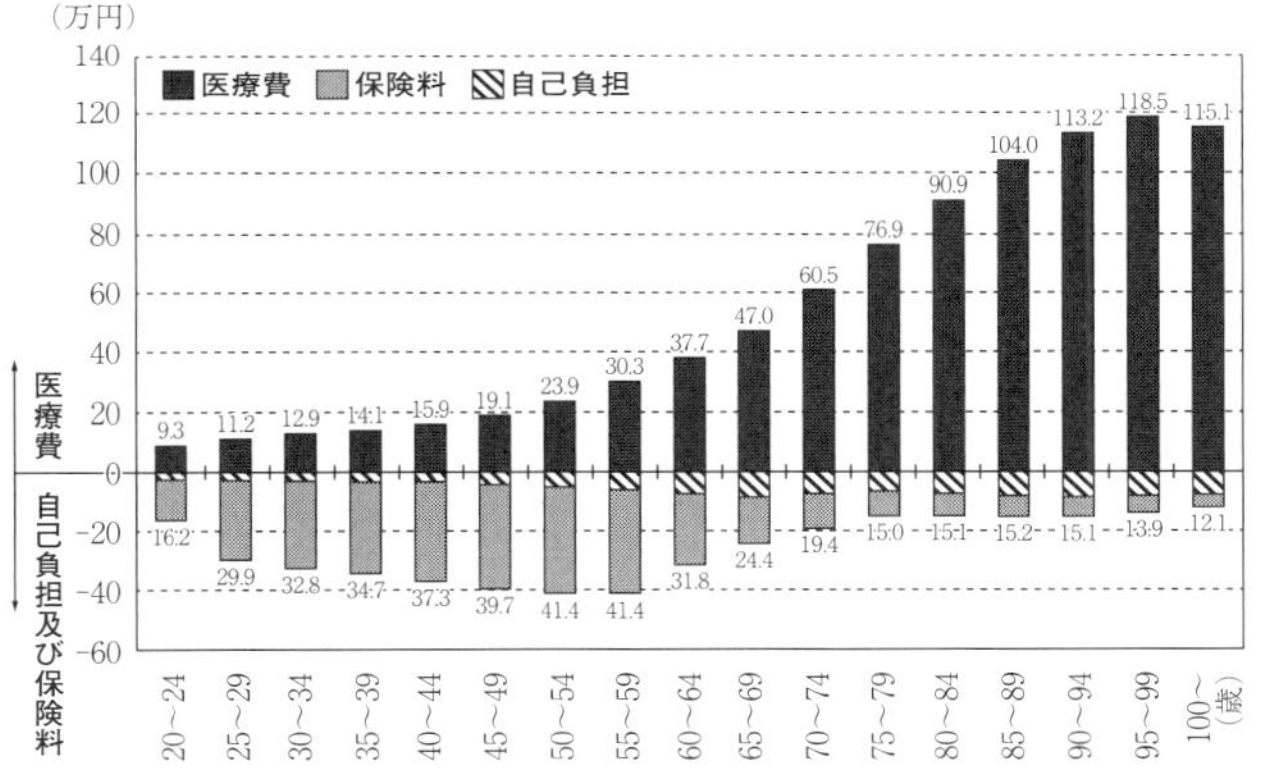

（注）紙幅の都合上、20歳以上とした。
（出典）厚生労働省保険局調査課「医療保険に関する基礎資料」（2023年12月）。

控除の定率部分は廃止するとともに、その最低保障額（65歳以上は１１０万円）についても、少なくとも給与所得控除の最低保障額（55万円）の水準まで引き下げるべきだと考えている。その最大の理由は、公的年金等控除の優遇が税の世界のみならず社会保険の保険料や患者窓口負担等にも波及するからである。
図10－３をみると、高齢者１人当たりの医療費と保険料・自己負担の乖離が大きいが、特に高齢者の保険料が小さいことがみてとれる。これは年金税制の影響である。たとえば、国保や後期高齢者医療制度の保険料の賦課において、公的年金等の受給額が１５３万円（最低保障額１１０万円に市町村民税の基礎控除額43万円を足

した額）以下であれば「所得なし」となり、その結果、応能割（所得比例部分）の負担が生じないだけでなく応益割の負担も7割軽減の対象となる。また、老齢遺族年金は税制上全額が非課税であるため、国民健康保険や後期高齢者医療制度においても一切「所得」としてカウントされず、世代間だけでなく高齢世代内でも大きな不公平を生んでいる。老齢遺族年金とりわけ老齢遺族厚生年金については、一定額以上は課税対象とするとともに、国民健康保険や後期高齢者医療制度の保険料の賦課の対象とすべきである。

†公費財源の確保

医療保険の主たる財源は保険料とすべきであるが、これは公費（租税）の重要性が乏しいことを意味しない。公費の必要性を一口で言えば、制度間の財政力格差等を調整する必要があるからである。国民の嫌税感は強いが、国民皆保険の持続可能性を確保するためには、安定した公費財源の確保、端的に言えば増税は避けて通れない。その対象となる税目としては、所得税（特に分離課税になっている金融所得課税の強化）や相続税のほか、たばこ税や酒税等を含め幅広く検討する必要がある。また、所得課税の賦課ベースを広げることも検討すべきである。しかし、本命はやはり消費税である。その理由は、①財源調達力および税収の安定性、②世代間の負担の公平性および労働に対する中立性、③輸出に対する中立性である。③について付言すれば、消費税は国内消費に負担を求める税であり、輸出取引は免税される。この消費地課税原則（仕向地課税主義）による「国境税調整」のルールは、消費税（付加価値税）を導入している世界各国が採用しており、いわば国際的慣行となっている。グローバル化が進んでいるなかで、社会保障のためとはいえ国際競争力に負の影響を及ぼす税目の引き上げは適当ではなく、③の消費税の特性は重要な意味をもつ。

†患者の自己負担

先進諸国の患者の自己負担率は概して低い。また、ヨーロッパの専門家の間では、自己負担の引上げは、不必要な受診を手控えさせる効果がどれほどあるかわからない反面、低所得者から必要な医療の受診機会を奪う危険性があるとして評判が悪い（モシアロスほか、２００４、３１３頁）。しかし、ヨーロッパ諸国と日本の医療制度の仕組みは異なるため同一に論じることは適当ではない。すなわち、わが国は、国民皆保険、現物給付、原則出来高払い、フリーアクセスの尊重、病院を含め医療供給は「民」中心、自由開業医制といった医療制度の特性がある。このため、医療サービスの供給量を政府が直接統御できないという事情がある。また、諸外国に比べ日本の受診率（特に外来受診率）が際立って高いという現実もある。わが国が定率負担の自己負担制を採るとともに、医療費の自己負担割合が原則3割と外国に比べ高いことには相応の理由があると言うべきである。

けれども、だからと言って、現行の原則3割という自己負担割合を4割、5割と引き上げることは適当ではない。公的医療保険の存在意義と国民の信頼を失わせるからであり、2002年の健保法の改正の際「将来にわたり7割給付を維持するものとする」(改正法附則2条1項参照)という規定が設けられたのもそのためである。ただし、既述したように、高齢者の自己負担割合の引上げの検討は必要である。また、高額療養費制度は傷病による家計破綻を防ぐため自己負担に歯止めをかける優れた仕組みであるが、自己負担限度額(上限額)の引上げを行うべきである。医療の高度化に伴い高額療養費が増加し実効給付率が上がっている(逆にいえば実効負担率が低下している)からであり、限度額の引上げに当たっては、高額療養費の伸び率と連動させることが望ましい。

7 混合診療解禁論の是非

†混合診療の禁止と保険外併用療養費

保険医療機関は被保険者の診療を行った場合にその費用を保険者に請求できる権利を取

コラム⑮　保険診療の控除対象外消費税問題

医療に関する消費税をめぐっては、「控除対象外消費税問題」と呼ばれる悩ましい問題がある。これは、保険診療は消費税が非課税とされているため、医療機関は患者や保険者から消費税を徴収することができないだけでなく、物品等の仕入れの際に支払った消費税を仕入税額控除することができず、医療機関がその分を負担しているという問題である。

その対応策として、消費税の導入時や税率を引き上げる際に、控除対象外消費税に見合う分について診療報酬を上乗せする措置が講じられてきた。また、2019年の消費税率の引上げに当たっては、診療報酬の配点方法を精緻化する措置が講じられた。しかし、医療機関とりわけ病院側の不満は燻っている。診療報酬に上乗せするという方法では、マクロ的に補塡不足は生じないとしても、個々の医療機関についてみれば、高額医療機器の投資の有無等によって控除対象外消費税が異なるため、過不足が生じ得るからである。

この問題の淵源は、1989年に消費税を導入した際、医療関係者の要望もあって社会保険診療を非課税にしたことにあり、最もすっきりした解決法は保険診療の非課税措置を廃止し課税化することである。実際、四病院団体協議会からは、病院については軽減措置による課税取引とする旨の税制改正要望書も出されている。ただし、その実現のハードルは高い。現在でも消費税の診療報酬の上乗せ分は国民負担になっているとはいえ、保険診療を課税化した場合、国民（患者）が負担増に納得するか、過去の診療報酬補塡分の引き剝がしをどのように行うのか、といった難題があるからである。

けれども、消費税に関する負担によって医療機関ごとに損得（補塡不足・超過）が生じ、それを不透明な形で患者が負担している現状が好ましくないことも間違いない。また、医療DXや高額医療機器等の投資を手控えさせかねない。したがって、上述の保険診療の課税化、カナダが採用している仕入税額の払い戻し、一定の診療報酬上乗せを行ったうえで個別の高額投資対応措置を組み合わせる方法など、あらゆる選択肢を排除することなく控除対象外消費税問題の解決に向けて知恵を絞ることが求められる。

得するが、同時に公的医療保険のルールに従う義務を負う。混合診療の禁止はその代表例である。混合診療とは、保険給付の対象として認められている診療と対象外の診療を併用することをいう。「保険医療機関及び保険医療養担当規則」（以下、療養担当規則）は、特殊な療法や厚生労働大臣が認めた医薬品以外の使用を禁止している。仮に混合診療を行った場合、保険医療機関の取消や保険医の登録抹消の事由になり得る。また、保険者や被保険者との関係では、混合診療が行われた場合は一連の医療行為すべてが自由診療（全額自己負担）として取り扱われる。こうした運用は一見奇異な感があるが、国がこうした解釈を採っているのは、医療サービスの不可分一体性とそれを前提とした保険給付の実効性を確保するためである。すなわち、健保法は、被保険者に対し「療養上妥当適切な」医療サービスを「療養の給付」として現物給付することを保障しており、一連の医療サービスを個々の医療行為に分割しそれぞれの行為ごとに給付の可否を決めているわけではない。そして、この一連の医療サービスに特殊な療法等が混入した場合、サービス全体の評価が変わり得ることに留意すべきである。たとえば、保険診療で認められている療法（Aとする）と保険外診療である療法（Bとする）とを併用する（これをCとする）場合、CはA単独療法に比べ有効性が増さないどころか、効果の減殺あるいは有害事象の発生を招くことがある。つまり、Bが加わることによって、医薬品の併用禁止（禁忌）のように、Aのいわば「好

図10－4　混合診療と保険外併用療養費

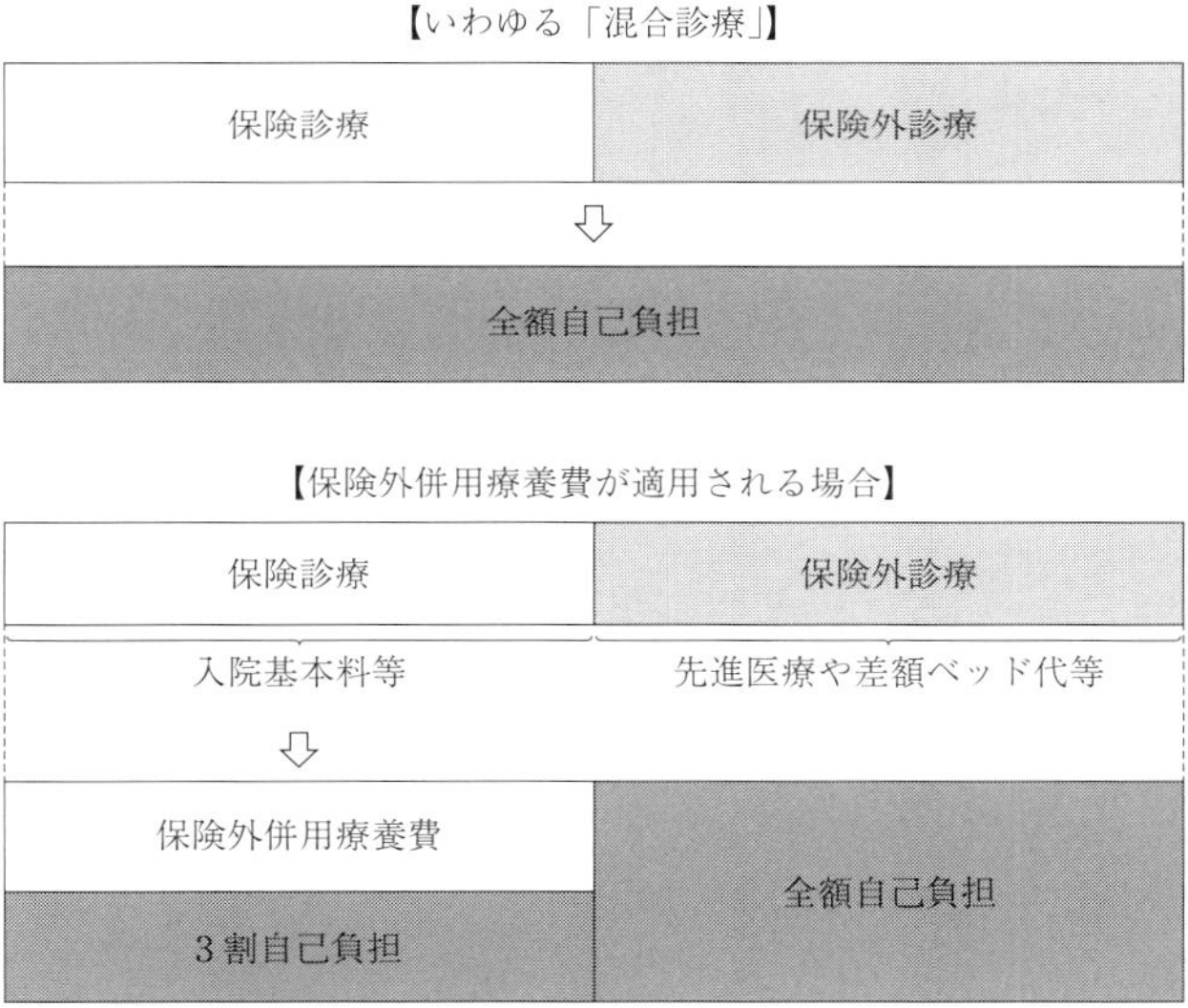

（注）自己負担の3割は、年齢等により異なる
（出典）規制改革会議（2013年11月19日）厚生労働省提出資料。一部筆者加工。

ましい属性」は維持されるとは限らない。したがって、CからAを切り離し保険給付の対象とすることは適当ではない。
以上の理由により、混合診療は原則として禁止されているが、一定のものは保険外併用療養費制度により解禁されている。この制度は小泉（純一郎）政権下で混合診療の解禁が大きな論争のテーマとなり、２００６年の健保法改正により導入されたものであるが、その本質は、前身である特定療養費制度（１９８４年の健保法改正により創設された制度）と同じである。

保険外併用療養費制度には、大別して2つの類型がある。1つは、高度先進医療など、将来的に保険給付に取り込むか否かの評価の対象となる評価療養（健保法63条2項3号）であり、もう1つは、いわゆる差額ベッドなど保険導入を前提とせず患者の選定に委ねられる選定療養（同法63条2項5号）である。[10] 評価療養は、一定の有効性・安全性は認められるものの保険収載には至らないもの（いわば「保険収載候補」）であり、一般の診療と共通する部分（いわゆる「基礎的な診療部分」）は保険給付され、評価療養部分は保険給付の対象とならない。図10－4はこれを図解したものである。

†混合診療解禁論の論理

混合診療を全面的に禁止すべきだという論者はいない。したがって、混合診療をめぐる政策論の対立軸は、①保険外併用療養費制度の運用を改善していくか（以下、保険外併用療養費制度活用論）、②混合診療を全面的に解禁するか（以下、混合診療解禁論）である。混合診療を原則として禁止している理由は前述したが、一方、混合診療解禁論はどのような論拠に立っているのだろうか。

第1に、混合診療解禁論は一連の医療サービスという考え方を採らない。特殊な医療技

コラム⑯　高額医薬品と医療保険の適用

近年、高額医薬品が相次いで登場しているが、保険財政に及ぼす影響は、対象患者数、投与回数および期間、寛解（治癒）率の相違等によって異なる。たとえば、2020年5月に保険収載されたゾルゲンスマ（脊髄性筋萎縮症薬）は約1億6700万円という薬価がつけられたが、年間の適応患者は約25人なので保険財政に及ぼす影響は年間40億円程度である。また、2015年に保険収載されたC型肝炎薬（ソバルディ、ハーボニー等）の販売額は累計で約1兆円に上るが、寛解率が高く2016年度に入ると新規投与患者数が減少した（このため2016年度の国民医療費の医療の高度化等の影響はマイナス0.1%となった）。

革新的な医薬品の薬価の算定に当たっては、類似薬効品がない場合は原価計算方式により算定するよりほかないが、提出データの精査とともに投与対象者など適応について十分検討する必要がある。これは保険財政の観点だけではなく、患者の安全確保という観点からも重要である。このため「最適使用推進ガイドライン」が設けられているが、その法規範性を高めるため、療養担当規則に厚生労働大臣がガイドラインを定めることができる旨の根拠規定を設けるべきである。

高額医療品については、通常の薬価改定とは別に、年間販売額が一定倍数を超えた場合には薬価改定時に価格を更に引き下げるというルール（市場拡大再算定）がある。また、2016年度には、年間販売額が1000億円超であること等の要件に該当するものは、市場拡大再算定の特例として最大50%の引下げを行うこととされた。この再算定の特例は「後出しじゃんけん」の感が否めない。薬価算定の前提条件の変化に伴う修正（再算定）という基本に立ち返り、対象品目の範囲や要件、経過規定の在り方について十分検討する必要があると思われる。ちなみに、オプジーボの当初の薬価は100mg1瓶当たり約73万円であったが、2024年4月現在では約13万円まで下落した。これは適正な値付け（薬価）と使用の厳格化により医療保険財政への影響を相当程度制御できることを示しているが、上市が近い画期的な医薬品は目白押しであり、こうした医薬品の値付け（薬価）をいかに行うかは重要な検討課題である。

術の実施であれ、未承認医薬品の使用であれ、保険診療と保険外診療をどのように組み合わせ診療するかは、保険医および保険医療機関と患者の自由である。そして、こうして行われた診療のうち保険診療部分は保険給付の対象となり、そうでないものは保険給付の対象外（自己負担）となる。したがって、混合診療の解禁をすれば、給付の不可分一体性を前提とする現物給付原則は解体する結果を招くことになる。

第2に、混合診療解禁論者は先進医療の評価療養への取込みや保険収載が進まない国の取組み姿勢を批判するが、だからといって混合診療解禁論者（少なくともその一部）の真意が保険収載の促進にあると考えるべきではない。むしろ逆である。たとえば、混合診療解禁論の代表的論客である八代尚宏は、基礎的な医療サービスは公的医療保険でカバーしたうえで、それを上回る部分は民間保険の活用も含め利用者の自由な選択に委ねるという考え方（いわゆる「二階建て論」）を主張していた（八代、2003、144-148頁）。ちなみに、混合診療の解禁は保険収載の促進という文脈で語られていたのではなく、「公民ミックスによる医療サービスの提供など公的医療保険の対象範囲の見直し」という項目の中で主張されていた。[11] つまり、保険外併用療養費活用論と混合診療解禁論は単なる手法の相違ではなく、公的医療保険観が異なるのである。これは、公的医療保険は「平等消費」（所得水準にかかわらず必要十分な医療を受けられること）を保障するのか、「階層消費」（最低限度の医療保障を上回る部分は民間保険を含め自己負担で行うこと）を認めるのかという価値規範の相違の問題であると言い換えてもよい。

筆者は、国民生活の安心の拠り所としての公的医療保険制度の存在意義に鑑みれば、財政制約が厳しさを増すなかでも医療の「平等消費」を保障するという理念は放棄すべきではないと考える。それは福祉国家を標榜する国の「矜持」とでも言うべきものである。

†混合診療を解禁すると何が起こるか

混合診療解禁論は、患者の選択や医師の裁量の幅を広げることによって所得の低い人でも先進医療を受けやすくなると主張する。これに対し、混合診療解禁に反対する論者は、保険外負担が一般化し貧富による医療へのアクセスの格差が拡大するとして見解は対立する。混合診療をめぐる議論がわかりづらいのは、混合診療解禁論者、混合診療解禁反対論者の双方が、低所得者が医療へアクセスできなくなることを理由に相手方を批判していることである。これは、価値観の相違ではなく事実認識（正確に言えば生起しうる事態の予測）の相異の問題である。では、仮に混合診療を全面解禁した場合、医療の質（技術革新や安全性）、アクセス、コストがどうなるのか検討する。

第1に、医療技術（医薬品を含む）の革新や普及は進むだろうか。混合診療解禁論者の中には、混合診療を解禁すれば医療技術の裾野が広がり保険導入も進むと考える者がいる。けれども、医療サービスや医療市場の特殊性を考えると、必ずしもそうはならない。品目によっては、開発企業の保険収載のインセンティブを殺ぎ、価格も高止まりする可能性が高い。それはなぜか。混合診療が禁止されている現状では保険適用にならない限り市場は広がらないため、開発企業にとって保険収載されるか否かは死活問題である。多額のコストがかかっても治験を行い、保険収載価格（薬価）に不満があっても渋々ながらそれに従うのはそのためである。また、評価療養の申請を行うのも、将来それが保険収載されることを期待するからである。しかし、仮に混合診療が全面解禁されれば事情は異なる。たとえば、がんの治療薬など患者が自費を払っても十分普及すると見込まれるような新薬であれば、開発企業は高いコストをかけてまで治験を行うことはしない。また、新規性が高く市場独占力があるうちは保険収載するインセンティブがそもそも存在しない。そして、生死に関わる医療であれば、患者は「藁をもすがる」思いで自費であっても費用負担するため、価格は高止まりすると考えられる。

第2に、安全性はどうか。保険外併用療養費制度の下では、評価療養の対象となる先進医療は、個々の医療技術ごとに一定の実施体制（医師の経験年数・症例数、必要な設備等）が整っているなどの条件を満たした保険医療機関でのみ行うこととされている。これは、安全性が確認されていない医療を行う以上、個々の先進医療につきリスク管理を適切に行うことが必要だからである。混合診療解禁論ではこうした安全性のチェック機能が働かない。混合診療解禁論者は医療の安全確保という観点から有害なものは取り締まればよいと主張するが、実際には日進月歩の医療技術や医薬品をしらみ潰しに評価することは不可能であり、規制の網は事実上かからないに等しい。

第3に、患者の負担やアクセスはどうなるか。混合診療解禁論者は、混合診療のうち保険診療部分は保険給付の対象になるから低所得者でも先進医療を受けやすくなると主張するが、そうはいえない。むしろ、差額徴収の範囲が拡大することにより患者の負担は増大し、所得格差による医療へのアクセスの不公平が拡がると考えるべきである。また、直接の当事者である患者がどう考えているかも重要であるが、日本最大の患者団体である日本難病・疾病団体協議会は、混合診療の全面解禁には一貫して反対している。その理由は、安全でない治療法や医薬品が国内に広がることに道をひらくとともに、保険外負担が固定化してしまい、「少ない自己負担」どころか、患者負担が際限なく増大することに対する危惧にある。

第4に、医療費はどうなるだろうか。混合診療を解禁すると公的医療費が減るように思われるかもしれないが、混合診療を解禁すると保険収載圧力が高まるため、公的医療費が減るとは限らない。また、第3で述べた理由から、混合診療を解禁した場合、患者の自己負担を含めた総医療費は確実に増加する。

結論として言えば、混合診療を全面的に解禁すると、現物給付原則を解体させるとともに、公的医療保険の給付範囲を縮小させ国民皆保険の形骸化を招く。財政制約が厳しさを増すなかでも、医療の平等消費を保障するという理念は放棄すべきではない。医療技術の革新との調和は保険外併用療養費制度の枠組みの中で行うべきである。ただし、評価療養の要件を安易に緩めれば混合診療を全面解禁するのと変わらなくなるため、評価療養の取込みや保険収載のルールをより透明かつ適正に行うことが肝要である。[12]

エピローグ

わが国の国民皆保険は１９６１年に実現をみたが、給付内容や給付期間の制限があった。また、被用者保険の被扶養者や国保の被保険者の給付率は5割と低かった。しかし、その後、こうした制限を撤廃するとともに給付率の引上げを段階的に行った。そのピークは１９７３年であるが、この年は１９２２年の健保法制定から数えてほぼ半世紀に当たる。このため、厚生省はそれを記念し、１９７４年に『医療保険半世紀の記録』を刊行した[1]。この本は知る人ぞ知る名著であるが、大きな特色は「第一編　医療保険の半世紀」に続く「第二編　あの頃のこと――回顧録」が全体のページ数の約3分の1を占めることである。

その理由について、保険局長在任中に本書の発刊を企画した戸沢政方《とざわまさかた》（後に衆議院議員）は、「序にかえて」の中で「本書の特色はその編集の方針から単なる五十年史とせず、健康保険制度を身を挺して企画立案し、あるいは、保険行政の責任者として自らその事業運営にあたられた方々の苦しみと喜びの五十年間の回顧とその貴重な体験からにじみ出すこの制度の明日への展望を中心としてまとめられたことであります。いわば紆余曲折の保険史の証言であり、次の飛躍発展の道標ともいうべきものといえましょう」と記している。

実際、この回顧録の執筆者には、プロローグに登場した清水玄や川村秀文のほか、社会保障制度審議会委員を務めた近藤文二《こんどうぶんじ》（大阪市立大学名誉教授）、中医協会長代理を務めた今《い》井《ま》一男《いかずお》（元大蔵省給与局長）など錚々《そうそう》たる人物が名を連ねており、貴重な歴史的証言が綴られている。そして最後に、編集委員長を務めた北川力夫《きたがわりきお》（保険局長。後に厚生事務次官）が「あとがきにかえて」を草している。これには「これからの医療保険の道」という副題がついているが、給付改善と財政対策に一区切りをつけたという自負と安堵感が満ち溢れている。その理由は、前年に、被用者保険の被扶養者の7割給付の実現および高額療養費制度の導入、政管健保の累積赤字の棚上げと保険給付費に対する定率10%の国庫負担の実現、保険料率の弾力条項と国庫補助の上乗せなどを内容とする健保法等の改正が成立をみたからであるが、同時に、財政対策に明け暮れた歴史に終止符を打ちたいという思いが込められている。北川は次のように述べている(2)。

医療保険半世紀の流れに、われわれは、昭和半世紀の歴史の投影を見る。不況と戦争に明け暮れた二十年まで、戦後の混迷を脱し、世界にも類例を見ない高度成長期を経て、いまポストインダストリアルソサイエティーといわれる時点に至るまで、医療保険は、そのときそのときの社会経済事情に大きく左右され、揺れ動いてきた。とりわけ最近約十年間は、皆保険達成後の医療と財政との織りなす複雑な図式が、医療保険を一転して国政の場におけるスターにまで仕立て上げた感がある。歴史は繰り返すというが、もはや戦争があってはならぬと同じように、医療保険にも果てしない財政対策の連続があってはならない。

では、現実はどうであったか。高度経済成長の終焉に伴う経済基調の変化に加え、人口構造や産業構造の変容を背景に、その後の半世紀、医療制度は高齢者医療の在り方を中心に毎年のように改革を迫られてきた。そして、現在から未来に目を向ければ、未曾有の超高齢・人口減少社会の到来に加え、グローバル化やテクノロジーの進歩もあって、社会経済はこれまで以上に大きく変容することを覚悟しなければなるまい。大規模災害や新興感染症の発生などのリスクもある。さらに、本書で再三強調したように、医療サービスの提供(デリバリー)と医療費用の調達・決済(ファイナンス)の双方を睨みながら必要な対応を重ねていくことが求められる。

乗り越えなければならない壁は高く険しい。けれども、歴史を振り返れば、医療をめぐる状況が平穏だったときは一度たりとてない。そうしたなかで、先人は知恵を絞り努力を重ね、戦前に現行の制度の基盤を築き、戦後それを礎として国民皆保険を実現し、様々な修正を施しながら今日まで持ちこたえてきた。そのことに思いを致すとき、国民皆保険は歴史の産物であり先人から引き継いだ財産であるという意味が得心できる。制度は与えられるものではない。叡智を集め日々創造するものである。今がよければそれでよい、誰かが何とかしてくれる、と思っている限り、真の改革は成就できない。それぞれが自らの責任・役割を果たし、医療制度をより良いものとするよう努めなければならない。それは決して自分達のためだけではない。次の世代に対し我々に課せられた社会的責務である。

あとがき

この本が生まれたきっかけは3つある。そして、それぞれが本書の特徴に反映されている。

第1は、前著『医療政策を問いなおす――国民皆保険の将来』の改訂版を求める声が寄せられたことである。幸いなことに、前著は多くの方にお読みいただいた。しかし、さすがに発刊から10年近く経つと、データの更新のみならず記述内容の見直しを要する箇所が目立つようになった。本書は前著とは構成や内容を大幅に変えており増補改訂版ではないが、基本的な問題意識は当時と変わっておらず、いわば後継本としての性格を有している。

第2は、2022年に健康保険法が制定百年を迎えたことである。その数年前から、私はその記念行事を行うよう各方面に働きかけたが、反応は必ずしも芳しくなかった。特に厚生労働省はコロナ禍でそれどころではなくなった。それでも、日本社会保障法学会は同年の学術大会で取り上げてくれた。また、健康保険組合連合会は機関誌への寄稿の機会の提供に加え、『健保連八十年の歩み』に拙稿「健康保険法100年の軌跡と展望」を掲載してくださった。本書の相当の紙幅が医療保険制度の歴史に割かれているのは、このような理由による。

第3は、国際医療福祉大学の公開講座（乃木坂スクール）の1つとして、一昨年度の前期から「日本の国民皆保険――その歴史と未来」と題する6回コース（来年度は7回の予定）を開講したことである。当初は入門的な講義内容とする予定であった。しかし、受講者名簿を見ると、研究者や医療現場で活躍されている方が多いことがわかり、最新の医療政策の動向を含め詳細な講義資料を用意した。本書のⅢ部はそれが基礎となっている。

国民皆保険は寄木細工のように微妙なバランスで成り立っている構造物である。また、医療に限ったことではないが、制度の本質は細部に潜んでいることが多い。このため、重要な点は煩を厭わず書き込んだ。その結果、本書は新書としてはかなり分厚くなったうえ、やや難解になったきらいがあるが、読者の関心等に応じ取捨選択してお読みいただければと思う。また、コラムは上級者向けのものが多いので、難しく感じられたら適宜読み飛ばしていただいて差し支えない。

本書では私の意見を率直に述べている。また、制度や政策の解説も私の解釈や見方が含まれている。改めて書くまでもないが、自分の考えが絶対に正しいと言うつもりはない。私の願いは、一人でも多くの方が国民皆保険の本質と将来について真剣に考え、医療政策の議論に積極的に参画していただきたいということである。結局のところ、それが国民皆保険の形骸化を防ぐ最良の方途だと考えるからであり、本書がその一助になれば望外の喜びである。

本書の発刊に当たっては多くの方のご協力を得た。とりわけ私が尊敬する某氏には、原稿のほぼすべてにお目通しいただき貴重なご指摘を数多く頂戴した。ご本人が固辞されるので名前を記せないのは誠に残念であるが、衷心より厚く御礼申し上げる次第である。

最後になるが、筑摩書房の藤岡美玲さんには企画から発刊まで大変お世話になった。また、西澤祐希さんにも校正等に関しご尽力いただいた。心より感謝申し上げる。

２０２４年12月

島崎謙治

注

プロローグ

このプロローグは次の文献を基にしているが、筆者の想像を含む創作である。全国国民健康保険団体中央会（1958）7-8頁。清水（1974）233-237頁。清水玄追悼録刊行会（1975、369-381頁）。中静（1998）63-82頁、201-205頁。中静（2024）389-409頁。川西ほか（1950）10-12頁。副田（2007）461-471頁、511-517頁。川村（1974）238-244頁。中尾（2015）15-23頁。千葉県国民健康保険団体連合会（1988）47-48頁。なお、川西実三は、本プロローグとは異なり、「丹羽七郎社会局長官が国民健康保険を制定すべしという自分の献策を採用した」旨を記していることも付記しておく（川西、1958、19頁）。

第1章

（1）ただし、これは年金の制度改正や運営が簡単だということではない。年金は長期保険であり医療保険とは異なる難しさがある。たとえば、保険料の拠出開始から受給まで長い期間（老齢年金であれば原則として45年）があり、その間には人口や経済等の前提条件が変動する。このため、定期的に検証し制度改正する必要が生じるが、国民の老後の人生設計にかかわることから、急激かつ大幅な制度の変更は好ましくなく、また、制度改正に当たっても相当長期にわたる経過措置が求められる。

（2）本書では適宜国際比較を行うが、これは日本の医療制度の特徴を浮き彫りにすることが主眼であり、各国の制度の分析を行うものではないので、個々の引用は最小限にとどめ参考文献のみ列記する。島崎（2020）Ⅱ部、加藤・西田（2013）、ドイツは、ドイツ医療保障制度に関する研究会（2023）、笠木（2003）、松本（2003）、フランスは、フランス医療保障制度に関する研究会（2022）、英国は、イギリス医療保障制度に関する研究会（2024）、スウェーデンは、先﨑・島崎（2019）。米国は、アメリカ医療保障制度に関する研究会（2024）、
（3）韓国および台湾も社会保険方式である。両国は日本の制度を参考にしたが、近年独自の発展を遂げている。差し当たり、加藤・西田（2013）の韓国、台湾の章を参照。
（4）誤解がないよう付言すれば、被用者保険の被保険者（被扶養者を含む）は生活保護を受給しても被用者保険の資格は失われない。

第2章

（1）この記述は、岩村・菊池（2022）の中の笠木映里「検討――比較法的視点からの若干の考察」を参考にした。

第4章

（1）式で表せば、次のとおりである。業務上傷病の事業主負担割合(10/10)×発生比率(1/5)＋業務外傷病の事業主負担割合(1/3)×発生比率(4/5)＝7/15≒1/2
（2）引用箇所を含め、大霞会（1971）の第8章第7節「社会保険行政の展開」は清水玄の執筆である。清水玄追悼録刊行会（1975）326頁を参照。
（3）川村秀文らは自著のなかで「丁抹（デンマーク：引用者注）の制度は最も我が国の国民健康保険制

度に酷似し、本制度の立案に多大の影響を与えている」(川村ほか、1939、22頁)と述べ、デンマークの制度の要点も紹介している。しかし、戦後に行われた座談会では、川村は、『外国にも、デンマークに国保のサンプルがある』などと言って箔をつけたものです」(傍線は引用者)と発言している(川西ほか、1950、11頁)。上述の著書で紹介されているデンマークの制度の疾病金庫は居住が加入要件であるなど類似した面はあるが、わが国の国民健康保険制度は独特な点が多く、デンマークをはじめ他国の制度は補強材料に用いたと解するのが適切であると思われる。
(4) 長瀬は1938年に『国民健康保険組合設立と運営の実際』という実務書も著しているが、多くの統計データおよび活用法が示されており感心させられる。長瀬は清水玄と同じ年に農商務省商工局保険課に入職しその後内務省に転籍した。清水の追悼本の中で、長瀬は「国民健康保険制度は(中略)清水課長から私に至急要綱案を作成するよう指図を受けたので、その骨子を書いて提出した。これが本法の最初の案であった」(清水玄氏追悼録刊行会、1975、20頁)と述べている。推測になるが、清水は川村秀文だけに検討を命じたのではなく、長瀬らにも案を出すよう促していたと思われる。

第5章

(1) より正確を期して言えば、制定時の日本の健保法では、報酬限度額制限があったのは職員だけであり、労働者には報酬限度額制限は設けられていなかった。また、1942年の健康保険法の改正によって、1200円という限度額は1800円に引き上げられるとともに、これを超える職員も任意包括加入はできることとされた。
(2) この見方については、菅沼隆ほか編(2018)29頁(幸田正孝発言)のほか、傍証として、1960年5月に来日した米国医師会長の「往診できれば往診できるだけして、それだけの収入は上がるわけですか」という質問に対し、武見太郎は「そういう体力で稼ぐという傾向が非常に強いのです。若い医師がよけい稼ぐのです」（日本医師会雑誌43巻11号、912頁）と述べていることを参照。また、医師の過剰が危惧されていたことについては、『昭和31年度版厚生白書』125頁を参照。

第6章

（1）この当時の人口置換水準は2・11であり、1973年の合計特殊出生率は2・14と人口置換水準を上回ったが、1974年は2・05と下回り、1975年には1・91と2を切った。
（2）一本化と一元化の厳密な定義はないが、複数の制度を統合し1つの制度にまとめることを一本化、制度は分かれていても財政調整を行うことにより一体的な運用を図る場合に一元化という言葉が用いられるのが通例である。
（3）広域連合という案が登場した経緯、高齢者医療確保法上は広域連合が保険者ではなく運営主体と規定されている理由等については、医療科学研究所（2021）190－204頁を参照。
（4）総報酬割というのは、加入者の人数で費用を按分するのではなく、被保険者の総報酬で按分することをいう。総報酬割だと、賃金水準が高い保険者の負担が大きくなる。

第7章

（1）1942年1月28日、国民体力法中改正法律案外四件委員会議事録。なお、質問者の田中養達は医系議員（小児科医）である。
（2）なお、元々、憲法25条のGHQ民生局行政部の試案では、国会は次のような法律を制定するものとして、「公衆衛生を改善するための立法」などと並んで、「すべての人のために社会保険を設ける立法」(Provide social insurance for all the people) を掲げていた。島崎（2006）350頁。
（3）水戸地裁昭和39年5月7日一部中間判決。行政裁判例集15巻5号774頁。なお、水戸地裁は、国

民健康保険法は被用者保険の被扶養者を適用除外としておらず、また、乙市はそのような条例を設けていない以上、甲の被扶養者に保険料の賦課を行ったことは違法ではないと判示し、原告敗訴となった。
（4）より正確に言えば、個人事業所の場合、法定17業種に該当する場合に限って強制適用となっている。それ以外の業種（非適用業種）としては、農林水産業、宿泊業、飲食サービス業、洗濯・理美容・浴場業などがあるが、これらの非適用業種の個人事業所では、従業員が5人以上であっても被用者保険は適用されない。この問題は第10章で論じる。

第8章

（1）引用はウォルフガング・カシューバ氏の発言（日経新聞2018年12月9日）による。
（2）経団連が2024年12月9日に発表した「フューチャー・デザイン2040」においても、現役世代の社会保険料負担の増加を抑え、個人消費を伸ばすためにも、税・社会保障の改革を急ぐ必要がある旨が述べられている。
（3）2001年から19年にかけて、男性は健康寿命が69・4歳から72・7歳に延伸したが、平均寿命も78・1歳から81・4歳に延伸したため「不健康寿命」は8・7年で変わらない。女性は健康寿命が72・7歳から75・4歳に延伸、平均寿命が85・0歳から87・5歳に延伸、「不健康寿命」は12・3歳から12・1歳に短縮されたが、短縮の幅はわずか0・2歳である。疾病予防や健康寿命に関する筆者の見解については、島崎（2020）259-264頁を参照。
（4）英語文献のサーベイを含め、詳しくは二木（2015）202-218頁を参照。
（5）詳しくは、「第1回新たな地域医療構想等に関する検討会（2024年3月29日）」資料「新たな地域医療構想に関する検討の進め方について」を参照。

第9章

(1) ACPがプロセスに重点を置いたのは、米国等ではそれまでアドバンス・ディレクティブ(AD‥事前指示)が行われていたが、患者の代理決定者が事前に患者や医療従事者と十分話し合っていないためにADの書類があっても役に立たないという「経験」があったからである。なお、わが国ではACPの普及活動の一環としてACPの愛称が公募され、2018年11月に「人生会議」に決定された。この愛称に対する賛否はあろうが、ACPの本質が個人の生き方・価値観を話し合うプロセスであることを表現している点は評価されてよいと思われる。
(2) なお、言うまでもないが、餅で喉を詰まらせたといった外因性(不慮の事故や窒息等)が疑われるケースの場合は心肺蘇生の中止の対象にならない。そのことは事業の運用ルールに明記されている。
(3) この法律は医療介護総合確保法と略称される。この法律の正式名称は、医療介護総合推進法の正式名称(地域における医療及び介護の総合的な確保を推進するための関係法律の整備等に関する法律)と似ているが、両者を混同しないように留意されたい。
(4) 念のため一言付け加えれば、リハビリテーションは回復期リハビリテーション病棟(床)からスタートするのではない。たとえば、急性期病院で脳卒中の手術を行った場合、病態の管理を行いながら早期に離床させることやベッドサイドでリハビリを開始することは当然である。
(5) この場合、1つの居住系施設(集住系住宅)に1診療所が対応すると固定的に考えるべきではない。たとえば、自宅で訪問診療を受けていた高齢者が居住系施設に移った場合、当該高齢者が望むのであれば引き続きその医師が居住系施設に訪問診療することは当然認められるべきである。
(6) ちなみに、2020年以降の増加はコロナ禍の影響であるが、東京都の実績等からみる限り、いわゆる5類移行後もほぼ横ばいである。
(7) 総務省消防庁の傷病程度(軽症、中等症、重症)は、初診時における医師の診断に基づくものであることは注意を要する。つまり、救急搬送時点で入院の要否等がわかるわけではない。
(8) それぞれの数字の時点を含め、「救急・災害医療提供体制等に関するワーキンググループ」(2024年8月8日) 資料「救急・災害医療提供体制の現状」を参照。
(9) 日本産科婦人科学会 (2019)『令和元年度 拡大サステイナブル産婦人科医療体制確立委員会報告書』35頁では、平日1日1時間の時間外労働が平均的に発生しているとの仮定を入れて試算を行っているため、最小限の必要医師数は、A水準では10人、B水準では5人となっている。
(10) OECD Health Statistics 2024によれば、2022年の人口千人当たり薬剤師数は、日本 (2・03)、フランス (0・91)、ドイツ (0・67)、英国 (0・91) である。
(11) やや古いが、「医療従事者の需給に関する検討会 理学療法士・作業療法士需給分科会」(2016年4月22日) 資料参照。
(12) スライド制について詳しくは、広井 (1994) 98-110頁を参照。
(13) この換算指数は2007年度までは医療機関種別にかかわらず同一であったが、2008年度以降は医療機関種別に設定されている。ちなみに、2024年度の1点単価 (単位：ウォン) は、病院 (81・2)、医院 (93・6)、歯科 (96・0)、漢 (韓) 方 (98・8)、薬局 (99・3)、助産院 (158・7) である。なお、韓国の換算指数は毎年改定される。相対価値点数は5年に1度見直されるが、一挙に相対価値点数の引上げ・引下げが行われるのではなく5年の間に等分されて改定される。金道勲 (高麗大学高齢社会研究院) の教示を得た。
(14) 1点単価を固定することについては、中医協会長代理を務めた今井一男も、「絶対反対。単価で上げると薬が上がるからいかんというなら薬は別にすればいいんだよ。できないことはない。10円というと計算しやすい。(中略) しかし点数のバランスを忘れてしまうんだよ (以下略)」と批判している (小山1985、203頁)。

(15) なお、医療政策の改定は2年に1度ではなく、介護保険に合わせて3年に1度とすべきではないかと筆者は考えている。島崎(2020)467-468頁参照。

第10章

(1) ちなみに、賃金月額8・8万円の厚生年金の保険料額は1万6104円である。一方、2024年度の国民年金保険料は月額1万6980円である。これより低い賃金月額の者に厚生年金の適用を行うと、国民年金保険料より少ない保険料で基礎年金だけでなく報酬比例分も受給できることになるという問題がある。2012年の年金機能強化法の当初の政府案では、賃金月額は7・8万円以上であったが、当時の野党の自民党からこの問題が指摘され、3党合意により賃金月額を8・8万円に引き上げたという経緯がある。
(2) アマゾンの宅配業者(運送会社)から業務委託された個人事業主のドライバーについて、配送ルートを指定されるほか予定外の配送を急に指示されることなどから運送会社から指揮命令を受けており事実上の雇用関係があるとして、労働基準監督署が当該運送会社に労働基準法違反で是正勧告した事案がある(読売新聞2022年5月29日朝刊)。こうしたケースについては、健保法の適用の可否についても検討すべきだと思われる。
(3) ちなみに、これは民法の講学上の生活保持義務に対応する。なお、成年に達した者であっても就学や障害等の事情により非就労である子も被扶養者の対象とすべきであろう。
(4) これは法令で規定されているのではなく、「収入がある者についての被扶養者の認定について」(昭和52年4月6日保発9号・庁保発9号)という通達(通知)で示されている。なお、現行の「130万円未満」という金額は1993年の同通達(通知)の改正によるものである。また、「130万円」という金額は、「認定対象者が60歳以上又はおおむね厚生年金保険法による障害厚生年金の受給要件に該当する程度の障害者である場合には１８０万円未満」と読み替えられる。
(5) 健保組合の被保険者の妻につき被扶養者認定を不該当とする通知が処分に当たるか否かが争われた事案があり、地裁および高裁は処分性を否定したが、最高裁は上記通知は処分に該当する旨判示した(最判令和４年12月13日最高裁判所民事判例集76巻７号１８７２頁)。
(6) なお、筆者の見解の詳細は島崎(２０２２)を参照。
(7) なお、将来的には後期高齢者医療制度と介護保険を一体化することも議論の対象となろう。具体的な検討を行った論文として、保険制度研究会(２０２３)を参照。
(8) これは戦後、国民健康保険の保険料の滞納が相次いだので、便法として税の形態で賦課・徴収を認めたという経緯がある。山本・下村(２００２)24-25頁参照。
(9) 引用は１９８６年10月の税制調査会答申である。なお、公的年金等は１９８７年までは給与所得として課税され、給与所得控除および老年者年金特別控除が適用されていたが、１９８８年に雑所得課税に変更された際に公的年金等控除が創設されたという経緯がある。
(10) なお、選定療養について論じる紙幅がないが、一口に選定療養と言っても、診療に関係しない個人の選好に関するものと診療に関わるものに分かれる。後者については、その必要性や選択できる条件等について丁寧な議論が必要である。
(11) ２００１年７月24日の総合規制改革会議「重点６分野に関する取りまとめ」を参照。
(12) 「骨太の方針２０２４」には、「イノベーションの進展を踏まえた医療や医薬品を早期に活用できるよう民間保険の活用も含めた保険外併用療養費制度の在り方の検討を進める」との記述がある。これが何を想定しているのかは定かではないが、評価療養の対象とする基準を緩め、かつ、評価療養の対象にしたまま保険収載の可否を判断しない(いわば「塩漬け」にする)ことを想定しているのであれば、混合診療を認めたのと同様の結果となるため適当ではない。

エピローグ

（1）なお、健保連も健保法制定50年、健保連創立30年を記念し、1973年に『健康保険法の歩み――その制定と改正の経過』という書籍を発刊している。これは3部構成になっているが、特に第3部の「健康保険法令の条項別改正経過」は逐条の改正経過がわかり医療制度史の研究者にとって貴重である。
（2）引用は、北川（1974年）334頁。

参考文献

邦語文献

青木郁夫（2017年）『医療利用組合運動と保健国策』高菅出版
アメリカ医療保障制度に関する研究会編（2024年）『アメリカ医療保障制度に関する調査研究報告書（2023年度版）』医療経済研究機構
有岡二郎（1997年）『戦後医療の五十年——医療保険制度の舞台裏』日本医事新報社
イギリス医療保障制度に関する研究会編（2024年）『イギリス医療保障制度に関する調査研究報告書（2023年度版）』医療経済研究機構
池上直己（2014年）『医療・介護問題を読み解く』日本経済新聞出版社
石田道彦（2024年）「社会保障サービスの提供組織」日本社会保障法学会編『講座・現代社会保障法学の論点（上巻）基本的論点』日本評論社
一条勝夫（1982年）『日本の病院』日本評論社
井上隆三郎（1979年）『健保の源流——筑前宗像の定礼』西日本新聞社
伊部英男・早川和男編（1992年）『世界の社会政策——統合と発展をめざして』ミネルヴァ書房
今井澄（2002年）『理想の医療を語れますか——患者のための制度改革を』東洋経済新報社
今井志乃ぶ（2019年）『スウェーデンの医療保障制度に関する調査報告書』医療経済研究機構
医療科学研究所（2021年）「医療政策ヒストリー座談会録」（第7回「2006年医療保険制度改革」）医療と社会、31巻2号
医療経済研究機構（2011年）『国民皆保険オーラル・ヒストリーI　幸田正孝』医療経済研究機構

岩村正彦・菊池馨実編（２０２２年）「特集３　フランス公私医療保険の規則・調整・相互作用とその帰結」社会保障法研究、第16号
栄畑潤（２００７年）『医療保険の構造改革――平成18年改革の軌跡とポイント』法研
遠藤久夫（２０２４年）「医療制度改革の射程と課題――政策手段の有効性をめぐって」医療経済研究36巻1号
大山正（１９７４年）「職権告示の後始末」厚生省保険局・社会保険庁医療保険部監修『医療保険半世紀の記録』社会保険法規研究会
尾形裕也（２０２４年）「令和初頭における診療報酬改定の変質――「経済学的」アプローチ」社会保険旬報、２９３４号
小川聡子（２０２４年）「大都市地域密着型急性期中小病院の立場からの検討」病院、83巻12号
笠木映里（２０１２年）『社会保障と私保険――フランスの補足的医療保険』有斐閣
加藤智章・西田和弘編（２０１３年）『世界の医療保障』法律文化社
神奈川県厚生農業組合連合会相模原病院（２０１５年）『激動の時代――相模原協同病院開院70周年記念誌』
金子隆一（２０２２年）「人生の計量――人口統計学が描くライフコース」統計、73巻9号２０２２年9月号
川上武（１９６５年）『現代日本医療史――開業医制の変遷』勁草書房
川西実三「国保制度立案の回顧」全国国民健康保険団体中央会（１９５８年）『国民健康保険二十年史』全国国民健康保険団体中央会
川西実三ほか（１９５０年）「座談会 国保生い立ちの記」国民健康保険、2巻1号
川村秀文（１９３７年）『国民健康保険の話――農村医療問題解決の鍵』健康保険医報社
川村秀文（１９７４年）「国保法制定の思い出」厚生省保険局・社会保険庁医療保険部監修『医療保険半世紀の記録』社会保険法規研究会
川村秀文・石原武二・簗誠（１９３９年）『国民健康保険法詳解』巌松堂書店
北川力夫（１９７４年）「あとがきにかえて――これからの医療保険の道」厚生省保険局・社会保険庁医療保険部監

修『医療保険半世紀の記録』社会保険法規研究会
桐野高明（２０１４年）『医療の選択』岩波書店
久保裕樹（２０２４年）「新たな展開を迎えた在宅の方向性――経営効率的観点から考える遠隔地における訪問診療需要への対応」病院経営羅針盤、15巻２６２号
熊谷憲一（１９２６年）『健康保険法詳解』巌松堂書店
熊谷憲一（１９３５年）『改正健康保険法精義』巌松堂書店
栗谷義樹（２０２４年）「経営形態の見直しを中心とした病院事業の経営強化」公営企業、２０２４年３月号
黒川泰一（１９３９年）『保健政策と産業組合』三笠書房
健康保険組合連合会編（１９７３年）『健保連三十年の歩み』健康保険組合連合会
小池司朗・貴志匡博（２０２０年）「国勢調査と住民基本台帳から得られる人口移動傾向の差異の検討――地域別将来人口推計への適用を念頭に」人口問題研究、76巻４号
厚生研究所編（１９４２年）『国民医療法と医療団』研進社
厚生省医務局編（１９５５年）『医制八十年史』印刷局朝陽会
厚生省医務局編（１９７６年）『医制百年史』ぎょうせい
厚生省五十年史編集委員会編（１９８８年）『厚生省五十年史』厚生問題研究会
厚生省保険局編（１９５８年）『健康保険三十年史（上巻）・（下巻）』全国社会保険協会連合会
厚生省保険局・社会保険庁医療保険部監修（１９７４年）『医療保険半世紀の記録』社会保険法規研究会
厚生省保険局国民健康保険課編（１９６０年）『詳解国民健康保険』国民健康保険調査会
厚生省保険局国民健康保険課編（１９７２年）『改訂詳解国民健康保険』国民健康保険調査会
国民健康保険協会（１９４８年）『国民健康保険小史』国民健康保険協会
国民健康保険中央会編・厚生省保険局国民健康保険課監修（１９８８年）『国民健康保険五十年史』ぎょうせい
小山路男編（１９８５年）『戦後医療保障の証言』総合労働研究所

佐藤幸治（1995年）『憲法』〔第三版〕青林書院
サムス、クロフォード・F（2007年）竹前栄治編訳『GHQサムス准将の改革――戦後日本の医療福祉政策の原点』桐書房
島崎謙治（1995年）「居住移動と社会保障（上）」千葉大学法学論集、9巻3号
島崎謙治（2006年）「憲法と社会保障の実施責任・財政責任の規律」季刊社会保障研究、41巻4号
島崎謙治（2014年）「日本の国民皆保険の実現プロセスと開発途上国への政策的示唆」早稲田商学439号
島崎謙治（2015年）『医療政策を問いなおす――国民皆保険の将来』筑摩書房
島崎謙治（2016年）「医療提供制度を改革する政策手法――診療報酬、計画規制、補助金」社会保障研究、1巻3号
島崎謙治（2020年）『日本の医療――制度と政策　増補改訂版』東京大学出版会
島崎謙治（2022年）「生活保護受給者に対する国民健康保険の是非について」貧困研究、29巻
島崎謙治（2023年）「診療報酬および薬価の算定をめぐる法的課題」社会保障法研究、18号
島崎謙治（2024年）「健康保険法100年の軌跡と展望」健康保険組合連合会編『健保連八十年の歩み』健康保険組合連合会
清水玄（1938年）『国民健康保険法』羽田書店
清水玄（1974年）「健康保険発足のころ」厚生省保険局・社会保険庁医療保険部監修『医療保険半世紀の記録』社会保険法規研究会
清水玄氏追悼録刊行会（1975年）『清水玄さん』北村社会保険出版株式会社
社会保険診療報酬支払基金（1958年）『創設十周年誌』社会保険診療報酬支払基金
菅沼隆ほか編（2018年）『戦後社会保障の証言――厚生官僚120時間オーラルヒストリー』有斐閣
菅谷章（1981年）『日本の病院――その歩みと問題点』中央公論社
全国厚生農業協同組合連合会編（1968年）『協同組合を中心とする日本農民医療運動史』全国厚生農業協同組合

連合会
全国国民健康保険団体中央会編（１９５８年）『国民健康保険二十年史』全国国民健康保険団体中央会
先﨑誠・島崎謙治（２０１９年）「スウェーデン医療の待ち時間問題（上）・（下）」社会保険旬報、２７４８号、２７４９号
副田義也（２００７年）『内務省の社会史』東京大学出版会
大霞会編（１９７１年）『内務省史　第三巻』地方財務協会
高岡裕之（２０１１年）『総力戦体制と「福祉国家」――戦時期日本の「社会改革」構想』岩波書店
高橋俊之（２０２４年）『年金制度の理念と構造――より良い社会に向けた課題と将来像』社会保険研究所
千葉県国民健康保険団体連合会編（１９８８年）『千葉県国民健康保険五十年史』千葉県国民健康保険団体連合会
土田武史（２０１１年）「国民皆保険50年の軌跡」季刊社会保障研究、47巻3号
堤修三（２００８年）「迷走する高齢者医療制度――今その歴史から学ぶとき」社会保険旬報、２３５４号
堤修三（２０１８年）『社会保険の政策原理』国際商業出版
ドイツ医療保障制度に関する研究会編（２０２３年）『ドイツ医療保障制度に関する調査研究報告書（２０２２年度版）』医療経済研究機構
東城町史編纂委員会編（１９９３年）『東城町史近代現代資料集』東城町
友納武人（１９８５年）『健康保険物語――制度改革への提言』社会保険新報社
内務省社会局保険部編（１９３５年）『健康保険法施行経過記録』社会局保険部
中尾友紀（２０１５年）「行政官川村秀文の社会保険構想までの道程」愛知県立大学教育福祉学部論集、63号
中静未知（１９９８年）『医療保険の行政と政治――一八九五～一九五四』吉川弘文館
中静未知（２０２４年）「川村秀文と国民健康保険――幸運な社会系官僚の写像」川村学園編『近代日本教育史と川村学園』ゆまに書房
長瀬恒藏（１９３５年）『傷病統計論』健康保険医報社

中村秀一（2019年）『平成の社会保障――ある厚生官僚の証言』社会保険出版社
二木立（2004年）『医療改革と病院――幻想の「抜本改革」から着実な部分改革へ』勁草書房
二木立（2015年）『地域包括ケアと地域医療連携』勁草書房
新田秀樹（2009年）『国民健康保険の保険者――制度創設から市町村公営までの制度論的考察』信山社
野間正秋（1940年）『医療制度改善論』ダイヤモンド社
橋本紘市（2008年）『専門職養成の政策過程――戦後日本の医師数をめぐって』学術出版会
長谷部恭男（2019年）『憲法』［第7版］新世社
平原佐斗司（2008年）「非がん疾患のホスピス・緩和ケアをめぐる課題」鈴木荘一・村松静子ほか編『明日の在宅医療第3巻　在宅での看取りと緩和ケア』中央法規出版
広井良典（1994年）『医療の経済学』日本経済新聞社
広井良典（1999年）『日本の社会保障』岩波書店
フランス医療保障制度に関する研究会編（2023年）『フランス医療保障制度に関する調査研究報告書（2022年度版）』医療経済研究機構
法学協会編（1958年）『註解日本国憲法（上巻）』有斐閣
保険制度研究会（2023年）「高齢者包括ケア保険構想（上）・（下）」社会保険旬報、2894号、2895号
前田信雄（2016年）『国民皆保険への途――先人の偉業百年』勁草書房
松本勝明（2003年）『ドイツ社会保障論Ｉ　医療保険』信山社
右田病院100周年記念誌制作委員会（2019年）『医療法人財団興和会右田病院創立100周年記念誌』興和会
水島郁子（2010年）「ドイツ社会保険法における民間医療保険」阪大法学、60巻2号
モシアロス、エリアスほか編（2004年）一圓光彌監訳『医療財源論――ヨーロッパの選択』光生館
森荘三郎（1924年）『健康保険法解説』［訂正増補版再販］有斐閣
八代尚宏（2003年）『規制改革――「法と経済学」からの提言』有斐閣

山本正淑・下村健（２００２年）「特別対談　保険主義の王道――山本正淑さんと語る戦後社会保険史（１）」健康保険、２００２年１月号56巻１号
吉原健二・和田勝（２０２０年）『日本医療保険制度史』〔第３版〕東洋経済新報社
ロザンヴァロン、ピエール（２００６年）北垣徹訳『連帯の新たなる哲学――福祉国家再考』勁草書房
渡邉芳樹（２０１２年）『分岐点――皆保険皆年金は結果か政策か』社会保険実務研究所

欧文文献

OECD（2003）“Low Fertility Rates in OECD Countries: Facts and Policy Responses,” OECD.
OECD（2013）Siciliani, Luigi et al., eds., *Waiting Time Policies in the Health Sector: What Works?*. OECD Health Policy Studies, Paris：OECD.
OECD（2023）Health Statistics 2023.　https://www.oecd.org/en/data/datasets/oecd-health-statistics.html
Starr, Paul（1982）*The Social Transformation of American Medicine*, New York：Basic Books.
United Nations（2024）World Population Prospects 2024. Department of Economic and Social Affairs Population Division　https://population.un.org/wpp/Download/Standard/MostUsed/
Winblad, Ulrika and Hanning, Marianne（2013）“Sweden,” Siciliani, Luigi et al., eds.,*Waiting Time Policies in the Health Sector: What Works?*, OECD Health Policy Studies, Paris：OECD.

ちくま新書
1844

日本《にほん》の国民皆保険《こくみんかいほけん》

二〇二五年二月一〇日　第一刷発行

著者　島崎謙治（しまざき・けんじ）
発行者　増田健史
発行所　株式会社 筑摩書房
東京都台東区蔵前二-五-三　郵便番号一一一-八七五五
電話番号〇三-五六八七-二六〇一（代表）
装幀者　間村俊一
印刷・製本　株式会社 精興社

ISBN978-4-480-07672-4 C0247

1536
医学全史
――西洋から東洋・日本まで
坂井建雄
医学はいかに発展してきたのか。古代から西洋伝統医学が続けてきた科学的探究は一九世紀に飛躍的な発展を見せる。萌芽期から現代までの歴史を辿る決定版通史。

1500
マンガ 認知症
ニコ・ニコルソン
佐藤眞一
「お金を盗られた」と言うのはなぜ？　突然怒りはじめるのはどうして？　認知症の人の心の中をマンガで解説。読めば心がラクになる、現代人の必読書！

1510
ドキュメント 感染症利権
――医療を蝕む闇の構造
山岡淳一郎
何が救命を阻むのか。情報の隠蔽、政官財学の癒着、学閥、731部隊人脈、薬の特許争い……新型コロナ禍をはじめ危機下にも蠢き医療を蝕む、邪悪な構造を暴く。

1532
医者は患者の何をみているか
――プロ診断医の思考
國松淳和
プロ診断医は全体をみながら細部をみて、病気の起きている理屈を考え、自在に思考を巡らせている。病態把握のために「みえないものをみる」、究極の診断とは？

1592
リンパのふしぎ
――未病の仕組みを解き明かす
大橋俊夫
全身の血管と細胞のすき間を満たし流れるリンパは、病気を未然に防ぐからだの仕組みに直結している。免疫力、癌治療、水分摂取……研究の最新情報を豊富に紹介。

1663
間違いだらけの風邪診療
――その薬、本当に効果がありますか？
永田理希
鼻・のど・咳・発熱などの不調が出た時、病院に行きますか？　どんな薬を飲みますか？　昔の常識は今の非常識。敏腕開業医が診断と治療法のリアルを解説します。

1670
認知症パンデミック
飯塚友道
コロナへの過剰反応による「自発的ロックダウン」が認知症を蔓延させている。予防策と治療法を提示しつつ、認知症の本質に迫り、脳の理想的なあり方を考える。

ちくま新書

1701
ルポ 副反応疑い死
――ワクチン政策と薬害を問いなおす
山岡淳一郎
新型コロナワクチン接種後の死亡者は1900人に迫る。補償救済制度が存在するも驚くほど因果関係が認められない。遺族、解剖医、厚労省等に取材し真実に迫る。

1766
レビー小体型認知症とは何か
――患者と医師が語りつくしてわかったこと
樋口直美
内門大丈
どんな症状の時に疑うべきか、治療や薬で気をつけることは何か、アルツハイマー病など他の認知症との違い、日常の工夫など、患者自身と専門医が語りつくした。

1814
マンガ 認知症【施設介護編】
ニコ・ニコルソン
佐藤眞一／小島美里
認知症の人に向いた施設って？ 入居したら進行が早まるってホント？ 職員さんとどう話せばいいの？ 認知症の施設介護の不安を、介護のプロが吹き飛ばす！

1090
反福祉論
――新時代のセーフティーネットを求めて
金菱清
大澤史伸
福祉に頼らずに生き生きと暮らす、生活困窮者やホームレス。制度に代わる保障を発達させてきた彼らの生活実践に学び、福祉の限界を超える新しい社会を構想する。

1067
男子の貞操
――僕らの性は、僕らが語る
坂爪真吾
男はそんなにエロいのか？ 初体験・オナニー・風俗・童貞など、様々な体験を交えながら、男の性の悩みを一刀両断する。学校では教えてくれない保健体育の教科書。

1108
老人喰い
――高齢者を狙う詐欺の正体
鈴木大介
オレオレ詐欺、騙り調査、やられ名簿……。平均貯蓄額2000万円の高齢者を狙った、「老人喰い＝特殊詐欺犯罪」の知られざる正体に迫る！

1114
これだけは知っておきたい 働き方の教科書
安藤至大
いま働き方の仕組みはどうなっているか？ これからどう変わり、どう備えるべきなのか？ 法律と労働経済学の見地から、働くことにまつわる根本的な疑問を解く。

ちくま新書

317 死生観を問いなおす 広井良典
社会の高齢化にともなって、死がますます身近な問題になってきた。宇宙や生命全体の流れの中で、個々の生や死がどんな位置にあり、どんな意味をもつのか考える。

1826 リサーチ・クエスチョンとは何か？ 佐藤郁哉
「問い」は立てるだけで完結しない！ 調査し分析する過程で、問いは磨かれ、育ち、よりよい問いへと変化を遂げるものだ。それを可能にするメソッドを解説する。

1821 社会保障のどこが問題か――「勤労の義務」という呪縛 山下慎一
日本の社会保障はなぜこんなに使いにくいのか。複雑に分立した制度の歴史を辿り、日本社会の根底に渦巻く「働かざる者食うべからず」という倫理観を問いなおす。

1820 ごみ収集の知られざる世界 藤井誠一郎
ごみはどう処理され、最終的に処分されているか、知ってますか？ その背景には様々な問題があり、それへの工夫も施されている。現場からみえる課題と未来。

1817 エスノグラフィ入門 石岡丈昇
「場面を描く、生活を書く」『タイミングの社会学』（紀伊國屋じんぶん大賞2024第2位）の著者、最新刊。エスノグラフィの息遣いを体感する入門書。

1797 町内会――コミュニティからみる日本近代 玉野和志
加入率の低下や担い手の高齢化により、存続の危機に瀕する町内会。それは共助の伝統か、時代遅れの遺物か。コミュニティから日本社会の成り立ちを問いなおす。

1789 結婚の社会学 阪井裕一郎
「ふつうの結婚」なんてない。結婚の歴史を近代から振り返り、事実婚、同性パートナーシップなど、従来のモデルではとらえきれない家族のかたちを概観する。